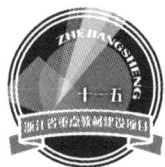

高等院校听力学专业系列教材

诊断听力学

主　编　王永华　徐　飞

ZHEJIANG UNIVERSITY PRESS
浙江大学出版社

图书在版编目(CIP)数据

诊断听力学 / 王永华,徐飞主编. —杭州:浙江
大学出版社,2013.11(2025.7 重印)
ISBN 978-7-308-12247-4

I.①诊… Ⅱ.①王… ②徐… Ⅲ.①听力障碍—诊
断学 Ⅳ.①R764.430.4

中国版本图书馆 CIP 数据核字(2013)第 219822 号

诊断听力学

王永华 徐 飞 主编

责任编辑	张 鸽(zgzup@zju.edu.cn)
封面设计	黄晓意
出版发行	浙江大学出版社
	(杭州市天目山路 148 号 邮政编码 310007)
	(网址:http://www.zjupress.com)
排　　版	杭州星云光电图文制作有限公司
印　　刷	杭州杭新印务有限公司
开　　本	787mm×1092mm 1/16
印　　张	11
字　　数	282 千
版 印 次	2013 年 11 月第 1 版 2025 年 7 月第 10 次印刷
书　　号	ISBN 978-7-308-12247-4
定　　价	30.00 元

浙江大学出版社市场运营中心联系方式:0571-88925591;http://zjdxcbs.tmall.com

前　言

　　听力学作为一门新兴的交叉学科,其发展壮大离不开人才的培养。与国外听力学人才规模、规范程度相比,我国的听力学人才培养与庞大的听障患者数量极不相称。自1999年起,国内多个高校尝试开展听力学高等教育,培养听力学专业人才。2002年,国家教育部首次批准听力学专业成为我国本科教育目录外专业,浙江中医药大学听力学专业也成为当时全国唯一的听力学本科专业。这标志着我国的听力学人才培养进入正规、持续发展阶段。10余年来,听力学发展迅速,对听力学教育的要求也不断提高。其中,最突出的问题是缺乏合适的听力学教材。近年来,在国家教育部、浙江省教育厅的支持下,浙江中医药大学听力学专业先后被列为国家特色专业和浙江省重点专业,使得听力学教材的建设得到有力的支持。

　　为了适应我国听力学教育及听力康复行业发展的需要,服务于听力康复实践和理论教学,我们组织编写了本教材。本教材主要介绍诊断听力学的相关理论知识和实践技巧,注重医学、声学、电子学、分子生物学、计算机信息技术等多学科交叉,既吸收了上述知识,但又注意不偏离听力学实践需要,兼顾先进性及实用性。希望使读者掌握各种听力学诊查方法,对听力障碍类型、程度进行正确的判断,以便开展听力鉴定、评残和康复工作,同时也可为耳科、神经科临床诊疗提供依据,为言语疾病诊断提供建议。

　　全书共9章,可以归纳为两个方面内容:①介绍听力学一些主要测试技术的方法和原理。②对这些测试结果进行解释、分析以获得听力学诊断。前者尽可能采用现有的国家或国际推荐标准,后者注重与医学诊断的区别。

　　诊断听力学作为听力学基础课程,是指导听力学工作者开展临床工作的重要工具。本书注重实用性,力求贴近听力学实践,既可为不同层次的人员提供参考,包括听力学本科、专科学生、听力师、医生、助听器验配师,也可为聋儿教师、聋儿家庭、听障人士自身提供参考。

　　本书涉及的一些听力学基础理论将不会详细介绍,因此需要读者具备包括听觉声学、听觉生理学、听觉心理学等方面的基本知识。本书以教材的性质编写,因此对于一些尚缺乏足够科研及临床资料支持的最新测试技术、方法和材料暂不考虑介绍,望读者谅解。

　　姚民路等同学参与了本书的部分校对工作,在此向她们表示感谢!本书的编写参考了大量国内外新近的研究,在此谨对相关作者表示衷心的感谢。鉴于涉及资料众多,部分参考文献未能完整列出,敬请谅解。由于听力学的发展远超出编者所能论及的范围,因而书中不当之处在所难免,恳请读者批评指正。

作者

2013年10月

《诊断听力学》编委会

—

目 录

总　论

一、诊断听力学

听力学是关于听觉的一门科学,它是科学体系中一个新兴、独立的分支。和其他学科一样,听力学可以分为实验听力学和临床听力学两大分支。其中,实验听力学主要研究听觉相关的生理、心理、病理及声学等基础研究。临床听力学又分为诊断听力学和康复听力学两大部分。前者包括听功能的测试,听功能的评价,听觉障碍性质、程度的判断与鉴别等;后者主要研究各种恢复、干预、补偿或重建听力的方法,包括耳科治疗、助听器选配、人工耳蜗植入及言语训练等。

二、听力学诊断

听力学家是从事听力学的专业人员。其工作涉及初级卫生保健,听力疾病诊断、鉴别诊断与预防,听觉功能、平衡功能及相关疾病的评测。此外,听力学家还是听障患者非医疗康复治疗的主要指导者,是为听障患者选配助听器或其他放大设备、辅助设备的专业人士。听力学家也需要开展有关听力损失防护、鉴别、处理的科学研究。30年前,听力学家的主要工作是做行为测听来诊断患者的听功能。现在除了使用多种电生理测试外,听力学家的工作还涉及数字助听器、植入助听设备、辅助助听设备及康复训练等许多方面。

听力学诊断是听力学家从事听力学工作的基础。但听力学家不是医生,他是否有资格做“诊断”? 有人提出只有医生才可以出具“诊断”,这等于否定了听力学家的工作。事实上,并不是所有的耳科医生都亲自进行听力学测试,听力学诊断也不是他们的工作重点。因此,这里需要澄清,听力学诊断中“诊断”的含义并非医学上的“诊断”,后者主要指耳科医生对听觉器官的病变或听觉系统一些病变的诊断,是对这些疾病进行药物治疗、手术的前提。但听力学诊断关注的不是“耳聋”这一疾病,而是耳聋的性质、程度及影响,因此听力学诊断不是指出该患者所患的病名,而是对该患者听功能状况进行总结,以及说明与医学诊断的关系。由此可见,听力学诊断就是对患者听功能的总结,包括一系列诊断性测试的综合,以及对这一系列测试的分析结论。

三、主要的听力学诊断性测试

听力学家开展听力学诊断离不开听力学测试,这些测试项目在短短50年内发生了巨大变化。正如前面提到的,测试的内容从以主观的行为测听为主,变为以多种客观电生理测试为主;测试对象从成人扩大到包括成人、儿童甚至新生儿在内的各年龄人群;测试的意义也从单纯为耳科诊断提供参考延伸到听觉康复、术前评估及职业保护等多个方面。下面列出了其中一些主要的听力学诊断测试项目:

1. 纯音测听。
2. 音叉试验。
3. 响度平衡试验。

4. 短增量敏感指数试验。

5. 阈音衰减试验。

6. 阈上适应试验。

7. Bekesy 自描听力计测听。

8. 言语测听。

9. 中耳声导抗测试。

10. 听觉诱发电位测试。

11. 耳声发射测试。

12. 非器质性聋测试。

四、听力学诊断的价值

与医学诊断一样，听力学诊断的首要目的是尽早发现人体可能存在的听觉病变。其次，通过"早发现"，使康复干预的工作可以尽早进行，从而降低病变对个体以及社会的影响。第三，通过听力学诊断可以帮助判断某些病变的病因。例如，通过纯音测听发现患者存在"Carhart 切迹"便有助于诊断"耳硬化症"。第四，手术评估。前面提到的例子中，"Carhart 切迹"大小的变化是预测或衡量手术效果的重要指标。此外，人工耳蜗植入前后及一些颅内手术均需要进行听力学测试评价。第五，听力学诊断可以为司法鉴定提供依据。例如，某些为了骗取残疾证明伪装耳聋的人，如果不通过令人信服的听力学诊断是很难发现的。一些因为工作噪声致聋的工人，如果不通过听力学诊断证明，也很难维护他们的权益。

任何测试或诊断都不能保证绝对准确，因此要发挥听力学诊断的价值就不能回避"诊断有效性"这个问题。影响听力学诊断有效性的因素主要有两个，即诊断的目的和测试方法的效率。

衡量听力学诊断测试方法的效率应当基于"循证实践"(evidence-based practises, EBP)的原则，评价指标有敏感性、特异性、假阳性率、假阴性率、预测阳性(阴性)效度及总体效度。如图 0-1 所示，假设对 1000 名对象进行某一项测试，存在四种不同结果(例数)：①阳性结果，即查出病变者；②阴性结果，即查出无病变者；③假阳性结果，即查出的病变者其实是正常者；④假阴性结果，即查出的正常者其实是有病变者。

A 阳性(真有病变) 6	B 假阳性(无病变) 2
C 假阴性(真有病变) 2	D 阴性(无病变) 990

图 0-1　某项测试的四种不同测试结果例数分布

敏感性(sensitivity)是指一项测试能查出病变的个数占实际病变总数的比例，也称正确率(hit rate, HR)，即 A/(A+C)×100%，本例中为 6/8=75%。特异性(specificity)是指一项测试查出的正常个数占实际正常总数的比例，也称为正确拒绝率(correct rejection rate, CRR)，即 D/(B+D)×100%，本例中为 990/992=99.8%。

假阳性率(false alarm rate, FAR; false positive rate, FPR)，又称误诊率，指无病变的被当作

有病变的个数占实际无病总数的比例，即 B/(B＋D)×100％，本例中为 2/992＝0.2％。假阴性率(false negative rate，FNR)，又称漏诊率(miss rate，MR)，指有病变的被当作无病变的个数占实际有病总数的比例，即 C/(A＋C)×100％，本例中为 2/8＝25％。

预测价值(predictive value，PV)是指检测出的真实个数占总检测个数的比例，包括阳性预测价值和阴性预测价值两种。阳性预测价值是指检测出的真实病变个数占总检测病变个数(即包括无病变的假阳性结果个数)的比例，即 A/(A＋C)×100％，本例中为 6/8＝75％。阴性预测价值是指检测出的真实正常个数占总检测正常个数(即包括测得为正常的假阴性结果个数)的比例，即 D/(C＋D)×100％，本例中为 990/992＝99.8％。

测试效率(efficiency)是指整个测试的准确程度，既包括阳性病例的检出准确性，也包括正常个数的检出准确性，即 (A＋D)/(A＋B＋C＋D)×100％，本例中为 996/1000＝99.6％。由此可见，一个理想的诊断方法(或诊断程序)应当有较高的敏感性和特异性，及较低的假阳性和假阴性率。

影响测试效率的因素还包括：是否有其他可替代的测试，测试所花费的代价(金钱、人力和时间等)，正常样本的分布情况。一个测试结果的正常值可能有一定的分布范围，如图 0-2 所示，可能为正态分布。通常以 95％ 样本数的百分位点为界，这两个分界点以外的值均为异常值。然而，如果样本的分布不是正态的，诊断的难度就会变得较为复杂，被误当作异常值的正常值的数量也会增加。此外，当某种测试积累的样本数量有限时，或者不同研究者发表的正常样本结果存在明显差异，都会对诊断的效率产生影响。

不同的诊断目的也会影响诊断的有效性。一项测试的敏感性和特异性可能存在差异，即敏感性好、特异性差，或者特异性好、敏感性差。如上面的例子，该项测试敏感性只有 75％，但特异性达到 99.8％。说明该测试几乎能发现所有正常个体，但发现病变个体的效果就不太好。因此，如果诊断的目的是发现病变，则诊断的有效性就会比较差；但如果诊断的目的是想筛查出正常个体，则这个测试就很合适了，诊断的有效性就很好。由此可见，诊断目的要与测试方法的效率相适应。

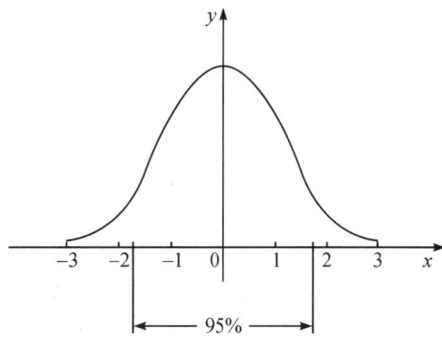

图 0-2　测试结果分布范围示例

正是由于单项测试方法存在一定的误差，因此听力学诊断常会采用多种方法联合的"组合测试法(test battery approach)"。这时还需要考虑不同测试间的相互影响以及测试间相互矛盾的情况。

此外，想要提高听力学诊断的有效性，听力学家也应尽可能地掌握详尽、可靠的病史和医学检查、诊断、处理的资料。

最后要指出的是，听力学诊断的对象不是疾病而是患者。因此，听力学工作者在诊断的过程中不能仅限于诊断、测试技术的正确应用，而应当建立"以患者为中心"的服务模式，提高对患者的理解，促进患者对听力障碍的认识。只有充分了解患者的社会、心理经历，与其建立良好的信任关系，并采用恰当的沟通方式才能做出更好的听力学诊断，这一点即便在儿童身上也同样适用，在此希望引起读者重视。

第1章 纯音测听

听力学诊断的最基本任务是了解测试对象对声音的感知能力。在所有的声音中,纯音是最简单的一种,而听阈则是反映声音感知能力的最重要一个参数,所以纯音听阈的测定是听力学诊断评估中最基本的一项工作。通过纯音测听,测试者可以判断受试者听力损失的程度及性质,为临床诊断提供重要依据。可以说,纯音测听是诊断听力学的基石,也是整个听力学的基石。

1.1 听阈和听力级

听阈(hearing threshold),即最小可听强度(minimal audible level),是指人刚好能听到的最小声音强度,或者是一个人分辨出一个声音存在所需要的最小声音强度。然而听阈并不是一个固定值,一个人不会在某个强度时完全能听到声音,低于这个强度就完全听不到声音。事实上,这是一个随声音强度增加从"听不见"到"时有时无"到"能听见"的逐步过渡过程。因此,临床上将听阈定义为:在规定条件下,受试者对测试中给予的多次刺激信号,能察觉一半以上的最小声音强度。

听阈用来反映人的听觉灵敏度,必须先要有一把"标准尺",通过衡量每个人听阈和标准之间的差异才能知道受试者的听阈变化程度。然而,正常人的听阈并不是一个固定值:首先,不同个体间的听阈会存在差异;其次,人耳在不同频率下的听阈也会不同,这一点在等响曲线图中可以清楚地发现。250Hz、1000Hz、4000Hz时,人耳所能听到的最小声音强度各不相同,并且这种不同还受测试给声方式的影响。这就给"标准尺"的确立带来了困难。解决第一个问题的方法是:将正常人的听阈以国际标准的形式固定下来,即对于规定信号、规定给声方式、足够数量的18~25岁的耳科正常人听阈的中数(中位数)在规定的声耦合腔内产生的对应的声压级,称为基准等效阈声压级(reference equivalent threshold sound pressure level,RETSPL)。基准等效阈声压级取决于耳机的类型和校准耳机用的声耦合腔的类型(如表1-1所示)。

表1-1 压耳式耳机的基准等效阈声压级(dB SPL)

频率(Hz)	125	250	500	750	1000	1500	2000	3000	4000	6000	8000	耦合腔
TDH-39 耳机	45.0	25.5	11.5	8.0	7.0	6.5	9.0	10.0	9.5	15.5	13.0	GB/T 7342
TDH-49/50 耳机	47.5	26.5	13.5	8.5	7.5	7.5	11.0	9.5	10.5	13.5	13.0	
其他符合 GB/T 4854-1 的耳机	45.0	27.0	13.5	9.0	7.5	7.5	9.0	11.5	12.0	16.0	15.5	GB/T 7614

基准等效阈声压级规定了正常人听阈所对应的声压级,使衡量"听阈"的标准得以确立。但从表1-1所列复杂多样的数值来看,这一标准使用起来显然很不方便。因此,需要将这些数值转换成比较符合人们使用习惯的、以0作为基准的表达形式,这样就将不同频率下不同数值的听阈声压级转换成所谓的"听力级"(hearing level,HL)。因此,可以说表1-1中不同的"声压级"具有相同的"听力级",即表中不同的声压级(SPL)数值都对应0dB HL。

例如,当一台听力计的显示屏上显示0dB时,其实是代表0dB HL,所对应的是耳机里输出的 7.0dB SPL 或 7.5dB SPL 强度的声音。如果一个人有 75dB 的听力损失,则他应该在 82dB SPL 或 82.5dB SPL 的给声强度下才能听到声音。但以听力级来表示就是 75dB HL,他的听阈也显示为 75dB HL。通常情况下,本书中不特别标明的 dB 值均表示 dB HL。

使用基准等效阈声压级的目的是保证一个人在不同听力计、不同耳机测试时获得相同的结果。因此,一台听力计必须按规定的方式测量它在各个频率给声时输出的声压级,从而确保不同听力计的测试结果具有可比性。

由此可见,确保纯音测听准确、可信的前提在于使听力计状态及其所使用的方法符合一系列标准。我国采用的 GB/T 7341.1—1998 完全按照国际标准制定,涉及测试的设备标准,即听力计标准、测试环境标准及测试技术标准等几个方面。接下来将分四部分介绍这些内容:①听力计;②测听环境;③纯音测听方法;④纯音测听结果的解释。纯音测听时涉及掩蔽问题较为复杂,将在第 4 章单独介绍。

1.2 听力计

纯音测听的测试工具是听力计,如图 1-1 所示。1879 年,Hughes 发明了世界上第一台听力计,他的好友 Richardson 对听力计给予了高度评价并撰写了听力计应用的论文。在 Richardson 的热情推动下,听力计的应用得到了推广。

听力计是一种电子设备,是测量人耳听觉灵敏程度、诊断听觉疾病的重要计量器具。近年来,随着科技的发展,听力计从最初的机械式、电子管式、晶体管式逐步发展到目前的集成电路阶段。目前,听力计已发展成数字化、高智能化,具有多功能、多方式显示,并能与其他听力设备联网,实现资源共享的高科技产品。

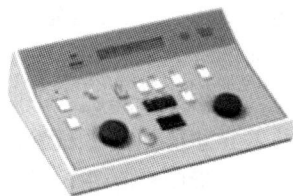

图 1-1 听力计

1.2.1 听力计类型

听力计根据功能和用途的不同,可分为五大类,即 1 型纯音听力计(高级诊断型)、2 型纯音听力计(诊断型)、3 型纯音听力计(简单诊断型)、4 型纯音听力计(筛查型)及 5 型纯音听力计(气导型)。各类纯音听力计的主要区别在于功能配置不同,因此能开展的检查项目也有所不同。目前常用的是前三类听力计,后两类听力计目前很少使用。3 型纯音听力计的配置比较简单,但体积小、携带方便,能满足许多基层单位的需要,它包括双耳机、对侧掩蔽及应答系统等。1 型纯音听力计的配置最齐全:多为双通道,即两套独立测试系统;测试的频率、强度范围最大;除双侧耳机外,还配有插入式耳机、高频耳机;掩蔽噪声包括窄带和宽带两种噪声;既可以进行对侧掩蔽,也可以进行同侧掩蔽,还可以通过骨导耳机进行掩蔽;可进行外部信号输入,可监听测试信号并能与受试者通话。1 型纯音听力计除能进行纯音气导、骨导测听外,还能完成多种其他测试,包括言语测听、声场测听等。

听力计还可以按功能来划分,如诊断听力计(diagnostic audiometer)、扩展高频听力计(extended high-frequency audiometer)、自描记听力计(Bekesy audiometer)及自由声场听力计(free-field equivalent audiometer)等。自描记听力计,即 Bekesy 测听,其受试者通过一个应答器控制给声强度。当按下应答器时,听力计会自动降低输出强度;松开应答器时,便提高输出强度。Bekesy 测听既可以用于听阈测试,也可以对听力损失进行定位诊断,还可以用于诊断功能性耳聋。听力计可以是固定频率式的,也可以是连续扫频式的。

1.2.2　听力计主要部件及其工作原理

听力计的工作原理是通过电子振荡、放大、衰减、调制、阻断,并经由耳机的电声转换将声音信号传送到受试者的耳中。其主要部件及其作用如下。

(1)电源:通常使用三脚插头接入220V电压,再通过变压器将电压转换成120V供听力计使用。打开听力计电源开关后,通常需要一定的预热时间,设备标注的最短预热时间应当小于10min。建议电源开关在工作时间内始终处于"开"的状态,因为频繁地开、关电源会影响机器的使用寿命。也有一些便携式听力计使用电池供电,但其电压可能不稳定,仅限于在没有外部供电的条件下使用。

(2)振荡器:主要为测试提供不同频率的信号源。一般为倍频程频率125Hz、250Hz、500Hz、1000Hz、2000Hz、4000Hz、8000Hz及半倍频程频率750Hz、1500Hz、3000Hz、6000Hz。高频听力计可达到20000Hz。

(3)声音开关电路(tone reverse switch):又称声音断续器(tone interrupter switch),测试时对振荡器产生的连续纯音刺激信号进行不同持续时间的通断控制。这样,受试者就不会因为连续声刺激而产生听觉器官的疲劳。听力计的信号引出一般采用光耦合通断开关。此开关无触点,能减少开关元件自身产生的噪音影响测试结果。当听力计处于"持续给声"状态时,按下该开关可中止给声;当听力计处于"持续无声"状态时,按下该开关可以发出测试音。

(4)功率放大器:由于听力计通常负载有耳机、骨导器、音箱等器件,这要求机器具备较高的带负载能力。功率放大器的作用是为机器配置的电声器件提供足够的电能量。保证气导130dB SPL、骨导80dB SPL 的最大输出。

(5)衰减器:其作用是对电声器件输出的声能量在−10～130dB SPL 的范围内实施强度控制,使输出的声音强度符合国际标准规定的要求,此外还要确保能以 1dB 或 5dB 为一档进行衰减。目前,有些机器可通过编程以任意 dB 数定阶衰减,并采用数控电子开关。

(6)控制电路:主要对左右耳给声、气导骨导切换等进行控制。

(7)噪声发生器:产生的白噪声在 6000Hz 以下各频率能量大致均匀,6000Hz 以上明显衰减。通过窄带滤波器可将白噪声变换成以测试音为中心频率的窄带噪音,为纯音测试提供掩蔽音。

(8)言语信号放大器:将磁带、光碟通过不同输入端输入后,通过言语信号放大器进行放大处理。处理言语信号的放大器要求高保真、宽频带及低噪音。

(9)换能器:包括气骨耳机、骨导耳机及扬声器等。

(10)调零电路:由于听力计生产、检测时的声音强度单位 dB SPL 与纯音测听时显示的声音强度单位 dB HL 之间存在差异,因此需要将听力计的输出按照相关标准规定的听力零级数值进行调整,使听力计振荡器产生的纯音信号在每一个频率时的 0dB HL 对应符合标准的相应dB SPL值。

(11)麦克风:为了与佩戴耳机或单独待在隔声室内的受试者保持良好的沟通,有时需要借助麦克风与受试者进行交流。

(12)信号输出接口:可接气导耳机、高频耳机、骨导耳机、插入式耳机和功率放大器(功放)。

(13)信号输入接口:可通过麦克风与受试者对话或进行言语测试,或通过接磁带/CD 机给声。

1.2.3 听力计电声性能要求

我国国家标准GB/T 7341.1—1998第一部分就是对纯音听力计的相关标准要求。其主要包括以下几个部分:①听力计的总体要求,主要有安全、电源、电磁干扰及不需要的声等。②测试信号源的要求,包括纯音信号频率、听力级范围、频率准确度、谐波失真、频率改变速率及掩蔽声特性等。③信号级控制,包括信号指示器、声压级或振动力级的准确度、信号听力级的控制、掩蔽声的强度与准确度显示等。④参考纯音。⑤换能器,包括气导耳机、骨导耳机等。⑥标志与说明书的要求。下面介绍比较重要的几个部分。

1.2.3.1 测试信号

(1)测试用纯音的频率及听力级范围:所有频率的听力级最小值为—10dB,最大值见表1-2。

表1-2 固定频率听力计应提供的起码的频率数及听力级范围

频率(Hz)	听力级最大值(dB)					
	1 型		2 型		3 型	
	气导	骨导	气导	骨导	气导	骨导
125	70	—	60	—	—	—
250	90	45	80	45	70	35
500	120	60	110	60	100	50
750	120	60	—	—	—	—
1000	120	70	110	70	100	60
1500	120	70	110	70	—	—
2000	120	70	110	70	100	60
3000	120	70	110	70	100	60
4000	120	60	110	60	100	50
6000	110	50	100	—	90	—
8000	100	—	90	—	80	—

(2)频率准确度:对于固定频率听力计,其频率误差允许范围为:1 型:±1%;2 型:±2%;3 型:±3%。对于连续扫频听力计,测试纯音频率应在±5%以内。

(3)谐波失真:在规定参考等效阈级的声耦合腔或仿真耳上进行气导测量,或在力耦合器上进行骨导测量得到的最大谐波级应小于表1-3给出的值。

表1-3 用声压或振动力的百分比表示的最大允许谐波失真

频率范围(Hz)	气导			骨导		
	125～250	315～400	500～5000	250～400	500～800	1000～5000
听力级(dB)	75	90	110	20	50	60
二次谐波失真(%)	2	2	2	5	5	5
三次谐波失真(%)	2	2	2	2	2	2
总谐波失真(%)	2.5	2.5	2.5	5.5	5.5	5.5

在听力计中还可以使用纯音以外的信号,如语言、复合信号等。

1.2.3.2 掩蔽声

对于备有掩蔽声的听力计,所有掩蔽声的校准测量应在纯音测量所用的同样的声耦合腔、仿真耳或力耦合器上进行。

1.2.3.3 信号级控制

信号级控制是指显示在信号指示器上的信号值与实际信号级之间的差异控制。规定当一信号通道接到换能器上时,产生的声压级,或骨振器产生的力级转换成"听力级"显示在指示器上的示值偏差,在 125～4000Hz 频率范围内不应超过 ±3dB,在 6000～8000Hz 范围内不应超过 ±5dB。

控制器的准确度:当听力计进行听力级衰减切换时,间隔不大于5dB两相邻听力级示值所测得的输出差值,与指示器上所示的差值的偏离,不应大于指示器间隔范围的30％或1dB,取其中的较小值。如听力计表盘显示衰减为 5dB,则实际衰减的允差应在 ±1dB 之间;若衰减读数为 1dB,则实际衰减允差应在 ±0.3dB 之间。

1.2.3.4　换能器

一般来讲,听力计的输出设备包括气导耳机、骨导耳机及扬声器等。气导(air conduction)指声音在空气中通过外耳、中耳到达内耳的传递过程。骨导(bone conduction)指声音由颅骨的机械振动间接到达内耳的传递过程。

气导耳机是一种动圈式结构的宽频带耳机,包括压耳式(或贴耳式)耳机、耳罩式耳机及插入式耳机。要求用红色标记表示测试右耳耳机,用蓝色标记表示测试左耳耳机。经过校准的耳机与相应的听力计相配,不允许在不同听力计之间互换混用。耳机头带的压力、密封垫的弹性及放置位置等因素都会对测试结果造成影响。

压耳式耳机(supra-aural earphones)的密封耳垫及耳机大小与耳廓相当,并与耳廓贴靠在一起,如图 1-2 所示。压耳式耳机包括 WE705 型耳机、Beyer DT 48 型耳机、Telephonics TDH 系列耳机和 Telex1470A 耳机等。其中,TDH 系列耳机是目前最常用的听力计耳机。压耳式耳机的各项性能指标需符合相关国际标准,在我国为 GB/T 7341.1－1998 的 9.1.1 部分。压耳式耳机也已经成为听力计的标准换能器。

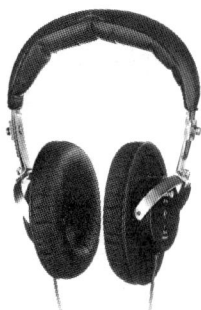

Beyer DT 48型耳机　　　　　　　　TDH 39 耳机

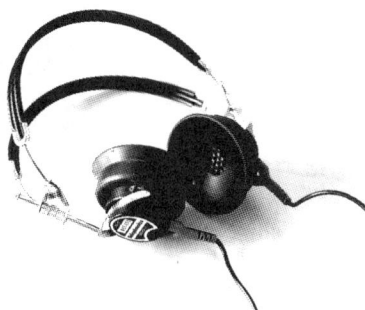

图 1-2　压耳式耳机

耳罩式耳机(circum-aural earphones),又称围耳式耳机、包耳式耳机,如图 1-3 所示,其碗状的耳罩尺寸大到可以完全罩住耳廓,能阻隔部分环境噪声,因此也被称为防噪声耳机(noise excluding earphones)。耳罩式耳机有减低环境噪声影响、佩戴舒适等优点,目前采用 GB/T 4854.8－2007为校准标准,但不如压耳式耳机使用广泛。

插入式耳机(insert earphones)是一种将机身插入耳道内的耳机,如图 1-3 所示,由肩挂式换能器、声管、乳突状接头和海绵耳塞插头四部分组成。常用的有美国 Etymotic Research 公司的 ER-3A 和美国 Aearo 公司的 EARtone-3A 插入式耳机。插入式耳机能提高耳间的音衰减,减少发生交叉听力的可能,并且使用舒适,能支撑耳道,避免耳道塌陷的发生,因此尤其适用于婴幼儿测听。插入式耳机采用 GB/T 16402－1996 为校准标准。

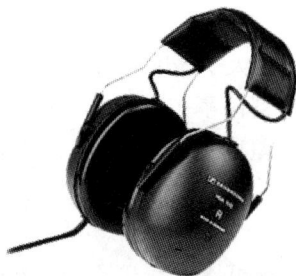

HDA200 耳罩式耳机 　　　　　　　　ER-3A插入式耳机

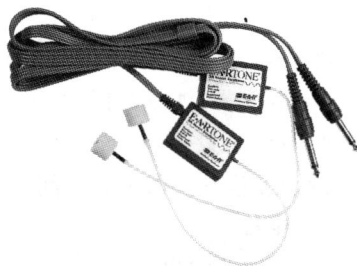

图 1-3　耳罩式与插入式耳机

骨导耳机(bone phones)是一种将电流转换为机械振动的换能器,如图 1-4 所示,包括骨振器(或骨导振子)和固定头环两部分,主要用于骨导听阈测定。常用的包括 Radioear B-71、B-72 和 Pracitronic KH 70,其中 Radioear B-71 最常用。骨振器应具有 $175mm^2 \pm 25mm^2$ 的平面圆形端面积。头环展开 145～190mm 时,骨导耳机应能施加 $5.4N \pm 0.5N$ 的静力。头环顶点到骨振器对侧支点的垂直距离为 120mm。

听力计采用扬声器作为换能器时,应当采用符合国家标准的高保真扬声器(GB/T 7313－87),如图 1-4 所示。扬声器输出的测试信号、谐波失真、信号级的控制等应当符合相关要求(GB/T 16296－1996)。详见 1.2.6.7"声场校准"。

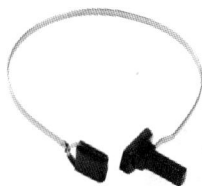

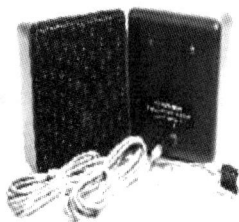

骨导耳机 　　　　　　听力计用扬声器 　　　　　　壁挂式扬声器

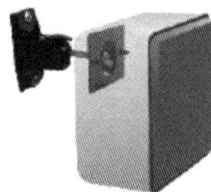

图 1-4　骨导耳机与扬声器

1.2.4　听力计的校准要求

听力计是精密度要求较高的测量设备,因此听力计及其附属设备的校准对检查结果的可靠性非常重要。校准在这里的含义是根据公认的标准调整听力计,使其在任何情况下都符合上述相关标准要求。根据 GB/T 16403－1996 标准的规定,听力设备需进行以下三级检查及校准:

A 级:常规检查及主观检查;

B 级:定期客观检查;

C 级:基本校准检查。

其中,A 级检查每周一次;B 级检查每 3 个月一次,最长不超过 12 个月。如果常规进行 A、B 级检查,则不需要做 C 级检查。只有在机器发生严重故障或明显误差时,才进行基本校准检查。

然而如果机器使用超过 5 年或者进行修理之后都应进行基本校准检查。

1.2.5　听力计的常规及主观检查方法

1. 听力计的常规检查最好在每天测试开始前进行,目的是尽可能地了解仪器是否正常工作,其附件、电线等有无任何会影响结果的问题,不需要用测量仪器检查。其主要包括以下步骤:

(1)检查电源、插座、耳机、耳塞、电线及附件等有无磨损或损伤,损伤严重的部分需要更换。使用电池的听力计则需要按照说明书指定的方法检查电池状态。

(2)打开听力计,使之预热稳定后(一般预热时间为 5min),按厂家说明书规定的方式操作各个按键,检查指示灯和指示器工作是否正常,并做必要的清洁工作。有时还需核对耳机和骨振器的序列号与听力计的序列号是否相配。

2. 听力计的主观检查一般每周一次,指无耳科疾病且听力很好的检查者在符合标准的、日常操作的环境条件下,通过每个换能器(气导耳机、骨导耳机及扬声器)试听不同的测试信号(要求环境噪声不大于正常使用时的标准)。例如,检查者可用 10dB 或 15dB 听力级的声音来大致判断听力计气导和骨导测试时的输出是否准确(是否发生 10dB 以上的变化)。此外,在低强度输出时,检查耳机中有无任何噪声或电子声,引入掩蔽声时测试音有无变化,及断续器工作时发出的"咯哒"声。可用高强度的输出(如气导 60dB、骨导 40dB)检查各频率信号有无失真或间断声,有无低鸣声或静电噪声,耳机间有无串音现象;检查受试者应答信号、对讲线路有无异常;检查衰减器在整个范围内是否都能正常衰减,或者在给声时同时操作衰减器有无杂声出现;检查耳机头带和骨导耳机头带张力等。对自动记录听力计还要检查其标记笔、机械运行、量程开关及频率开关等。

(1)对于听力计标准中提到的来自耳机"不需要的声"的主观检查方法是:在标准隔声测试环境下,选取至少 2 名 250～8000Hz 听阈不超过 10dB 的耳科正常测试对象,进行主观测试。当掩蔽或听力级控制档位于高达 70dB 的任意档时,测试对象应觉察不到频率范围在 250～6000Hz 的测试声以外的任何声音。对于在此范围之外,125～250Hz 和 6000～8000Hz 的频率,到 50dB 档时,测试对象应觉察不到测试声以外的声音。测试应同时在纯音开关的"通"与"断"位置进行。

(2)来自骨振器的不需要声主要是声辐射。所谓声辐射是指骨振器振动产生的声音在其周围空气媒介中形成声场的过程。骨振器由于声辐射产生的声音会经过气导途径由非堵塞的耳道到达测试耳,从而影响测听结果。国家听力计标准中要求制造厂说明在什么情况下(测试频率、强度),骨导声辐射会影响骨导测试的准确性。主观检查的方法是选取 250～8000Hz 听阈不超过 10dB 的耳科正常受试者 10 名,在 2000Hz 及更高频率测定他们的骨导阈值。测试时,被测试耳需要用至少有 20dB 平均衰减的耳塞堵严。然后去掉耳塞重复刚才的测试,分别计算两次各频率的骨导听阈平均值。如两次平均值之间的差不超过 5dB,则可以忽略声辐射对测听结果的影响。

(3)来自听力计的不需要声是指听力计发出的干扰声。当听力计和受试者在同一房间内时,听力计控制器或其他任何听力计发出的声音在听力级高达 50dB(包括 50dB)时的各档应听不到。

1.2.6　听力计的定期客观检查

对听力计进行客观检查必须具备以下设备:1″或 1/2″的声压传声器(pressure microphone)、声耦合腔或仿真耳、仿真乳突、放大器、1/3 倍频程滤波器、1 型声级计和数字频率计、示波器及声校准器等。定期客观检查的主要内容包括测试信号频率、在声耦合器或仿真耳上从耳机中发出声音的声压级、在机械耦合上从骨振器发生的振动力级、掩蔽噪声级、在有效范围内衰减器的步进（或档）及谐波失真等。

1.2.6.1 声耦合腔

声耦合腔（acoustic coupler）是一种具有既定形状和体积、声学特性接近于人外耳平均水平的腔体（符合 GB 7342－87 标准，腔体有效容积近似 6mL 的耦合腔又称 6cc 耦合腔），通过与校准过的传声器连接以测量腔内声压，常用于耳机校准。6mL 耦合腔最初是想模拟人戴上耳机后在外耳与鼓膜之间的空间，但事实上它只是在很小的频率范围内相当于人耳的阻抗。相比之下，仿真耳的声阻抗更接近人耳。耦合腔通常应由黄铜之类的非磁性材料制作而成。耦合腔主要由一个圆柱形腔组成，腔壁应足够坚硬，以致弯曲振动不会影响传声器的输出，圆柱腔体的底部一般由具有高机械阻抗的传声器膜片形成。

1.2.6.2 仿真耳与仿真乳突

仿真耳（artificial ear），又称人工耳、耳模拟器（ear simulator），是一种校准耳机的装置，也是由黄铜之类坚硬的非磁性材料制作而成的。如图 1-5 所示，它包括测声压传声器、声耦合腔以及其他复杂结构，符合 GB 7614－87 标准。它适用于压耳式耳机，不适用于耳罩式耳机。

仿真乳突，又称机械耦合器（mechanical coupler）、力耦合器，是用于校准骨导耳机的装置。如图 1-5 所示，它能为按规定检测的骨振器提供规定力阻抗，并装有测定骨振器与机械耦合器之间接触表面振动力级的机电换能器。其符合 GB 15951 标准。

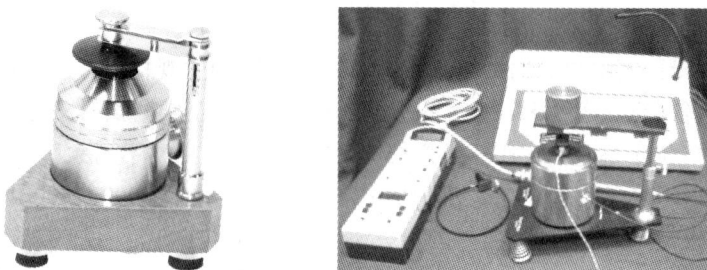

图 1-5　仿真耳与仿真乳突

1.2.6.3 声级计

声级计（sound level meter），俗称分贝仪，如图 1-6 所示，是一种测量声音强度的电子仪器。在听力计校准工作中，它的作用是确保耳机输出的声音符合规定的声压级（sound pressure level，SPL）。声级计的工作原理是将声音通过高精度的传声器（microphone）转换成电信号，由前置放大器变换阻抗与衰减器匹配，放大器将输出信号加到计权网络计权，再经分析测量后在指示仪表上显示出测量结果。声级计由传声器单元、放大分析单元、显示仪表单元三大部分组成，主要部件有传声器、前置放大器、放大器、衰减器、适当计权网络以及具有规定动态特性的指示仪表等。

传声器单元由传声器和前置放大器组成。传声器是声级计

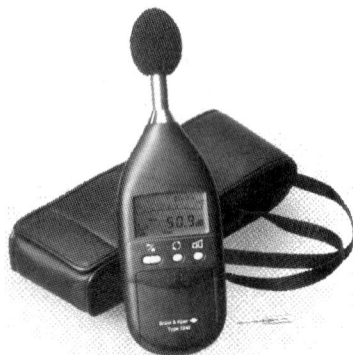

图 1-6　声级计

上把声信号转变为电信号的传感器,俗称麦克风、话筒。其有晶体式、驻极体式、动圈式和电容式数种。其中,电容式传声器动态范围大、频率响应平直、灵敏度高,且在一般测量环境下稳定性好,是目前比较理想、应用比较广泛的传声器。电容式传声器主要由金属膜片和与之靠得很近的金属电极组成,实质上是一个平板电容。金属膜片与金属电极构成了平板电容的两个极板,当膜片受到声压作用时便发生变形,使两个极板之间的距离发生了变化,于是改变了电容量,使测量电路中的电压也发生了变化,实现了将声压信号转变为电压信号的目的。由于电容式传声器输出阻抗很高,因而需要通过前置放大器进行阻抗变换。前置放大器装在声级计内部靠近电容式传声器的部位。

放大分析单元具有放大器和频率计权网络等组件。放大器电路将来自传声器单元的微弱信号放大达到一定幅度,要求有一定的放大量、一定的动态范围、较宽的频率范围等,并确保放大器在整个测量范围内均不失真地反映输入信号的大小变化,以保证测量的准确性和可靠性。一般采用两级放大器,即输入放大器和输出放大器,其作用是将微弱的电信号放大。输入衰减器和输出衰减器用来改变输入信号的衰减量和输出信号的衰减量,以使表头指针指在适当的位置。输入放大器使用的衰减器调节范围为测量低端,输出放大器使用的衰减器调节范围为测量高端。许多声级计的高低端以70dB为界限。

声级计与其他电子仪表的不同之处在于把声信号转换成电信号时,它可以模拟人耳对声音时间特性、频率特性以及强度特性的感受。因此,声级计中有 A、B、C 三种标准的频率计权网络。A 计权声级模拟人耳对 55dB 以下低强度噪声的频率特性;B 计权声级模拟 55~85dB 的中等强度噪声的频率特性;C 计权声级模拟高强度噪声的频率特性。三者的主要差别是对噪声低频成分的衰减程度,A 衰减最多,B 次之,C 最少。它们分别近似模拟 40 方、70 方、100 方等响曲线。A 计权声级由于其特性曲线接近于人耳的听感特性,因此是目前世界上噪声测量中应用最广泛的一种。B、C 计权声级对人耳主观特性的代表性不明显,近年来逐渐不用。D 计权声级专用于飞机噪声测量。声级计经过频率计权网络测得的声压级不再是物理量声压级,而称为计权声压级、计权声级,或简称为声级,即 A 声级、B 声级和 C 声级,单位记作 dB(A)、dB(B) 和 dB(C)。因此,声级计是一种反映听觉主观性的电子仪器。

显示仪表单元包括检波器、指示器等。检波器是将来自交流放大器的对应交流信号进行检波,转变成线性变化的直流电压对应于被测声音的声级。声级计测量的结果都指示在指示器上。指示器有模拟指示器和数字指示器两种。经过检波器处理的声音通过不同的方式显示出来:一种是时间计权声级,包括"F"(快速)、"S"(慢速)两种模式;另一种是时间平均声级或等效连续声级。

声级计的分类:测量指数时间计权声级的称为通用声级计,测量时间平均声级的称为积分平均声级计,还有一种测量声暴露级的称为积分声级计。有的声级计还可以外接滤波器和记录仪,对噪声做频谱分析。根据声级计的灵敏度,声级计又可分为 1 级和 2 级两类,前者的允许误差更小;按体积还可分为台式、便携式和袖珍式声级计;按其指示方式可分为模拟指示和数字指示声级计。

1.2.6.4　频率计和示波器

频率计(frequency counter)是一种用十进制数字显示被测信号频率的数字测量仪器,在听力计校准中用来检测耳机给声频率的准确性。示波器(oscilloscope)可以将听力计输出电信号变换成看得见的图像,观察各种不同信号幅度随时间变化的波形曲线,其作用是了解测试信号的时间特性。

1.2.6.5 声校准器

声校准器(sound level calibrator)是一种能发出固定标准声压级声音的装置,如图1-7所示。声校准器通常为1000Hz,94dB SPL或114dB SPL。根据准确度,分为LS级、1级、2级。LS级声校准器仅在实验室中使用,1级、2级声校准器分别与1级声级计、2级声级计配套使用。声校准器在校准系统中的作用是校准声级计的测量准确性。

1.2.6.6 听力计气导、骨导校准

听力计气导耳机听力级的校准:如图1-8所示,将连接听力计的测试耳机从头绷上取下,放置在仿真耳耦合腔上并施加适当的压力,在耦合腔底部放置一个高精度传声器,传声器经过一个前置放大器放大后连接到一个声级计或专门的听力计校准仪。注意:声级计和校准仪的精度都要事先经过声校准器的校准,如果误差大于1dB则需要进行修正。将听力计调到选定的频率上,设定合适的给声强度,如70dB(至少要超过测试环境噪声水平),通过气导耳机给声,读取声级计上的数值,比较该数值与基准等效阈声压级之间的偏差,记录偏差情况。将偏差情况与标准允许的偏差范围进行比较。一种比较好的做法是在声压级校准时,将各频率的显示听力级、基准等效阈声压级、实际声压级、实际偏差及允许偏差等数值列在一张表上,这样就可以清楚地获得校准的结果。

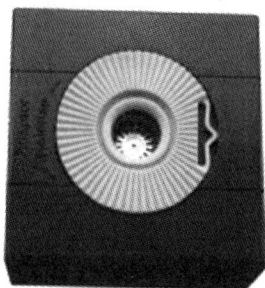

图1-7 声校准器

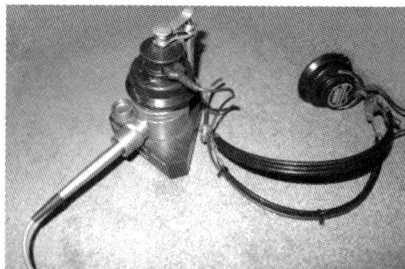

图1-8 听力计校准

如果采用耳罩式或插入式耳机,校准数据需要参考GB/T 4854.8—2007校准测听设备的基准零级第8部分:耳罩式耳机纯音基准等效阈声压级以及GB/T 16402—1996插入式耳机纯音基准等效阈声压级。

如果听力计测得的声音强度误差超过允许的范围,有以下三种方法来处理:①通过听力计内设置的调节功能调整听力计的输出。②设备有故障,需送厂进行维修。③制作一张"修正表",将听力计测得的结果进行修正后再记录为测试值。

听力计频率、步进、谐波失真等内容的测量方法与听力级校准类似。

听力计骨导耳机听力级的校准:与气导耳机测试类似,如图1-9所示,将骨振器从连接听力计的骨导耳机上取下,放置在仿真乳突上,并施加适当的压力。测试值需要与参考等效阈力级进行比较。基准等效阈力级是在规定频率下使用规定结构的骨振器和机械耦合器,测得的18～30岁足够数量的耳科正常男女受试者的等效阈力级

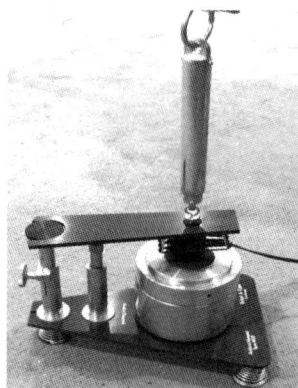

图1-9 骨导听力计校准

的平均值,GB/T 4854.3－1998 规定如表 1-4 所示。相当于耳科正常年轻人骨导测听的听阈。

表 1-4　听力计骨振器的基准等效阈力级(dB)

频率(Hz)		250	500	750	1000	1500	2000	3000	4000
骨振器的基准等效阈力级	乳突	67.0	58.0	48.5	42.5	36.5	31.0	30.0	35.5
(基准力级为 $1\mu N$)	前额	79.0	72.0	61.5	51.5	47.5	42.5	42.0	43.5

1.2.6.7　声场校准

使用听力计进行纯音测听时,除了耳机、骨振器的给声方式外,还可进行声场测听,即通过扬声器向受试者播放测试信号以测定其在声场条件下的听觉功能,常应用于儿童听力的评估、个体助听后评估或人工耳蜗评估等。声场测听意味着受试者在测试室内用双耳收听由一只或多只扬声器发出的经由测试室内空气传播的测试信号,测试信号可以是调频音或窄带噪声(较少用纯音)。声场的声学特性取决于测试信号、扬声器及测试室的声学特性。在进行声场测试时,受试者的听觉感受还会受头颅效应、单双耳聆听的影响。因此,在进行声场校准时要充分考虑上述因素。

测试室声场分类:①自由场(free sound field):房间边界对声波的作用可以忽略的声场。②扩散声场(diffuse sound field):能提供一个能量分布统计性均匀区域的声场,在给定的区域,任意点的声波传播方向均随机分布。③准自由场(quasi-free sound field):房间边界对声波作用适度的声场。

声场建立的要求:在实际工作中,自由场和扩散声场的要求很难完全满足,通常采用准自由场的规格建立声场。具体要求如下:扬声器应安置于就坐受试者的头部高度,参考轴(即与扬声器辐射面垂直的轴线)正穿参考点(即受试者在受试位置时两耳道口连线的中点),参考点与扬声器的距离至少 1m;当受试者及其座椅不在时,所有其他条件不变,在参考点上、下及左、右 0.15m位置的声压级与参考点声压级的偏差不得大于±2dB,在参考点前、后 0.1m 处的声压级与反平方定律理论值的偏离不得大于±1dB。

声场环境噪声要求:见 3.2"背景噪声要求"。

测试信号的要求:输出纯音的实际频率应在标称频率(听力计上标明的频率)的±2%以内,总谐波失真<3%(125Hz<5%)。调频音的特性要求包括:载频应在标称频率的 3%以内,调制波形为正弦形,调制重复率在 4～20Hz,频偏±2.5%～12.5%范围,谐波失真<5%。常用的啭音(warble-tone)就是一种频率做正弦调制的调频音。此外,信号的最小档间调节幅度应当小于5dB,两档间的误差不应超过 3dB。信号的范围应当在 500～6000Hz,0～80dB HL。

声场测听基准阈声压级:GB/T 4854.7－2008 分别规定了自由场和扩散声场测听的基准听阈声压级。其中,自由场受试者面对声源,即声音以 0°角自前向入射,声音信号为纯音;扩散场条件下,声音信号为 1/3 倍频带白噪声。声源的入射角度有时并不是正前方的 0°角,相应的听阈值会有所不同,因此需进行一定的修正,并且该修正值应用于靠近扬声器的一侧耳,具体如表 1-5 所示。

表 1-5　规定测试条件下两种声场中的基准听阈声压级(dB SPL)及不同入射角的修正值

频率(Hz)	125	250	500	1000	1500	2000	3000	4000	6000	8000
自由场测听(0°角)	22.1	11.4	4.4	2.4	2.4	−1.3	−5.8	−5.4	4.3	12.6
扩散声场测听	22.1	11.4	3.8	0.8	1.0	−1.5	−4.0	−3.8	1.4	6.8
45°声入射角修正值	0.5	1	3	4	3.5	3	5	4	7.5	5.5
90°声入射角修正值	1.0	2	4.5	5.5	5	2	2.5	−0.5	9.5	8.5

要注意:①这里的 0°声入射角自由场测听和扩散声场测听均为双耳测听,45°和 90°入射角测听则为靠近扬声器一侧的单耳测听。②这里的基准听阈值和耳机测听的基准等效声压级有所不同,后者是单耳测听,且与规定的仿真耳耦合腔有关,因此两者不能进行比较。

1.2.7 基本校准检查

基本校准一般应由胜任的实验室进行,是对测听设备、测听环境等的全面校准。

1.3 测听环境

纯音测听不同于其他阈上听力测试,它要求受试者听一些很轻微的声音,这些声音显然很容易受环境中其他声音的干扰。那些测试声信号以外的各种噪声称背景噪声(或本底噪声)。这种对一个声音的感受能力受另一个声音的干扰而降低的现象通常称为掩蔽。背景噪声的存在会掩蔽测试信号,从而直接影响听力测试的结果。为了保证纯音测听结果的准确性及可靠性,有必要对测听环境进行严格的要求:首先,听力测试所在测试室应当降低或隔绝来自外界的背景噪声;其次,应对来自测试室内部的背景噪声水平进行限定;最后,测听室要进行声场测听则至少要满足准自由场的要求。

1.3.1 测听室设计与建造

测听室是保证听力测试结果准确及可靠的重要设施,为减少外界环境噪声的影响应建在相对僻静处,要远离马路等噪声源。测听室一般分为单室和双室两种。单室是将所有参与测试的人员、所需器材设备都安置在一个隔声室内;双室则是将控制测听的部分,包括听力计、控制设备、人员等移出隔声室,另外安排一个控制室。单室设计可以节省造价和建筑空间,缺点是听力计及相关设备、人员容易干扰测试。双室的建造难度、费用、面积高于单室,但并不是成倍增加,因为控制室的隔声、屏蔽要求相对测听用的隔声室可以降低一些。

测听室可以自建或由专业制造厂家生产并安装。无论是自建还是购买厂家产品,主要应当符合隔声(或消声)、屏蔽和环保的要求。

1.3.1.1 隔声与消声

隔声是测听室设计、建造的关键。但隔声测听室只能降低进入室内的外界环境噪声,不能完全隔绝声音的传递。隔声效果通常用隔声量(TL)来表示,并可用下式来计算:

$$TL(dB) = -42 + 20\lg f + 20\lg M$$

上式中,隔声量的大小与声音频率(f)、建筑材料的质量(M)有关。可以看出:相对高频声音来说,同一隔声室对低频声音的隔声效果要差一些;而隔声室的外墙越重,隔声效果越好。但增加外墙的质量总是有一定限度的,况且由上式可以知道增加一倍的外墙质量也只能提高 6dB 的隔声量,外墙的厚度一般至少要 10cm。此外,还需要采用一些其他方法:可以利用声音的反射特点,将外墙做得尽量光滑;外墙中填塞多孔的吸音材料;采用双层结构,将隔声室分为内层和套在外面的外层两部分,除地板外两层之间没有任何刚性连接,墙壁中间仅为一层空气夹层。隔声室内层用固定在地板上的弹簧减震垫来支撑,但要避免使用过多的弹簧垫,同时要注意保证整个隔声室的稳定性。

隔声室隔声效果的关键是对门、窗及室内外接线等的处理。除保证门的重量,采用多层结构填充多孔纤维材料等处理外,门框与墙壁、门面与门框之间的密封尤为重要。在采用双室设计时,为了使隔声室外的人员能观察受试者的反应,最好安装一扇双层单向可视的观察窗,双层玻璃之间应采用密闭空气隔绝,窗户与墙壁间也需做好密封措施。墙上要预埋导线转换插孔板,处理好其四周的密封,确保安置在控制室的听力计等设备导线能穿过隔声室的墙壁又不会造成声音的进入。

如果要在隔声室内进行声场测试,除了房间的尺寸要足够大之外(建议室内长、宽、高至少为2.5m×2.5m×2.5m),测试环境至少应符合准自由场或扩散声场的要求,所以除了隔声效果应当使室内环境噪声符合相关标准要求外,测听室还要避免声波在墙壁、地面等处形成反射叠加造成混响,因此还要进行消声处理。普通条件下,室内可采用波浪形多孔吸声材料装饰内墙及顶面,地面铺设地毯等弹性材料,以提高吸声性能。要求较高的消声室一般使用渐变吸收层,常用多孔性(或纤维性)材料做成锥形或尖劈状吸声体,称吸声尖劈,当声波从尖端入射时能被高效地吸收。

1.3.1.2　屏蔽

如果测试室除进行纯音测听外,还要开展听觉电生理测试,则还要解决电磁干扰问题。通常用单层或双层铜网沿房间六个面(包括门、窗、转换插孔板部位)连续铺设屏蔽层,形成一个封闭的六面屏蔽体。还要单独埋设良好可靠的接地线,接地电阻应小于1Ω,最大不超过2Ω。室内供测试设备使用的电源要经过稳压和滤波。

1.3.1.3　环保与舒适

近年来,测听室建设成为众多厂家竞相争夺的市场,有的企业低价参与竞争,其结果有可能采用廉价、有害的材料造成不易察觉的室内空气污染,损害使用者的健康。然而,即使厂家严格按照规定选择低毒害的建筑材料,由于隔声室的密闭性,仍有可能因空气的不流通带来健康问题。因此,隔声室应带有通风设备,但该设备的隔声处理和屏蔽处理一样是隔声室建设的难点。具体要求:做到管道密闭性好,管道配有消声处理设备,与顶部送、排风口连接应采用软接头,换气量要达到10次/h。

测听室的室内温度是一个不容忽视的问题,特别在需要对受试者进行长时间测试时,如果室内温度让人不舒服会影响测试结果。通常要求室内温度在(18～25)℃±3℃,相对湿度为(40%～70%)±10%。这样就需要使用空调,但空调的安装不能造成测听室隔声标准的下降。

隔声室还要考虑照明问题,由于镇流器工作时会发出声音,通常不宜用荧光灯而采用白炽灯,但要注意灯与墙壁、顶面的距离,防止灯泡发热引起火灾。

1.3.2　背景噪声要求

测听室内的背景噪声应当越小越好,但如果噪声强度已经小到不会影响测听结果,就没有必要额外增加建设费用。因此,制定可接受的、可靠的最大背景噪声强度标准对临床测听室的建设、评估及校准等工作具有重要意义。测听室中,背景噪声对测试信号的掩蔽需考虑以下几种情况:用耳机进行气导测听,用骨振器进行骨导测听,用扬声器发送测试信号进行声场测听。应根据不同的发声方法,分别规定背景噪声的允许值。

测试环境噪声的工具是声级计,但测试的内容不是以 A 计权的整个房间的噪声水平。因为测听时通常给予不同频率的声信号,起掩蔽作用的并不是房间内所有噪声,而是测试信号所在频率的临界带宽范围内的噪声。因此,要了解一个测听室的隔声效果是否足够好,只需使用具有倍频程测量功能的声级计来测量环境中 1/3 倍频程声压级(third-octave band level,third-OBL)或一个倍频程声压级(octave band level,OBL)即可;然后将测得的数值与国家标准规定的最大允许环境声压级(L_{max}表示)比较,看看是否符合标准。

GB/T 16403—1996 规定:当测试的最低听阈为 0dB,使用标准压耳式耳机进行气导测试时, 1/3 倍频带的最大允许环境声压级(L_{max})如表 1-6 所示。

表 1-6　用典型通用的压耳式耳机做气导测听时 1/3 倍频带最大允许环境声压级(L_{max})

1/3 倍频带的中心频率(Hz)	L_{max}(dB SPL)		
	125～8000Hz	250～8000Hz	500～8000Hz
31.5	56	66	78
40	52	62	73
50	47	57	68
63	42	52	64
80	38	48	59
100	33	43	55
125	28	39	51
160	23	30	47
200	20	20	42
250	19	19	37
315	18	18	33
400	18	18	24
500	18	18	18
630	18	18	18
800	20	20	20
1000	23	23	23
1250	25	25	25
1600	27	27	27
2000	30	30	30
2500	32	32	32
3150	34	34	34
4000	36	36	36
5000	35	35	35
6300	34	34	34
8000	33	33	33

如果要测的最小听阈不是 0dB,可将表 1-6 的值加上要测的最小听阈级。例如要测量的最小听阈是 −10dB,则测听室中允许的最大背景噪声声压级要减去 10dB。从另一个角度来说,如果一个测听室的背景噪声不能满足表 1-6 要求,则它所能测的最小听阈就不是 0dB。例如,假设某测听室的背景噪声比表 1-6 规定的值大 20dB,那么这个测听室所能测的最小听阈就是 20dB。

使用骨振器发送信号做骨导测听时,1/3 倍频带的最大允许环境声压级(L_{max})如表 1-7所示。

表 1-7　纯音骨导测试的 1/3 倍频带最大允许环境声压级(L_{max})

1/3 倍频带的中心频率(Hz)	L_{max}(dB SPL)	
	125～8000Hz	250～8000Hz
31.5	55	63
40	47	56
50	41	49
63	35	44

1/3倍频带的中心频率（Hz）	L_{max}（dB SPL）	
	125～8000Hz	250～8000Hz
80	30	39
100	25	35
125	20	28
160	17	21
200	15	15
250	13	13
315	11	11
400	9	9
500	8	8
630	8	8
800	7	7
1000	7	7
1250	7	7
1600	8	8
2000	8	8
2500	6	6
3150	4	4
4000	2	2
5000	4	4
6300	9	9
8000	15	15

声场测听时，测听室内允许的1/3倍频带的最大背景噪声声压级（L_{max}）如表1-8所示。

表1-8　声场测听的最大允许环境声压级（L_{max}）1/3倍频带

1/3倍频带的中心频率（Hz）	L_{max}（dB SPL）	
	最低测试音频率	
	125Hz	250Hz
31.5	52	60
40	44	53
50	38	46
63	32	41
80	27	36
100	22	32
125	17	25
160	14	18
200	12	12
250	10	10
315	8	8
400	6	6
500	5	5
630	5	5
800	4	4

续表

1/3 倍频带的中心频率(Hz)	L_{max}(dB SPL)	
	最低测试音频率	
	125Hz	250Hz
1000	4	4
1250	4	4
1600	5	5
2000	5	5
2500	3	3
3150	1	1
4000	-1	-1
5000	1	1
6300	6	6
8000	12	12
10000	14	14
12500	15	15

从表 1-6、1-7 和 1-8 中可以看出,使用压耳式耳机测听时,室内允许的环境背景噪声比骨导、声场测听时大,这是因为压耳式耳机能隔绝部分背景噪声,使得进入受试者耳内的噪声减少。而骨导听阈测定和声场测听时,受试者的耳朵均未作掩盖,因此需要更严格的背景噪声限制。假如一个测听室能符合用压耳式耳机测听时的背景噪声,但不能满足骨导测试的背景噪声要求,就会出现骨导听阈值受背景噪声掩蔽而变差的结果,而此时气导听阈仍然不变。这样就会影响气导、骨导听阈比较的准确性,从而影响听力学诊断的结果(具体见"纯音测听结果的解释")。

在对环境噪声进行测量时,要注意保证其条件与正常测听检查时的条件相同。例如,如果测听检查时通风系统是在工作中的,则也应当在该设备运作时测量环境噪声。测量的位置应在测听室中受试者头部所在的位置,并在受试者不在场的情况下进行。

如果不能进行上述声压级的测量,可选两名以上受试者通过听力测试来进行环境噪声的心理声学校验:要求受试者原有听力图稳定、所有频率的听阈都比常规测听所用听阈更好。如果测听结果比原有的听力图高出 5dB 以上,说明测试环境背景噪声太高,需降低噪声。

1.4　纯音测听方法

人可以通过两种途径感受声音,即气导和骨导。气导是指声波经外耳、中耳到达内耳的传递过程。骨导是指声音通过振动颅骨,间接传入内耳的过程。气导测听用气导耳机向受试者外耳道发送测试信号,通过受试者做出的反应判断其听阈水平。骨导测听则使用骨振器振动颅骨并传递到内耳,使受试者感受到声音刺激,从而获得相应听阈水平。声信号对颅骨的振动可能通过三种机制共同作用引起听觉反应,即变形性骨导、惯性骨导以及骨鼓骨导。

变形性骨导:声波振动颅骨,颅骨被压缩,传至耳蜗骨壁引起耳蜗变形振动,由于前庭阶容积大于鼓阶,使变形的前庭阶将基底膜压向鼓阶,刺激螺旋器产生听觉神经冲动。

惯性骨导:声波振动颅骨时,中耳的听骨链由于惯性作用产生相位与颅骨相反的运动,但是镫骨底板在前庭窗上的运动周期与声音刺激鼓膜的周期一致,从而引起与气导一致的内耳活动。常见于低频声刺激以及颅骨振动方向与听骨链的运动轴一致的情况。

骨鼓骨导:即骨鼓膜机制,颅骨振动产生的一部分能量可通过开放的外耳道释放出去。如果堵住外耳道,可能使外耳道空气柱振动,引起鼓膜振动,发生类似于气导的声音传递方式而产生听觉。

纯音测听的方法包括气导测听法、骨导测听法和声场测试。纯音测听是一项测试听敏度的标准化主观行为反应测试技术。开展纯音测听的前提条件包括:①经校准、检验合格的设备;②符合要求的测试环境;③合格的测试人员。所谓合格的测试人员应当理解为曾受过有关测听检查理论和实际操作教学课程培训,并经国家主管机构认定的人员。

1.4.1 气导测听法

气导测听法是指用耳机将信号发送给受试者,测定听阈值。

1.4.1.1 测试前准备

首先应当询问病史。测试前应简单询问受试者的听力情况,初步了解病史,包括听力损失发生的时间及可能的诱因,是否为进行性加重;是单耳还是双耳听力损失,或者哪只耳的听力较好;是否伴有耳鸣,耳鸣的音调、持续时间,是单耳或双耳耳鸣;是否伴有眩晕;是否有噪声接触史、中耳炎病史及耳毒性药物使用史;家族中是否有同样患者,以及发病的时间;助听器使用情况如何。询问病史不仅仅是了解受试者听力损失的发生发展过程,其实也是一个初步估计其听力障碍程度的过程。在此过程中,不仅要关注患者的陈述,还要观察患者的一些表现:例如转头用一侧耳来听,注意观察测试者口型,主动凑近聆听测试者讲话,要求重复问题或求助于陪同者才能回答询问,言语发音异常等。病史及其现场表现有助于测试者确定和选择讲解测试要求的方式、测试时的初始给声强度以及优先测试耳。

接下来进行测试前检查。①耳科检查:包括观察有无头颅畸形、外耳畸形及乳突异常;用耳镜观察外耳道是否塌陷或堵塞;观察鼓膜是否完整,中耳是否有积液等。头颅畸形患者可能无法使用压耳式或耳罩式耳机;外耳道闭锁患者甚至无法使用插入式耳机;有些乳突异常的患者可能无法放置骨导耳机;存在外耳道塌陷的患者需要使用插入式耳机进行测试;外耳道有盯聍、异物等堵塞的患者需要清理外耳道;鼓膜穿孔、中耳积液的患者则需要进一步耳科治疗。②其他检查:如果受试者有眼镜、发夹、头箍、耳环等影响耳机放置的物件或者配戴有助听器,必须在测试前予以摘除。此外,还要确保受试者嘴里没有咀嚼食物。

受试者的操作指导语。在开始测试前要向受试者讲解本次测试,目的是要让受试者清楚检查程序和有关操作事项。讲解需简单明了,准确有效。受试者对测试过程、操作要求的理解能在很大程度上影响测试的准确性。讲解要因人而宜,尽量用适合于受试者的语言讲解,有时受试者家属可以帮助解释。常用的指导语可以这样说:"这个测试是要看看你能听到最小的声音是多少。测试时,您将从这个耳机里听到一个声音,每次听到的声音可能会不同,如'嘟嘟'、'滴滴'、'吱吱'声。有时声音比较大,多数时候声音会比较小。每次听到声音就要马上按一下这个按钮(或者举一下手),然后放掉。不管这个声音有多么微小,只要听到一次就要按一下,没有听到声音就不要按按钮。您有没有什么问题?……现在我们先测左耳(或右耳),在测试中请保持安静,但如有任何不适请告诉我。"

遇到有些受试者对上述讲解理解有困难时,最好先进行几次练习,等确定受试者完全掌握测试要求后再开始正式测试。一般先测试较好耳,因为对受试者来说可能会更容易些。

临床常用的受试者反应方式有两种:按下(或放松)应答器按钮和举起手(或放下手)。两种方式各有利弊。按应答器按钮操作起来更方便,但也容易出现误按的情况。举手需要更大幅度的运动,可以减少错误反应的次数,但对手臂运动不便的老年人来说可能比较困难,缓慢的举手动作则会导致错误的判断,或者有些人会因为反复举手疲劳而出现减少反应的情况。

位置安排。受试者与测试人员的位置安排也很重要。受试者面对测试者则有利于测试者清晰观察到受试者的反应动作以及表情,但这样受试者可能会看到测试人员的操作从而影响结果的准确性。因此,最好让受试者侧身坐,确保测试者可以看到受试者的表情、动作,但受试者看不到测试者的操作。此外,要注意受试者的座椅要舒适、安全,但座椅不能有靠背或有旋转活动而发出响声,也不能过于柔软令人产生睡意。

1.4.1.2 气导听阈测试

耳机放置:放置气导耳机时,拨开耳廓上的头发,避免耳机压着头发。调整耳机头带,将左、右耳耳机的声孔中心分别对准受试者的左、右外耳道口,使耳机头带紧贴于受试者头部并有适当的压力。通常,标记为蓝色的是左耳耳机,标记为红色的是右耳耳机。

气导听阈测试可分为两个阶段:熟悉阶段和听阈测定阶段。前者是让受试者熟悉应如何配合,同时能快速估计受试者听阈的大致范围;后者是进行正式的听阈测定。

熟悉阶段:在听阈测试前先用一个持续 $1\sim2s$ 的初始强度纯音信号引起受试者反应。如受试者为听力正常人,通常给予 1000Hz 40dB HL 的初始纯音;如受试者为听障者,则从 70dB HL 开始。给声后,如受试者对声音有反应,则每 20dB 一档降低纯音强度,直至受试者不再作出反应;如受试者对纯音无反应,则每 10dB 一档升高纯音强度,直至受试者作出反应。如果纯音强度上升过程中,在同一强度至少有两次反应,则完成熟悉步骤并得到了听阈的大致范围。对于极重度耳聋者和有测听经验的患者可以省略本步骤。

听阈测定阶段:测听方法的国家标准中,推荐的方法有上升法和升降法两种,这两种方法在测试的第二步开始有所不同。

具体测试步骤如下。

第一步:从受试者在熟悉阶段作出反应的最低声级以下 10dB 的测试音开始检查(如该强度给声时,受试者能听到,则再下降 10dB),每次给声而未得到反应时,以 5dB 一档逐步加大测试音强度,直至得到反应。

第二步:

(1)上升法:在得到反应后,以每 10dB 一档降低测试音强度,直至不再作出反应为止,然后每 5dB 一档上升直至得到反应。如此反复,直至 5 次上升中有 3 次是在同一强度开始作出反应。如果 5 次上升中仅有 2 次是在同一强度作出反应,则需在最后作出反应的强度基础上加上 10dB,重复测试。有时为了节省时间,可以采用简短法,即将上升 5 次中的 3 次反应改为上升 3 次中的 2 次在同一级有反应。注意,如果同一频率的最低反应级之间相差大于 10dB,则应怀疑测试结果的可靠性,应复查并在报告中注明。

(2)升降法:在得到反应后,再将测试音加大 5dB;仍有反应则 5dB 一档下降,直至不再有反应;而后再降低 5dB,并从这一级开始再以 5dB 一档地上升;如此上升 3 次,下降 3 次。为了节省时间,升降法的简短法可以省略无反应再下降 5dB 这一步,或者只做 2 次上升、2 次下降,得出共 4 个最小反应级。注意,得出的 4 个反应级之间的两两差值不能大于 5dB。或者,如果 3 次上升中的最低反应级之间相差大于 10dB 或 3 次下降中的最低反应级相差大于 10dB,则应复查。

上升法是临床最常用的方法,它又称为"升 5 降 10 法",即测试者从受试者阈下给声,每遇到受试者表示"听到"就在下次给声时下降 10dB,每遇到受试者表示"没听到"则在下次给声时升高 5dB。升降法则是在受试者阈值的两侧给声,直至接近阈值。

第三步:计算听阈值。对于上升法,找出 5 次上升中有 3 次以上的最低反应级相同的听力级。这一最低反应级即听阈。对于升降法,将上升中的最低反应级和下降中的最低反应级分别平均,再得出两个平均数的均值,这一均值修约至最接近的整分贝数,即为该耳该频率的听阈值。

测试频率次序:纯音测听通常按以下频率次序进行:1000Hz,2000Hz,4000Hz,8000Hz,1000Hz,250Hz,500Hz。在复测 1000Hz 时,如果 2 次测试阈值相差 10dB 以上,则说明结果准确性差,需重新测试。如果相邻的倍频程之间的听阈差值≥20dB,就应加测其间的半倍频程听阈(750Hz、1500Hz、3000Hz 或 6000Hz)。对怀疑有噪声性听力损失的患者,可加测 3000Hz、6000Hz。

测试给声:手控持续时间一般为 1~2s。听力测试中,有时也建议使用脉冲音,因其有助于受试者(如高调耳鸣者)区分信号声和内源性噪声;避免节律给声。节律给声易使受试者产生节律反应(尤其是儿童),导致假阳性结果。同时对老年受试者,反应可能相对较慢,需避免给声频率过快。

1.4.1.3　其他注意事项

受试者在测试前应尽量避免接触噪声,以防止产生暂时性阈移,如有噪声接触史则应当在测听报告中予以说明。

控制测试时间。整个测试时间一般不超过 20min,房间的温度、气味应令人感到舒适,不能有容易转移受试者注意力的物品,受试者在测试过程中也不能发出声音。

测试时,注意观察受试者,不能只把注意力集中在听力计上,要特别注意受试者睁大眼睛、反应犹豫等阈值反应。如发现受试者有厌烦、疲劳等表现,则应当立刻中止测试。

1.4.2　骨导测听法

骨导测听法是指用位于受试者乳突或前额部的骨振器给信号,测定听阈。骨导测听的目的是通过颅骨振动直接刺激耳蜗得到听阈值,从而避免气导耳机给声时外耳、中耳传递对测试的影响。骨导听阈测试通常安排在气导听阈测试之后,由于测试前的准备工作已经完成,这时只需给受试者戴上骨导耳机。骨导听阈测试步骤与气导类似,不同的是骨导测试频率仅为 250~4000Hz,且骨导听阈测试各频率的最大输出比气导的小。

由于不管骨振器放置在哪里都会引起整个颅骨的振动,使双侧耳蜗感受到声音,因此如果想精确地测量单耳的骨导阈值,通常需在非测试耳加掩蔽。如果不想了解单耳精确的骨导阈值,则不需要加掩蔽,注意这样所测得的骨导阈值反映的是相对较好的一耳。

此外,骨导测听时要考虑以下因素的影响。

1.4.2.1　骨振器位置

如图 1-10 所示,骨振器通常放置于受试者测试耳的乳突,也可置于前额。有听力学家认为,放置于前额的骨导测试结果比乳突部位更为稳定,但这种差异在临床上并没有很大意义。事实上,放在前额的最大好处是该位置的平坦面较大,骨振器不容易滑动;而乳突位置通常呈弧形,骨振器容易移动甚至从乳突上滑脱下来。前额位置的另一个好处与骨导机制中的惯

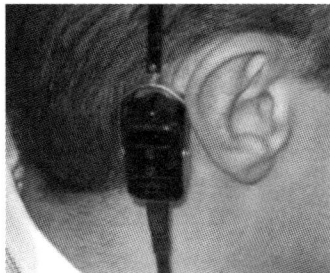

图 1-10　骨振器放置位置

性骨导有关。放置在乳突部位的骨振器引起颅骨的左右振动与听骨链的运动轴一致,通过听骨链的迟滞运动,内耳接受刺激从而感受到声音。在这种骨导传递方式中,听骨链起了重要的作用,因此听骨链的病变会影响骨导听阈。但将骨振器放置在前额位置产生的颅骨前后振动则不会出现这种情况,因此这种方式更符合骨导测听测量耳蜗功能的本意。

但是大多数情况下,临床上仍然采用乳突位置。这是因为乳突位置的骨导听力更敏感,因此测听范围会更大些。这点可以从两个位置基准等效阈力级中看出来。其次,一般认为骨导测听时骨振器振动的是整个颅骨,无论其位置在哪里,双侧耳蜗都能感受到声音。但事实上在高频骨导测试时(如 2000～4000Hz),骨振器放置在一侧乳突对两侧耳蜗的刺激会有所不同,即传递到对侧耳蜗的声音会有 15dB 的衰减。因此,当两侧骨导听阈值相差 15dB 以上时,放置在前额的情况下只能测得较好耳的骨导听阈,而放置在乳突部位则能测得双耳的骨导听阈。

骨振器放置在乳突部位时要拨开耳后的头发,不能夹有头发,不能与耳廓接触。非测试耳可用气导耳机盖住,以防止其"偷听"。测试耳不能盖住,否则会产生堵耳效应。

1.4.2.2 堵耳效应

堵耳效应(occlusion effect)是由于外耳道堵塞引起的骨导测试信号响度增加的现象。因此,在骨导测听中发生堵耳效应会造成骨导听阈值变小。

如图 1-11 所示,当外耳道的堵塞位置在软骨部但未达到骨部时,骨导产生的振动通过听骨链等中耳结构传入外耳道,可引起外耳道壁软骨的振动。当外耳道开放时,这一振动能量可以被释放出去而不易被察觉到。但当外耳道堵塞后,此振动产生的能量就会传回至耳蜗,引起响度感受增强。

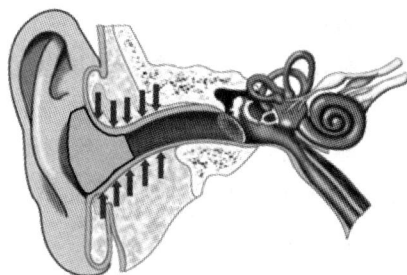

图 1-11　堵耳效应示意图

测量堵耳效应只要比较堵耳和未堵耳时骨导听阈的差异即可。表 1-9 为不同研究者测得的平均堵耳效应值,从表中可以看出:①堵耳效应通常发生在 1000Hz 以下的中低频率,且频率越低越明显。②堵耳效应存在明显的个体差异。

表 1-9　不同研究者测得的堵耳效应值

研究者	频率(Hz)				
	250	500	1000	2000	4000
Elpern,Naunton (1963)	30.0	20.0	10.0		
Goldstein,Hayes (1965)	12.2	13.1	4.9	0.0	0.0
Hodgson,Tilman (1966)	22.0	19.0	7.0	0.0	0.0
Dirks,Swindeman (1967)	23.7	19.3	7.5	−0.6	0.0
Martin 等(1974)	20.0	15.0	5.0	0.0	0.0
Berger,Kerivian (1983)	20.3	21.6	7.5	−1.3	0.0
平均值	21.3	18.0	6.9	−0.3	0.0
推荐值	20.0	15.0	5.0		

1.4.2.3 振触觉

在骨导测试时,如果骨振器在低频输出的能量比较大,则受试者皮肤触觉会感受到这种振动,此时受试者并非"听到"而是"触觉到"信号声,因此会做出假阳性反应,导致阈值降低。

表 1-10 所示为骨导振触觉的参考阈值(vibrotactile threshold),即发生振触觉的最小声强。

表 1-10　骨导振触觉阈值(Boothroyd, Cawkwell, 1970)

频率(Hz)	250	500	1000
骨导(dB)	25	55	70

振触觉阈值的个体差异很大,因此要仔细判断,并在报告上标记。此外,气导测听在低频(250Hz 或 500Hz)、给声强度 100dBHL 以上时也会发生振触觉,也要予以重视。骨导振触觉对测听的主要影响是导致骨导听阈变小,出现假性的气骨导差。解决振触觉问题的方法是测试前要向患者讲解清楚:只有在听到声信号而非感觉到振动时,才作出反应。但是,对于极重度耳聋患者或儿童,这一点并不容易做到。

1.4.2.4　声辐射

当受试者外耳和中耳功能正常时,骨振器可以在振动颅骨的同时也振动其周围的空气,向空气辐射的声音同时经气导途径传递给受试者。如果这种假气导传递的声音被受试者感受到,而骨导传递途径的声音未被受试者感受到,就出现了错误的骨导听阈。

GB/T 7341.1 将这种声辐射产生的声音称为"来自骨振器的不需要声"。该标准规定制造厂应说明在什么情况下骨振器辐射的声音会影响骨导测试的有效性,并说明这种影响的严重性。

判断声辐射对测听结果有无影响可以选 10 名各测试频率(250~8000Hz)听阈不超过 10dB 的耳科正常人,并采用以下方法:①按标准测试 2000Hz 及更高频率的骨导阈值,测试时使用至少有 20dB 平均衰减的耳塞堵严测试耳;②去掉耳塞重复上述测试;③分别计算两次测试各频率的听阈平均值。如果每个频率两对平均值之间的差不超过 5dB,说明声辐射对测听结果不会有影响。

声辐射在 2000Hz 以上即有可能发生,最容易发生在 4000Hz。如果发现听力计不能满足上述要求,在测试 2000Hz 以上频率骨导时,应当堵住测试耳的外耳道,但要注意可能发生堵耳效应。

1.5　声场测听与扩展高频测听

前面已经提到声场测听对环境、测试信号有较高的要求。开展声场测听必须定期校准声场扬声器及听力计。声场测听不建议使用纯音信号,因其易受驻波和受试者头位变动的影响。临床应用最广的是啭音或窄带噪声。声场测听与耳机测听的区别在于:①声场测听时,双耳没有耳机覆盖,接收的环境噪声更大;②声场测听时,声音同时传递给双耳,其测试结果反映了受试者的双耳聆听能力。如果两耳听力有差异,则反映的是好耳情况。如果想在声场条件下测试单耳的听力,则需要将另一侧耳用耳机掩盖起来。

正常人耳可听到 20~20000Hz 的不同频率的声音。临床常用的纯音听力测试的频率仅为 125~8000Hz。扩展高频测听(或延伸高频测听)是指使用高频听力计,以纯音测听相同的方法测试 8000~16000Hz 频率范围的听阈。GB/T 7341.4 对延伸高频测听设备做了规定:要求高频听力计测试信号频率为 8000Hz、9000Hz、10000Hz、11200Hz、12500Hz、14000Hz 和 16000Hz。其中,8000Hz、10000Hz、12500Hz 和 16000Hz 为强制性检测频率,频率偏差在 ±1%。听力级范围在 8000~11200Hz 应为 −20~90dB(或更高),在 12500~16000Hz 应为 −20~50dB(或更高)。高频听力计采用的耳机为 ETYMOTIC RESEARCH ER-2 型插入式耳机和 SENNHEISER

HDA 200 型耳罩式耳机。

1.6 影响测听结果的因素

纯音听阈测试具有一系列严格的标准要求,但它又是一项主观行为测试,因此测试结果很容易受各种主客观因素的影响。总的来说,应当注意以下几个方面:环境设备因素、受试者因素及测试者因素。

1.6.1 环境设备因素

前面已经提到,纯音测听通常需要在标准隔声室中进行,环境噪声过大会使听阈值偏大。听力计需定期检定校准、维护及保养,否则会对测试结果造成影响。

除此之外,还要考虑耳机的驻波现象。耳机和鼓膜之间的距离大约 4~5cm,这恰好是 6000~8000Hz 范围声音的波长。当这其中某个频率的声音在耳道内发生驻波现象时,可能出现声音变弱的情况,从而导致听阈值升高。临床测听时,如果发现 8000Hz 听阈比 4000Hz 明显下降,但更换测试设备又恢复正常,就要考虑发生驻波的可能。解决驻波问题的最好办法是采用插入式耳机。

1.6.2 受试者因素

纯音听阈测试结果与受试者的配合密切相关,若受试者不能配合(如伪聋者、儿童及老人),则测试结果往往容易出现偏差。

受试者耳道内有少量耵聍、脱屑并不会影响气导阈值,但如果测试前没有观察并取出完全堵塞耳道的耵聍等,则容易造成听阈值偏高。注意,取耵聍后最好将测听延迟一段时间进行。若受试者对振触觉、声辐射声音作出反应,则会造成听阈偏低。

当受试者外耳道异常或耳机佩戴不当时,可能会发生外耳道塌陷,常见于老年人。这种情况常导致高频气导听阈变差,影响诊断。解决的方法有两个:①使用插入式耳机;②让受试者张开嘴测听。第②种方法也可以用来判断是否发生了耳道塌陷,即受试者张嘴前后两次测听的结果相差 15dB(含)以上,就可怀疑存在耳道塌陷。

受试者在智力、文化程度和心理素质等方面存在很大的差异,对测试要求不能理解、心情焦虑或注意力不集中都会影响测试结果的准确性。

受试者的身体状况有时也会影响结果,如精神异常、严重的疾病、疲乏、饥饿等。此外,耳鸣患者可能会因分辨不出纯音和耳鸣声而反复按应答器,此时可使用调频音或窄带噪声。

1.6.3 测试者因素

测试人员的经验技术、操作规范及职业素养等均可影响测试结果。测试时间太长也会使测试结果的准确性受到影响。测试者在测试时遇到以下情况要特别注意是否存在测试错误:①单耳听力损失。当测试结果为一耳听力损失、一耳完全正常时,要注意检查测试设备和测试过程中是否一侧耳机、线路有故障,左右耳测试切换是否异常等等。②两耳各频率听阈基本完全相同。要注意是否错误地对同一耳测了两次。

1.7　测听结果的解释

1.7.1　听力图

纯音测听的测试结果通常记录在听力图上，如图 1-12 所示。此外，记录还应包括受试者的姓名、年龄、性别、检查日期、检查者的姓名和其他说明等。标准的听力图以横坐标表示频率，单位为 Hz；以纵坐标表示听阈值，单位为 dB HL。图中横轴上一个倍频程的宽度与纵轴上 0～20dB HL 所示的距离应当等长。

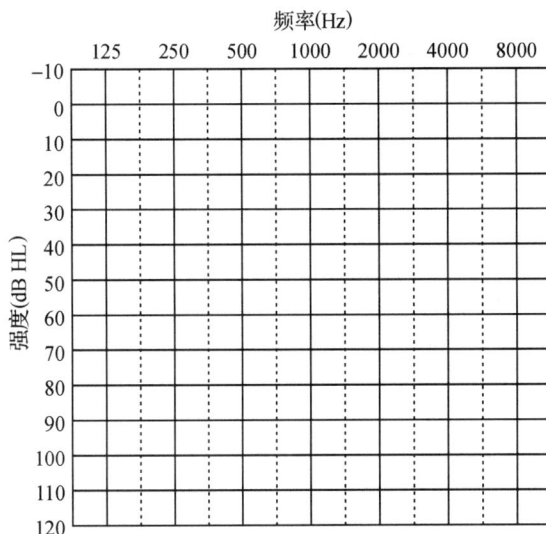

图 1-12　听力图

国际通用的听力图常用标记符号如表 1-11 所示。右耳的测试结果可用红色表示，左耳用蓝色。

表 1-11　听力图常用标记符号

给声方式	有反应		无反应	
	左耳	右耳	左耳	右耳
气导无掩蔽	×	○	×↘	↗○
气导掩蔽	□	△	□↘	↗△
骨导无掩蔽	>	<	>↓	<↓
骨导掩蔽	]	[	]↓	[↓
声场裸耳	S		S↘	
声场助听后	A		A↘	

1.7.2　听力曲线类型

临床上常根据听力图上听力曲线的形态,将听力图分为以下几种类型:平坦型、下降型、陡降型、高频陡降型、上升型、低谷型、切迹型、反勺型(或山型)及不完全型等,如表 1-12 所示。

表 1-12　听力曲线分型

听力图类型	定义描述	听力曲线示意图
平坦型	相邻频率听阈值相差不超过 5dB,各频率偏差在 ±20dB 以内	
下降型	随频率升高,每倍频听阈值增加 5～10dB	
陡降型	随频率升高,每倍频听阈值增加 15～20dB	
高频陡降型	低、中频处平坦或缓降,从高频开始,突然每倍频听阈值增加 25dB 或更多	
上升型	从低频区开始,随频率增加,每倍频听阈值减少 5dB	
低谷型	中频区比低、高频区阈值大 20dB 或更大	
切迹型	仅某一频率听阈增加,相邻频率听阈正常或接近正常	
反勺型	中频区比低、高频区阈值小 20dB 或更大	
不完全型	仅低频区可记录到听阈值。中、高频听力损失严重,在听力计最大给声强度下无阈值反应	

临床上,某些疾病常常表现出典型的曲线类型而引起听力师的注意。例如高频渐降型曲线常为老年性聋表现,听力曲线在 4000Hz 出现的切迹(听谷)常为噪声性聋表现等等。因此不同的曲线类型对听力学诊断具有一定的参考价值。

1.7.3 听力损失分级

世界卫生组织(WHO)1997 年的标准规定,根据患者两耳 500Hz、1000Hz、2000Hz 和 4000Hz 的平均听阈值,选择其中较好耳的平均听阈值,将听力损失的程度分为轻度、中度、重度和极重度四级,见表 1-13。

表 1-13 左侧一栏也可以看成是听力损失的定量,右侧一栏可以看成是听力损失程度分类。但要注意的是,上表只是根据受试者听阈值进行分类,它反映的是受试者是否有"听力损失"(hearing loss)或"听力减退"(hearing impairment),并不能代表患者的实际听力障碍(hearing disability),同一级别的听力损失患者可能存在很大差别的交流、生活困难。此外,这里采用"轻度""中度"的说法容易让人忽视这类患者听力障碍问题的严重性。

表 1-13　WHO(1997 年)听力损失分级

平均听阈值(dB HL)	听力损失分级
−10~25	正常
26~40	轻度听力损失
41~60	中度听力损失
61~80	重度听力损失
>80	极重度听力损失

表 1-14　听力残疾评定标准

平均听阈(dB HL)	听力残疾级别
>90	一级
81~90	二级
61~80	三级
41~60	四级

美国国家标准协会(ANSI)常用 500Hz、1000Hz 和 2000Hz 的纯音气导平均听阈(pure tone average,PTA)——"语频听力"来表示听力损失的程度。不过,PTA 并不能代表言语感知能力。

我国听力残疾的评定标准也需要参考气导听阈。根据 2005 年公布的"第二次全国残疾人抽样调查残疾标准"规定:较好耳 500Hz、1000Hz、2000Hz 和 4000Hz 的气导听阈平均值对应的残疾级别如表 1-14 所示。

1.7.4 听力损失性质分类

由于纯音气导测试是对整个听觉通路(包括外耳、中耳、内耳及听神经)的测试,而骨导测试只涉及内耳及听神经。因此,气导测试既反映了外耳和中耳组成的传导功能,又反映了内耳及听神经组成的感音神经功能;而骨导测试只反映感音神经功能。由此可以根据气骨导测试的不同结果,将听力损失分为三种类型:传导性听力损失,感音神经性听力损失及混合性听力损失。

虽然 0dB HL 是正常人能听到的最小声音强度,但通常只要纯音测听结果显示双耳气导、骨导听阈值均在 25dB 以内(儿童应小于 15dB),就可以认为受试者的听力是正常的(但听功能不一定正常)。也有个别人的听阈可以达到 −5dB 甚至 −10dB,但如果出现较多这样的结果,则应当怀疑设备可能有问题,需及时校准。注意,一个听阈 −10dB 的受试者,如果听阈升高至 10dB,可能存在听觉器官异常,不能仍然被当成"听力正常"者。

若测试结果气导存在听力损失,提示耳蜗及听神经感受声音的功能正常而听觉传导结构异常,称为传导性听力损失。判断标准为气导阈值与骨导阈值的差值(简称气骨导差)大于 10dB,骨导阈值在正常范围。单纯的传导性听力损失一般不会超过 60dB,通常可由中耳病变、耵聍栓塞、外耳道闭锁或塌陷等原因引起。

若气导、骨导阈值均超出正常范围,且气骨导差小于 10dB,称为感音神经性听力损失。提示耳蜗或蜗后病变。

若气导、骨导阈值均在正常范围之外,且气骨导差大于 10dB,称为混合性听力损失。提示传导和感音神经性结构均存在异常（如图 1-13 所示）。

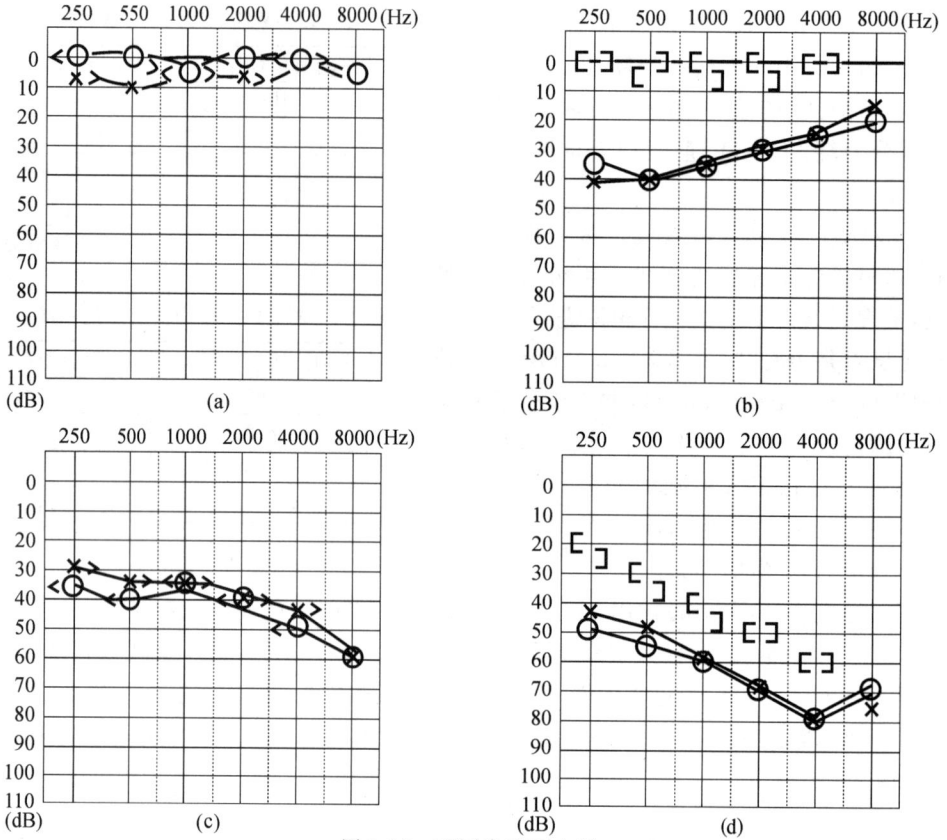

图 1-13　不同类型听力图
（a）正常；（b）传导性听力损失；（c）感音神经性听力损失；（d）混合性听力损失

（徐　飞　　王永华）

第 2 章　声导抗测试

在听力学上,声导抗测试常作为声阻抗测试、声导纳测试或两者的通用术语。声导抗测试是一种评估中耳功能及第七对、第八对脑神经功能状态的测试法。

2.1　声导抗概述

任何一种媒介都是一种"弹性-质量"系统。声波在媒介的传播过程中,振动能量引起介质分子位移时所遇到的对抗称声阻抗(acoustic impedance,Z_a),即媒介或传声系统对能量传播的阻尼与抵抗作用。当声波均匀通过一个已知平面时,可以用有效声压(P)与有效体积速度(U)的比值来表示:$Z_a = P/U$,单位为欧姆(ohm,Ω)。与之相反的一个概念为声导纳(acoustic admittance,Y_a),指能量通过一个系统时的容易程度,也可以用有效体积速度(U)与有效声压(P)的比值来表示:$Y_a = U/P$,单位常用毫姆欧(millimhos,简写为 mmho)。声导抗(acoustic immittance)是声阻抗和声导纳的合称。

声阻抗由三个成分组成:①声阻(acoustic resistance,R_a);②质量声抗(mass acoustic reactance,$+X_a$);③劲度声抗(stiffness acoustic reactance,$-X_a$)。声导纳同样由三个成分组成:①声导(acoustic conductance,G_a);②劲度声纳(compliant or stiffness acoustic susceptance,$+B_a$);③质量声纳(mass acoustic susceptance,$-B_a$)。

声阻由摩擦产生,主要来自中耳内的肌肉等,使动能转换成热能而耗散。声抗也对抗运动,但与声阻的对抗不同。声阻使能量消耗,声抗则将能量储存。质量声抗主要来自鼓膜与听骨链的质量,同时包含内耳的淋巴液的惯性。劲度声抗取决于鼓膜、外耳与鼓室内的空气、听骨链韧带及关节、镫骨底板、圆窗膜及内耳淋巴液和基底膜的弹性。声抗与频率相关,质量声抗与劲度声抗相位相反。上述耳的各种结构病理改变均会影响声阻抗或声导纳的状态,因此通过测量声阻抗或声导纳的变化就可以判断、区分各种耳科疾病。

2.2　中耳声导抗测试仪

尽管仪器的功能不同,有些只能用于筛查,有些可进行多项复杂的测试,但所有声导抗测试仪的组成、测试方法和原理基本相同。

常用的声导抗测试仪包含一个插入耳道的测试探头(probe tip),探头的尖端有一个柔软且有弹性的耳塞。探头内有 4 条管子,分别为:①探测音发生器和输送探测音至外耳道的扬声器;②探测耳道中声能的传声器和检测-记录系统;③改变外耳道气压的气泵和探测压力改变的压力计;④同侧声反射测试时给输送刺激声至外耳道的扬声器。如图 2-1 所示,四根管子的末段共同组成一个测试探头。

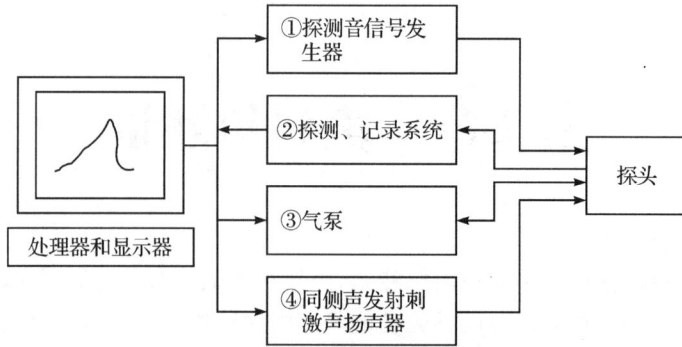

图 2-1　声导抗仪结构模式图

2.3　测试原理

由于声导纳和声阻抗的值互为倒数关系,因此只要测其中一项即可。但直接测试声导纳比测声阻抗更方便,因此声导抗测试实际上以声导纳测试为主。声导抗测试的原理是先用探头耳塞将外耳道密封,通过气泵产生±200mmH₂O 的压力使鼓膜逐渐向内(正压力时)或向外(负压力时)变紧绷。探测音信号发生器通过扬声器发出一定强度的探测音,在遇到不同状态的鼓膜时会发生不同的声波反射和入射情况,耳道内产生的声压级也会改变。采用"声阻抗桥"方式设计的测试仪是通过调整声桥可变容积来保持外耳道内的标定声压级;而采用"声导纳测量"方式设计的测试仪则使用自动音量控制(automatic volume control,AVC),通过自动调节发放探测音的音量来保持外耳道内的标定声压级。除了可以测量整体声导纳外,声导纳测试仪还能分别测试声导和声纳。

2.4　声导抗测试

临床上,声导抗测试一般分为两个部分:鼓室导抗图和声反射测试。鼓室导抗图可以提供中耳和咽鼓管功能的相关信息;声反射测试能够提供声反射路径相关信息。

2.4.1　鼓室导抗图

鼓室导抗图(tympanometry)测试是声导抗测试的重要组成部分,是在外耳道口测得的声导纳值随外耳道内压力变化而变化的曲线图。鼓室导抗图的横坐标表示外耳道内的压力,通常以daPa 或毫米水柱(mmH₂O)为单位。横坐标的中间值为 0daPa,表示大气压,左右两侧分别为正压与负压,分别表示耳道内气压高于或低于大气压。纵坐标为外耳道口测得的导抗值,以毫姆欧(mmho)为单位。

临床上常用的鼓室导抗图探测音频率为 226Hz,即标准气压及温度 20℃ 下,声导纳为 $10^{-8}\,\text{m}^3/(\text{Pa}\cdot\text{s})$ 的 1cm³ 空气体积所需的频率。因此,226Hz 测得的导纳值对应于相同的容积,如 1.5mmho 即代表 1.5mL 的容积,故又称其为"等效容积"。采用低频探测音的另一个好处是有利于声音在狭小的耳道空间内均匀传播。此外,由于正常成年人的中耳阻抗以劲度声抗为主,而低频探测音对劲度声抗的变化较为敏感。虽然 226Hz 探测音是最常用的测试频率,但在某些情况下高频探测音也有其重要价值。探测音的强度则通常设为 85dB SPL。

测试时,鼓室导抗图是在耳道内探管顶端平面上测得的,我们将其称为测试面鼓室图。其测得的声导纳包括两部分:一部分为探头顶端与鼓膜之间密闭气体的声导纳;另一部分是鼓膜处整个中耳声导纳,即鼓膜平面声导抗。声导抗测试的重点是后者,即中耳部分的声导抗,因为可以从中了解中耳的病理状况和中耳肌的收缩反射情况。而前者由于会受到外耳道的形状、大小等的影响,是测试希望排除的部分。所以在评估中耳的声导纳时,最好是将探头放在鼓膜的表面,这样就可以减少外耳道差异产生的影响。但是现有的设备不能做到这点,而且这样做会引起受试者的不舒适。目前的设备是将测试面鼓室图测得的声导纳减去外耳道内空气的声导纳,从而得到想要的中耳声导纳,即 $Y_{ME} = Y_T - Y_{OE}$。Y_T 为测得的总声导纳值,Y_{OE} 为外耳道声导纳值,Y_{ME} 为中耳声导纳值。

在鼓室导抗图测试过程中,首先要确保耳道密封,使外耳道内的压力以一定的速率稳定地上升;其次要注意使探管对准鼓膜,避免对准或抵住耳道壁。此外,事先要清理外耳道,避免耵聍堵塞探管。

测试时,外耳道内先逐渐加压至 +200daPa,此时声导纳会不断减小;当压力达到一定程度时,鼓膜会被压成紧绷的"僵硬"状态,这时探测音能量几乎很少传入中耳,声导纳最小,测得的总声导纳只反映外耳道内空气的声导纳。如图 2-2 所示,200daPa 时的声导纳值为 1.00mmho,因此外耳道的容积也近似等于 1.00mL,因为 226Hz 时的声毫姆欧值与容积值等效。但因为测得的容积不是真正的外耳道容积,所以称为等效外耳道容积。

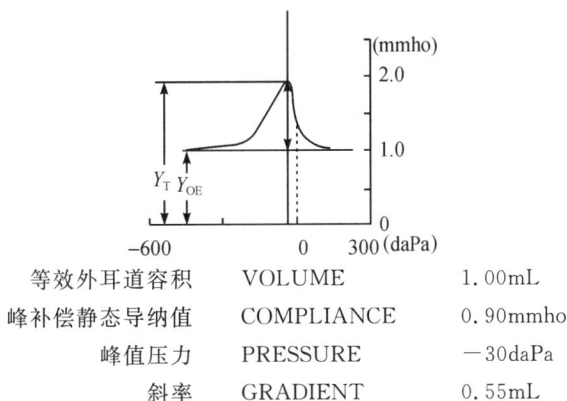

等效外耳道容积	VOLUME	1.00mL
峰补偿静态导纳值	COMPLIANCE	0.90mmho
峰值压力	PRESSURE	−30daPa
斜率	GRADIENT	0.55mL

图 2-2 226Hz 鼓室导抗图

接下来,当耳道内的压力以一定的速率稳定下降时,鼓膜的紧张度下降,其传导探测音的能力增加。在鼓室图上表现为曲线自右向左逐渐上升,声导纳增加。增加的部分即为逐渐获得的中耳声导纳。当压力减少到一定程度时,曲线快速上升,在 0daPa 时,导纳值达到 1.4mmho。这意味着在鼓膜没有受到来自外耳道压力的情况下,整个外耳加上来自中耳的导纳值为 1.4mmho。前面已经提到,由于其中的 1.0mmho 来自外耳道,因此 0.4mmho 来自中耳。当外耳道内的压力继续下降到 0daPa 以下,鼓膜受到向外吸出的负压逐渐增加。声导纳值继续上升,直到最大值 1.9mmho,称为鼓室图峰值。此时的压力为 −30daPa,称为峰值压力。此时鼓膜受到的压力最小,传递探测音的效率最佳。这时测得的声导纳为整个中耳和外耳道声导纳的总和。图 2-2 中,总声导纳 1.9mmho 减去外耳道的声导纳 1.0mmho,所获得的 0.9mmho 即为中耳的声导纳,称静态声导抗(static acoustic immittance)或峰补偿静态声导纳(peak-compensated static admittance)。

当外耳道的负压继续逐渐增大时,鼓膜向外突出的紧张度也逐渐增大,因此声导纳值也逐渐下降。直到负压达到-400daPa,声音再一次无法通过鼓膜时,声导纳值降到最低点,此时的声导纳值同样只反映外耳道的声导纳。因此,鼓室图有正、负两个"尾端",而且这两个"尾端"经常是不对称的。负"尾端"通常比正"尾端"略低。在推算外耳道容积时,通常使用-400daPa时负"尾端"的值,因为这样的测试结果误差最小,而在+200daPa正"尾端"时的误差最大。此外,静态声导纳值和鼓室图宽度也均以负"尾端"较低值为参考。有些声导抗仪能够自动从鼓室声导纳中减去等效外耳道容积,并且给出等效外耳道容积的数值,该功能称为基线功能。通过这一功能,画出补偿鼓室声导纳图,其"尾端"值接近或等于0mmho。这样可能高估等效外耳道容积,从而低估补偿静态声导纳。

2.4.2 鼓室导抗图相关测试

鼓室导抗图的整体形态、峰压值、峰补偿静态声导纳和斜率等测试内容与中耳疾病有密切的关系。

2.4.2.1 鼓室导抗图的分型

如图2-3所示,Jerger将鼓室导抗图分为以下几型。

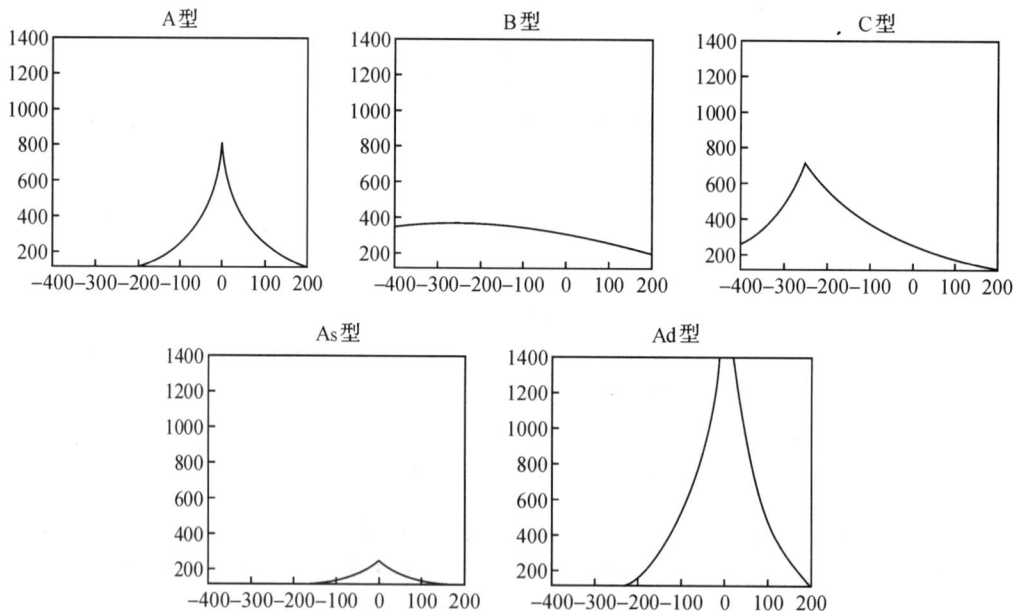

图2-3 不同类型226Hz鼓室声导抗图

A型:又称为钟型,峰压值在0daPa左右(-100~50daPa)。该型有三个亚型:①A型:峰补偿静态声导纳值在0.3~1.6mmho,见于正常耳。②Ad型:峰补偿静态声导纳大于1.6mmho,多见于鼓膜、听骨链活动度过大,如鼓膜愈合性穿孔、听骨链中断等。③As型:峰补偿静态声导纳小于0.3mmho,多见于鼓膜、听骨链活动度过小,如镫骨固定等。

B型:又称平坦型,鼓室导抗图曲线平缓,无峰或峰补偿静态声导纳小于0.3mmho,多见于中耳积液、鼓膜大穿孔或耵聍堵塞。

C 型：又称负压型，鼓室导抗图形态正常，但峰压值偏向负压且超过－100daPa，多见于咽鼓管功能障碍。

D 型和 E 型：这是 226Hz 鼓室声导抗图较少见的两种类型。两种类型的曲线峰都存在切迹或凹口。其中切迹较窄的称 D 型，较宽的称 E 型。前者常见于鼓膜活动度过大、鼓膜瘢痕；后者见于听骨链破坏。

2.4.2.2　峰补偿静态声导纳

静态声导抗（static acoustic immittance）为外耳道处于特定的恒定气压时所测得的中耳导抗值，最初是指在大气压下中耳部分的声阻抗或声导纳，即 0daPa 时的声导纳值，又称为大气静压下声导纳值。但临床上一般采用鼓室图的声导纳峰值，称峰补偿静态声导纳（peak-compensated static admittance）。峰补偿静态声导纳反映了鼓膜平面处的鼓室图高度。该峰值的测量是耳道处于特定的恒定气压下测得的，与压力无关，所以它不会受吞咽、呼吸的影响，其代表了鼓室功能的最佳状态。"补偿"表示该值由探管测试平面处的总声导纳减去外耳道内空气的声导纳后获得。因此，补偿静态声导纳包括鼓膜声导纳和中耳系统声导纳的总和。"静态"表示测量仅在一个压力状态下进行，这个压力一般是鼓室图峰值处的压力。

Silman 等采用的峰补偿静态声导纳正常值范围（90% 置信区间为：成人 0.37～1.66mmho，儿童 0.35～1.25mmho，婴幼儿 0.26～1.92mmho。有文献报道，女性的峰补偿静态声导纳值比男性的要低，女性的峰补偿静态声导纳平均值为 0.65mmho，男性为 0.77mmho。婴儿的峰补偿静态声导纳值比大龄儿童的要低，大龄儿童的比成人的低。然而由于不同仪器的正常值可能不同，因此建议参考仪器说明书内的正常值或者采用实验室实际测试结果的正常值。影响补偿静态声导纳的两个主要因素是：①测量时的压力变化速度、变化方向；②参考的"尾端"。

泵速变化范围一般是 20～600daPa/s。压力泵的速度过快，会导致压力变化加快，使得峰补偿静态声导纳值偏高。例如，泵速≤50daPa/s 时，成人的峰补偿静态声导纳 90% 正常区间为 0.5～1.75mmho，儿童（3～5 岁）为 0.35～0.9mmho；当泵速达到 200daPa/s 时，成人的峰补偿静态声导纳 90% 正常区间变为 0.57～2.0mmho，儿童为 0.4～1.03mmho。当压力的方向由正到负时，峰补偿静态声导纳值较低。

峰补偿静态声导纳值偏低意味着声阻抗较大，最常见的是中耳积液。由于积液增加了中耳腔劲度，使得峰补偿静态声导纳值变小；当中耳充满液体，劲度达到最大时，外耳道的气压改变时声导纳均为 0mmho，鼓室图曲线表现为平坦型。此外，耵聍堵塞、中耳胆脂瘤、中耳肉芽、耳硬化或鼓膜穿孔也会出现类似的情况。

峰补偿静态声导纳值偏高则代表声阻抗偏低，常见于听骨链完全中断、鼓膜愈合性穿孔等。然而峰补偿静态声导纳值的正常范围与上述病变的声导纳值范围存在重叠，导致峰补偿静态声导纳值升高的病变又会掩盖峰补偿静态声导纳值降低的病变，因此单凭峰补偿静态声导纳值进行诊断具有局限性。

2.4.2.3　斜率与宽度

鼓室图斜率（tympanometric gradient）和鼓室图宽度都是反映鼓室图曲线平坦程度的指标。鼓室图斜率的计算方法是：在鼓室图曲线上画一条水平线，使得曲线间水平线的宽度为 100daPa（或 mmH$_2$O），分别计算水平线以上的曲线高度（h_p）和整个曲线的高度（h_t），即水平线以上的声导纳值和峰值补偿静态声导纳值。两者的比值即为鼓室斜率。因此，该比值越高，说明曲线越陡。正常鼓室图斜率在 0.4 左右。斜率过低(0.15～0.2 以下)的结果提示受试者患鼓室积液的可能性较大;听骨链中断或鼓膜萎缩患者的斜率可超过 0.80。

鼓室图宽度(tympanometric width)指鼓室图中声导纳等于峰值一半的两点之间压力的宽度,单位为 daPa。鼓室图宽度和峰值之间的相关性较低。成年人鼓室图的宽度随着年龄增长而增加,但无性别差异。鼓室图宽度过大提示鼓室积液,其中婴幼儿大于 235daPa,1～7 岁儿童＞200daPa 均属于鼓室图宽度过大。成年人的鼓室图宽度正常值范围为 51～114daPa(或 48～134daPa)。

2.4.2.4 峰压值

峰压值是指鼓室图出现峰值时的压力。此时,外耳道的压力与中耳的压力相等,中耳声导纳最大,声阻抗最小。峰压值只是中耳内压力的近似值,而不代表中耳内实际压力值,因为该值还受到泵速大小、鼓膜活动度等因素的影响。峰压值正常范围为 ±50daPa 之间,小于 −100daPa 被认为是异常负压。除了突然打喷嚏或咳嗽时会出现正压外,一般异常正压很少见也很容易消失。

峰压值为负值通常提示咽鼓管功能异常。在中耳炎早期,峰压值可能正常;随着病情加重,峰压值会慢慢往负压偏移,出现鼓室积液。然而,并非所有负压都会发展为中耳炎或出现鼓室积液,有大量患者的峰压值负压却与中耳炎无明显关系,也没有鼓室积液。因此,很难用峰压值来区分患者有无鼓室积液。但有时可以通过负压值的变化来判断中耳炎的恢复情况。

2.4.2.5 等效外耳道容积

在临床上,等效外耳道容积可用于判断鼓膜是否穿孔及鼓膜通气管是否通畅。正常的等效外耳道容积范围因年龄不同而不同。美国言语语言听力协会(ASHA)建议 1～7 周岁儿童的等效外耳道容积正常值采用 0.3～0.9mL(5%～95% 置信区间)。在鼓膜置管通畅的儿童,等效外耳道容积的正常值为 1.0～5.5mL(5%～95% 置信区间),比鼓膜完整儿童的等效外耳道容积多 0.4mL 以上,因为该值加入了中耳腔和乳突气房的体积。鼓膜置管通畅的儿童,等效外耳道容积会随着年龄的增长而增加,说明该类儿童的乳突气房在增大。

成年人的等效外耳道容积比儿童要大,其正常范围为 0.6～2.0mL。当成人等效外耳道容积超过 2.5mL,儿童超过 2.0mL 时,为鼓膜穿孔或鼓膜通气管通畅的指征,因为此时中耳腔的体积也被计算进去。

B 型鼓室导抗图不可能测出静态声导纳或峰补偿静态声导纳,所以测试等效外耳道容积对于区分不同病变导致的 B 型鼓室图有一定的价值:①当等效外耳道容积极小时,示耵聍堵塞或探头口接触外耳道壁等;②当等效外耳道容积正常时,示鼓室积液、鼓室内新生物、听骨链固定等;③当等效外耳道容积增大时,示鼓膜穿孔或鼓膜置管畅通等;④当肉眼观察可见鼓膜穿孔,等效外耳道容积又小于 2.0mL 时,则可考虑乳突气化不良、鼓室内肉芽或疤痕组织等病变的存在,可作为判断中耳黏膜及乳突是否正常的指征。

综上所述,鼓室图具有一定的临床价值,但是不能仅凭鼓室图来诊断病变,要结合病史、纯音听力测听及耳镜检查等其他听力学检查进行诊断。

2.4.2.6 多频声导抗

低频率单成分鼓室声导抗测试早已广泛应用于临床,主要用于对耳聋性质的判断,即对传导性聋及感音神经性聋的鉴别诊断。由于低频率单成分探测音主要反映中耳以劲度为主的病变,对以质量因素为主的病变无法提供完善可靠的有诊断价值的信息,因此对引起中耳质量因素变化的病变(如听骨链中断等)鉴别有一定困难。而接近共振频率点的探测音对中耳的质量因素和劲度因素几乎以同等程度起作用,更能反映中耳的功能状态。

当中耳的结构发生病理改变时,中耳的共振频率、声学特性亦随之发生改变。当病变以劲度因素为主时(如耳硬化症),中耳共振频率升高;当病变以质量因素为主时(如听骨链中断、分泌性中耳炎),劲度减小、共振频率减小。

多频扫描声导纳是在鼓膜两侧压力相等的情况下,测试膜平面的声纳和相位角来寻找共振频率的一种多频多成分声导纳测试方法,即根据所得中耳动态特征来判断中耳疾患类型。多频声导抗弥补了低频率单成分鼓室声导抗的不足,能为中耳病变的进一步诊断提供很多有价值的信息。

多频双成分声导抗除常规 226 Hz 探测音以外,还选用 678 Hz 或 1000 Hz 探测音,同时测量中耳的声纳(B)及声导(G)。与 226 Hz 探测音通常所得的单峰鼓室图不同,使用高频探测音会出现多峰、切迹形导抗图。因为当探测音的频率增高时,劲度对中耳系统声导纳的作用减弱,而质量起决定作用。678 Hz 和 1000 Hz 接近中耳系统的共振频率,当探测音频率加在外耳道时,压力从正压或负压移向峰压点的过程中,劲度对中耳系统声导纳的作用逐渐减弱,而质量起决定作用,由于质量因素和劲度因素有 180°相位差,质量因素的增加可使鼓室导抗图的正负相位发生翻转而形成切迹形的鼓室导抗图,出现多峰。如图 2-4 所示,按 Vanhuyes 等的归纳,正常耳可出现以下四种基本的图形:

(1)1B1G:每种成分一个极值,单峰,中耳系统为劲度因素控制,声抗为负值,声纳为正值,声阻小。

(2)3B1G:声纳鼓室图出现切迹,为 3 个极值,即 2 个峰、1 个谷,中耳系统仍为劲度因素控制,声抗为负值,声纳为正值。

(3)3B3G:声导及声纳均出现 3 个极值,声纳为负值,中耳系统为质量因素所控制。

(4)5B3G:声纳出现 5 个极值,即 3 个峰、2 个谷,声导仍为 3 个极值,声纳为负值,中耳系统为质量因素所控制。

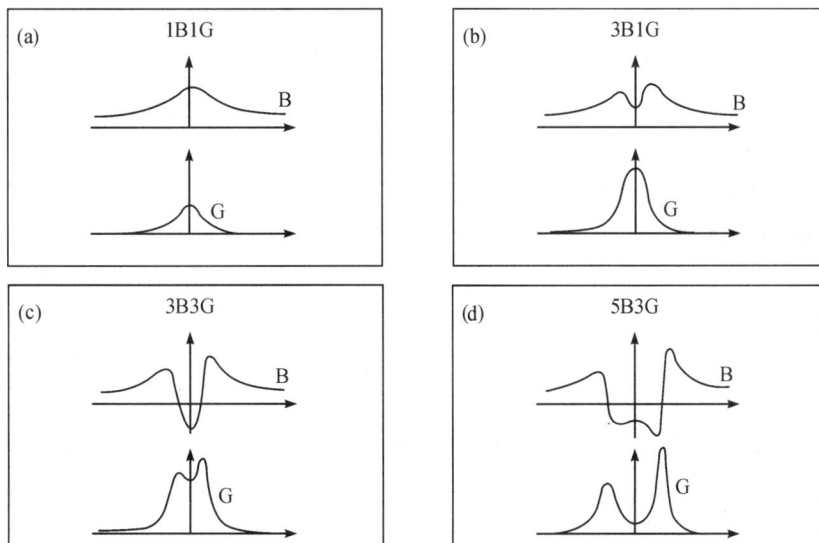

图 2-4　678 Hz 鼓室图四种正常图形

高频声导抗图形的正常标准：

(1)声纳极值数不超过 5 个,声导不超过 3 个。

(2)声导最外侧极值的 daPa 值必须小于声纳的。

(3)3B3G 的最外侧极值距离应小于 75daPa,5B3G 的应小于 100daPa。

如果不满足第(1)或(和)(2)点,则被认为是异常切迹型鼓室图;如果不满足第(3)点,则被认为是切迹异常增宽。另外,临床经验表明 678Hz 在 1B1G 图形中,如果声纳峰到尾部的幅度大于声导,则中耳劲度异常。

由于婴幼儿(尤其是 6 个月以内婴儿)的中耳共振频率低于成人,中耳声导抗以质量因素为主导,因此更适合使用多频声导抗测试。虽然在正常人中,220Hz 鼓室图通常为单峰,而 678Hz 鼓室图为多峰;但在新生儿则正好相反,正常新生儿 220Hz 鼓室图通常为多峰,而 678Hz 鼓室图为单峰。

678Hz 鼓室图异常通常提示听骨链中断,有时也发生于鼓膜异常病例。听骨链固定患者共振频率增加,外耳道静态声压对中耳动态特性的影响较正常耳大;而听骨链中断患者共振频率减小,外耳道静态声压对中耳动态特性的影响比正常人小;分泌性中耳炎患者的中耳共振频率则更低。

多频声导抗诊断听骨链中断和听骨链固定的准确率分别为 84% 和 74%;而 226Hz 鼓室图结果显示,听骨链中断患者仅有 52% 表现为 Ad 型鼓室图。听骨链固定患者中,21% 表现为 As 型,32% 表现为 B 型鼓室图。用传统低频探测音和多频扫描声纳对耳硬化症患者的测试比较研究,也得出后者检出率明显高于前者的结论。

多频声导抗对正常耳的诊断率,在 678Hz 为 87.5%,在 1000Hz 为 100%。对于分泌性中耳炎和急性中耳炎的恢复期,低频静态鼓室图往往正常;而多频声导抗对急性中耳炎发作期之后 1 个月或者分泌性中耳炎恢复期的微小病变也能检测出异常。

2.4.3 声反射测试

当人耳受到足够强度的声刺激时,引起双耳镫骨肌发生反射性收缩,称为声反射或镫骨肌反射。镫骨肌反射性收缩的作用是使镫骨底板离开前庭窗,从而保护内耳免受强声的伤害。镫骨肌收缩时,会增加中耳的劲度阻抗,改变中耳的声导抗值,因此可以通过检测中耳声导抗的变化来判断镫骨肌收缩情况。

2.4.3.1 声反射的生理机制

中耳肌的收缩是通过反射弧的形式完成的。其反射弧的反射中枢位于低位脑干,一般由 3~4 级神经元通路组成。镫骨肌反射的反射弧分为同侧声反射弧和对侧声反射弧两条路径。

1.同侧声反射弧:声刺激经中耳达耳蜗,耳蜗毛细胞将声刺激信号经由螺旋神经节细胞(第 1 级神经元)传至耳蜗腹核(第 2 级神经元)。耳蜗腹核发出的轴突一部分经斜方体至同侧面神经运动核,一部分经斜方体至同侧内上橄榄核再传至同侧面神经运动核。面神经运动核的轴突形成面神经分支——镫骨肌支,支配同侧镫骨肌的收缩。

2.对侧声反射弧:第 1、2 级神经元传导路径与同侧反射弧相同,在从同侧耳蜗腹核发出的轴突中,一部分经同侧内上橄榄核至对侧面神经运动核,再经对侧面神经及镫骨肌支支配对侧的镫骨肌。因此,声刺激一侧耳可引起双侧耳的声反射。

由镫骨肌声反射弧路径可以看到,同侧声反射弧中声刺激耳的耳蜗是感受器,同侧听神经作为传入神经至耳蜗腹核、上橄榄复合体及同侧面神经核,再经过面神经传出达同侧镫骨肌这一效应器。对侧声反射弧中的感受器是声刺激耳的耳蜗,同侧听神经传入耳蜗腹核,经斜方体交叉至对侧上橄榄复合体及面神经核,再经过面神经传出达对侧镫骨肌这一效应器。

一侧耳受到足够大强度的声音刺激时,双侧镫骨肌都会收缩。直接接受声音刺激的一侧耳称为刺激耳,用于测量中耳声导抗的探头所在的耳称为探测耳。同侧(非交叉)声反射的刺激耳和探测耳为同一侧;对侧(交叉)声反射的刺激耳与探测耳分别在两侧,见表 2-1。

表 2-1　不同声反射测试命名

测试项目	刺激耳	探测耳
右耳对侧声反射	右耳	左耳
左耳对侧声反射	左耳	右耳
右耳同侧声反射	右耳	右耳
左耳同侧声反射	左耳	左耳

2.4.3.2　声反射测试内容

1. 声反射阈(acoustic reflex threshold, ART):指能重复引出声反射的最小刺激声强度。临床上,声反射阈测试一般包含 500Hz、1000Hz、2000Hz 的纯音刺激的声反射阈。4000Hz 以上的声反射阈测试很少做,因为正常年轻人的 4000Hz 声反射阈也会提高。在临床上,纯音声反射阈的做法是:以 5dB 幅度增加刺激声强度,同时观察由刺激所产生的声导纳的变化。当从声导纳测量仪表上观察到声导纳发生变化,引起该变化的最小声音强度就是声反射阈。一般正常耳的纯音声反射阈为 70~95dB HL(或 85~100dB SPL),宽带噪声(BBN)的声反射阈比纯音低 20dB 左右。宽带噪声信号的声反射阈较低,这是因为声反射的带宽效应:不断增加纯音带宽直到某一临界值,在此临界值以下,带宽对 ART 没有影响,但超过该带宽,随着带宽的增加,ART 降低。测量宽带噪声刺激时的声反射阈,临床上应采取 1~2dB 的幅度增加刺激声强度。因为当使用宽带噪声刺激时,在声反射阈及阈上的反应会很小,这些细小的反射反应很容易被忽视掉。尤其是使用 5dB 幅度变化时,可能会使宽带噪声声反射阈值升高(变差),或导致与纯音声反射阈之间的差值缩小。表 2-2 为正常耳的同侧和对侧声反射阈阈值。

表 2-2　正常耳纯音及宽带噪声的对侧和同侧声反射阈

	对侧 ART(dB HL)		同侧 ART(dB HL)	
	平均值	标准差	平均值	标准差
500Hz	84.6	6.3	79.9	5.0
1000Hz	85.9	5.2	82.0	5.2
2000Hz	84.4	5.7	86.2	5.9
4000Hz	89.8	8.9	87.5	3.5
BBN	66.3	8.8	64.6	6.9

有学者研究发现,在正常的个体中,耳间的 ART 没有差异性,80% 的耳间差异在 BBN、500Hz、1000Hz 及 2000Hz 分别为 6.3dB、6.9dB、7.7dB 和 8.3dB。纯音 ART 不会随年龄的增加而改变,但是宽带噪声的 ART 会随年龄增加而升高,根据研究统计分析,转折点为 44 岁左右。

新生儿反射:声反射测试一般用 220Hz 或 226Hz 的探测音,但是新生儿一般用 660Hz 或 678Hz 的探测音。因为用低频探测音给新生儿测试的时候,声反射阈会提高或者不能引出。表 2-3 所示为 220Hz 探测音和 660Hz 探测音给新生儿做声反射测试的结果比较。

表 2-3　正常新生儿 220Hz 和 660Hz 探测音下的声反射引出率和声反射阈
（分别以 1000Hz 和宽带噪声作为刺激声）

刺激音频率（Hz）		引出率（%）		ART 平均值（dB HL）	
		220	660	220	660
1000Hz	同侧	43	81	82.6	81.7
	对侧	34	60	92.2	89.1
宽带噪声	同侧	51	74	60.9	54.6
	对侧	49	83	70.0	70.1

2.声反射衰减:指较长时间的持续刺激声使声反射的幅度明显减小的现象。声反射衰减一般用 500Hz 和 1000Hz 作为刺激声。较高频率的刺激声很少用,因为正常人用 1000Hz 以上的刺激声做声反射,也会在较短的时间内产生衰减现象。如图 2-5 所示,具体测试方法为给予受试耳一个强度为声反射阈以上 10dB 并且持续 10s 的刺激声。观察在 10s 内,声反射振幅的减少情况。如果在 10s 的测试期间内,振幅没有下降到原来振幅的 50%,这个结果被认为是声反射衰减阴性。如果在测试过程中,反应的振幅减小到原来振幅的 50% 或者更少,那么该结果称为声反射阳性。声反射衰减异常多见于蜗后病变。

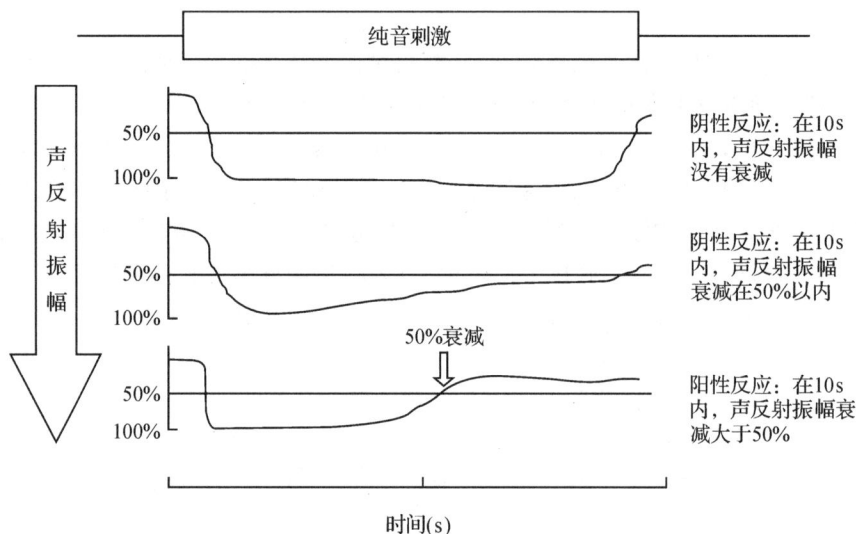

图 2-5　声反射衰减测试不同结果示意图

3.声反射潜伏期:刺激声开始至声反射出现的时间间隔。一般采用 1000Hz 或 2000Hz,强度为声反射阈上 10dB 的刺激声,以基线开始偏移时计算。声反射潜伏期随着刺激声强度的增加而缩短。其正常值为 90~129ms,平均值为 105ms。内耳病变伴有重振的患者,声反射潜伏期缩短。Clemis 认为潜伏期超过 140ms,耳间差值超过 40ms,则应考虑蜗后病变。

2.4.3.3　声反射的临床应用

1.传导性听力损失:会使声反射提高或消失,即声反射阈提高或者给予最大强度的刺激音（125dB HL）也不能引出声反射。如果探测耳有传导性听力损失,声反射通常会消失。Jerger 等研究报道,当探测耳的平均气骨导差为 5dB 时,50% 的人声反射消失。当刺激耳有传导性听力损失时,由于气骨导差使到达耳蜗的刺激声强度减小,声反射阈升高的值与气骨导差一致,如果超过仪器的最大输出,则声反射消失。所以同侧声反射对传导性听力损失更敏感。

对于单侧传导性听力损失患者,对侧声反射为:①刺激耳为患耳时,声反射消失或阈值升高;②当探测耳为患耳时,声反射消失。患耳的同侧声反射消失,健耳的同侧声反射正常。

2.感音神经性听力损失:感音神经性听力损失病变部位在耳蜗,声反射阈取决于听敏度及刺激声类型(纯音或宽带噪声)。当听阈小于 50dB HL 时,纯音的声反射阈基本不变。当听阈大于 50dB HL 时,纯音声反射阈随听阈的增加而增加。相反,在听阈增至 50dB HL 之前,宽带噪声的声反射阈随听阈的升高而增大;当听阈超过 50dB HL 时,声反射阈基本不变。如果纯音听阈与声发射阈之差小于 60dB HL,表示有重振现象,为耳蜗病变的指征。

3.蜗后病变:蜗后病变的声反射阈较正常耳及蜗性病变耳高,常常在最大刺激强度时仍不能引出声反射。当患耳为刺激耳时,声反射出现异常。脑干的中线病变(即脑干内声反射通路上的病变)时,声反射结果会异常,因为中线病变经常损害单侧或双侧的交叉声反射路径,因此导致对侧声反射异常,而同侧声反射不受影响。当病变部位高于声反射路径时,不影响声反射结果。

4.面神经病变:声反射受面神经支配,所以声反射通常被用于 Bell 氏麻痹恢复过程的监测。

5.听力损失鉴别与听阈:有些患者由于各种原因不能通过行为测试获得其听阈,或不配合行为测试而不能获得听阈。此时可利用纯音或宽带噪声声反射预估听阈,鉴别伪聋。

（徐　飞　　管燕平）

第3章　言语测听

人类听觉最重要的功能就是听到言语声音并正确理解言语信息,因此纯音测听和言语测听构成了早期听力学研究的主要内容。言语测听,也称为清晰度测验或言语可懂度测量,是用言语信号作为刺激声来评估言语察觉和言语识别能力的听力学检查。与其他听功能检查相比,言语测听反映听觉器官处理日常生活中言语信息的能力,具有实际意义和诊断价值。临床及科研中使用言语测听的目的包括:可以对耳聋的类型、程度及损伤部位进行定性诊断,评价受试者在日常生活中的听觉功能状态,分析不同干预手段的效果(如评估助听器选配、人工耳蜗植入的康复成效等)。随着听力-言语-语言康复工作越来越广泛地开展,言语测听作为诊断听力疾患、选择干预方案和评估康复效果的作用日益受到重视。

3.1　言语测听发展历史

言语测听有着悠久的历史。非正式的言语测听早在20世纪之前就出现了,随着听力学的发展,言语测听与纯音测听技术都有了较快的发展。第二次世界大战结束后,大批复原军人听力康复问题亟待解决。当时言语测听在诊断听力疾患、选择干预方案和评估康复效果等方面发挥着不可替代的作用,因此言语测听得到迅速发展并逐渐规范。

听力学是一门多学科交叉的学科,因此言语测试材料和方法的发展也呈现出这个特点。这些学科有心理声学、言语科学、心理学、临床医学,还包括工业电话通信设备、军事等相关学科。随着科学技术的发展,言语测听的测试材料、方法和设备都有了极大的发展。

美国是最早开展言语测听的国家之一,现在大多数国家有各自语言版本的言语测听材料,但多数是从英语版本的言语测听材料借鉴并发展而来的。我国在20世纪60年代就有专家进行过言语测听的研究,但是中文言语测听受到"测听材料匮乏"和"测听方法不规范"的制约,未能得到很好的推广。2003年以后,国内相继出现了很多中文言语测听材料,并且开发还在继续。

下面按时间简述国内外言语测听材料发展的情况:

1910年,Campbell用/CiC/单音节表评定电话辅音清晰度。

1926年,Fletcher编制了第一个录音的测试系统。

1948年,Egan等开发了PB-50词表。

1952年,Hirsh等合作编制了4张CID-W22词表,并灌录了磁带。目前,CID-W22词表仍是美国临床最常用的测听词表。

1955年,王一发表《言语检查听力的语汇》。

1963年,蔡宣酞研发并录制了若干张音位平衡的双音节表。此双音节为扬扬格词。

1963年,中科院声学所张家騄编制的"语言清晰度测试音节表",已被确定为国家标准。

1966年,程锦元等编录并灌制了《汉语测听词表》,在这个测听材料中包括若干张单音节词的检查表。

1985 年,包紫薇编制了《汉语清晰度测试音节表》。

1994 年,Nilsson 等开发了 HINT(噪声下的言语测听)材料,目前 HINT 已有中文测试版本。

3.2　言语测听设备

言语测听需要具备的设备条件有言语听力计、言语测试材料和隔声室。

3.2.1　言语听力计

3.2.1.1　言语听力计的规定

我国电声学和视听设备标准化技术委员会的国家标准 GB/T 7341.2 规定,普通纯音测听计只要符合表 3-1 分类中的 A 或 B 类功能者,均可作为言语听力计使用。

表 3-1　言语听力计的分类及功能

功能配置	A 类	B 类
信号输出		
气导耳机	√	√
骨导耳机	√	
2 个扬声器或 2 个电信号输出	√	√
对言语材料的监听扬声器或耳机	√	√
信号输入		
言语播放装置或对录制材料的电信号输入	√	√
用于唇读测试的传声器	√	
至掩蔽通道的外部信号电输入	√	
掩蔽噪声		
言语计权掩蔽噪声	√	√
掩蔽噪声通路		
同侧耳机	√	
用于言语测试材料或电信号输出的扬声器	√	
对侧耳机	√	√
第二扬声器或电信号输出	√	√
输出级控制	√	√
掩蔽级控制	√	√
阻断开关	√	√
信号级指示器	√	√
对讲系统	√	

国家标准 GB/T 7341.2 规定,气导耳机输出所产生信号的谐波失真不应超过 2.5%,扬声器所产生信号的谐波失真不应超过 3%,掩蔽噪声的频谱从 125~1000Hz 应为恒定,从 1000~6000Hz 应为每倍频程衰减 12dB,此特性的允差应在 ±5dB 内。由监听耳机或监听扬声器产生的声压级应可以调整,以满足不同测试者和受试者的需要,并应与输出级控制档位无关,且对测试信号不产生任何影响。

3.2.1.2 言语听力计的校准

言语听力计的校准包括 VU 表(带指针的表盘)、扬声器和气导耳机的校准。

VU 表的校准:将言语材料播放装置(目前常用的为 CD 播放器)音量调节到最大后与听力计相连并保持持续给声状态,然后选择输出模式(压耳式耳机、插入式耳机、扬声器)。由 CD 播放器播放 1000Hz 校准啭音(用于压耳式耳机和插入式耳机)或言语噪声(用于扬声器),再调节"channel"等旋钮,使 VU 表上的指针对准 0dB 处,完成对 VU 表的校准。

扬声器校准:取值 15dB SPL±2dB SPL 为声场参考等效阈校准级。测试时,将声级计的传声器面向扬声器,两者之间相距 1m,调节扬声器功率放大器的增益,当听力计强度表盘读数为 0dB HL,且 VU 表指针于 0dB 时,使声级计读数为 15dB SPL,则校准完成。

耳机校准:将言语参考等效阈校准级取值为 20dB SPL±2dB SPL,即对一种言语测试材料,刚能得到 50% 识别率的言语给声强度。如此,经校准符合标准要求的言语听力计,当输入信号的电平在 VU 表上为 0 时,0dB 言语听力级(0dB SHL)等于 20dB 的言语声压级(dB SPL)。

言语听力计的主要结构如图 3-1 所示。

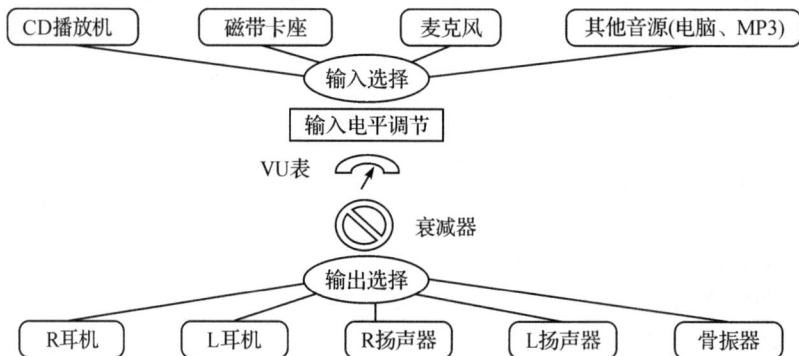

图 3-1 言语听力计结构示意图

3.2.2 言语测试材料

各种言语测试材料及录有测试表内容的唱片、磁带、CD、电脑文件等统称为言语材料。言语测试材料中经常会出现的术语解释如下。

检查项:用于测试受试者言语识别能力的独立单元,可以是单音节、多音节词、无意义音节,或连续语言中有限时间的一小段。

检查表:由若干经过挑选的检查项组成的测试组。

无意义音节:对受试者来说无言语意义的单音节或多音节的检查单位,受试者很难根据这个音节联系上下文进而猜测答案。

扬扬格词:两个强度相等的即重音平衡的双音节词。

引导语:在测听词表中,加在检查项前面的语句或短语,其结构和意义不影响检查项的正确识别,结果也不计入测试得分中。

冗余度:言语的冗余度是指言语理解或识别以外的信息。语句测试材料的冗余度最高,而单音节测试材料的冗余度最低。

音位平衡检查表:音位平衡,即汉字或音节在日常生活中出现的频度。表中所包含检查项中各种音位的出现率,与该种语言日常交流中所使用的各种音位的出现率大致相同。

3.2.2.1　言语测听材料的分类

1.根据材料是否有准备好的答案,言语测试材料可以分为开放项列测试材料和封闭项列测试材料。

(1)开放项列测试材料:检查表中,每个检查项没有可供选择的备选答案。

(2)封闭项列测试材料:检查表中,对每个检查项的反应有准备好的备选答案,一般为 2~5 个。

2.根据测听材料冗余度情况及测试目的的不同,言语测试材料可分为单音节测试词表、双音节测试词表(多为扬扬格词)、词语测试材料、语句测试材料、元音测试词表、辅音测试词表和音调测试词表等。现就常用的几种测试材料简要介绍如下。

(1)单音节测听词表:指由音位平衡的一组汉字组成的词表。它一般是语音的反应,不受文化程度、方言等影响,能更确切体现受试者的言语能力,多用于言语识别率测试。

(2)双音节测试词表(多为扬扬格词):由于扬扬格词的协同发音效应,两个音节的强度会变得匀称些,各扬扬格词测试项的强度更为平衡,常用于言语识别阈测试。

(3)语句测试材料:用句子作为测试项的称为语句测试,用于衡量患者听和理解日常言语声的能力。语句测试材料与日常言语时域相近,能最大程度上模拟日常交流,可用于言语识别阈和言语识别率测试。

(4)元音测试词表:用具有相同辅音、不同元音的字作为测试项,用于衡量受试者的元音识别能力。可以参考郑芸开发的《普通话早期言语测试》(Mandarin Early Speech Perception Test,MESP)。

3.2.2.2　言语材料声级的要求

言语材料的强度波动也有严格的规定,不能超出规定的范围。具体规定如下:在该测试材料中,最小检查项组的平均言语级与整个测试材料的所有检查项的平均言语级之差在 ±1dB 之内;任意单个检查项的言语级与整个测试材料的所有检查项的平均言语级之差在 ±3dB 之内;任一检查表的平均言语级与进行录制的所有检查项的平均言语级之差在 ±1dB 之内。

3.2.2.3　录制言语材料的要求

1.背景噪声的声压级比言语信号至少低 40dB,且在 125~8000Hz 范围内任一频率的混响时间都应小于 0.5s。

2.相继检查项之间的时间间隔应基本是常数,变化在 10% 以内,对单音节词的间隔应不少于 4s。

3.任何一份灌制成 CD 或者磁带的言语测试材料,应附上一份说明书。该说明书具体应包含以下内容:①言语测试材料对应的文本印刷件;②校准信号的时程、频谱和声压级;③该测试材料中的每一种检查材料,分别在单耳和双耳聆听条件下以及采用各种计分方法所获得的基准言语识别曲线,并简要说明获得该曲线的检测中受试者人数、听阈级范围、年龄范围以及所用的言语测听设备;④具体的判分标准;⑤相继检查项之间的间隔时间;⑥用于计量言语级的频率和时间计权。

3.2.2.4　校准言语听力计用的信号

1.校准信号:是以 1000Hz 为中心频率,带宽为 1/3 倍频程,时程不少于 60s 的窄带噪声;或是以 1000Hz 为中心频率,以 4~20Hz 的重复率进行频率调制的调频信号。校准信号级应与全部检查项的平均级相差不超过±0.5dB。

2.检查设备频响的信号:时程不短于 15s 的 125～8000Hz 的、以各常用 1/3 倍频程为中心的、带宽为 1/3 倍频程的白噪声。

3.检查听力计谐振失真的信号:是时程不短于 60s 的 250Hz、500Hz、1000Hz 的纯音,其峰级相当于录制言语材料的最高峰级。

3.2.2.5 常见中英文测试材料

1.英文测试材料

(1)单音节词表:

PB-50 美国哈佛心理声学研究室(psycho-acoustics laboratories,PLA)最初研发的音素平衡表称为 PB-50。其包括 24 张单音节表,每表内有 50 个词。

PK-K 在 PB-50 测试材料出现一年后,美国西北大学的学者精简了 PB-50 词表,从该词表中抽取 200 个词成为一套新的词表,即幼儿园音素平衡(phonetically-balanced kindergarten,PK-K)词表。此表经成人受试者验证,同样可用于成人。

CID W-22 美国中央聋病研究所(central institution of the deaf,CID)与他人合作编制了 4 张CIDW-22 词表,每表有 50 个词,有 6 种随机排列方式,并录制成磁带,是美国至今临床上最常用的词表。

NU-6 随着语音学与音系学概念逐渐清晰,人们意识到真正的单音节音素平衡是无法做到的。有学者从之前的词表中挑选出一些词编制成 10 个等价音素平衡词表,每表有 50 个词。被选中的词在日常生活中每 100 万个词中至少出现过一次,包括 1263 个核-辅-核(CNC)音素平衡词。之后,人们对 CNC 进行了一些修正,在西北大学录制完成 4 个等效词表,因此被命名为西北大学第 6 号听力测试表(NU-6)。NU-6 临床使用率仅次于 CIDW-22。

(2)语句测试材料:

CID 日常语句 美国中央聋病研究所在 1955 年提出首张基于"日常美语"的日常语句测试表,称为 CID 日常语句,是美国评价言语可懂度时最常用的句表。它有 10 个句子,50 个关键词。测试时要求受试者复述所听到的整个句子,但只以关键词的正确与否来判分。

SSI 合成语句辨别测试(synthetic sentence identification,SSI)编撰于 20 世纪 60 年代。该测试材料由三级符合正常语法的语句组成。该测试为封闭项测试,受试者需从 10 个备选句子中挑出正确的语句。SSI 现在常常用于中枢听觉测试,有时也用于助听器的评价。

SPIN 噪声中言语接受测试(speech perception in noise,SPIN)编制于 20 世纪 70 年代,于 80 年代进行修订。经修订的 SPIN 测试包括 8 个句表,每组含 50 个测试句。每个句子最后一个词为关键词。每个测试组中,一半的语句具有高预见性,另一半语句则为低预见性。噪声为言语噪声,测试语句和噪声可以不同的信噪比给出。由于测试内容仅为每句的最后一个词,所以测试材料显得过少。

SIN 噪声中言语测试(speech in noise,SIN)是于 20 世纪 90 年代发展起来的句表测试。SIN 测试材料由 40 个语句组成,每个语句分别以 5 个关键词作为计分单位,如果受试者的答案接近正确的答案则得半分。完成整个测试大约需要 24min。该测试材料能评价和比较患者使用不同助听器的收益。

HINT 噪声中听觉测试词表(hearing in noise test,HINT)包括 25 个测试组,每组含 10 个测试句,噪声与长时平均言语声相匹配,其结果可与正常数据结果比较来判定受试者噪声下的聆听能力。

（3）儿童言语测试词表：

PBK 测试　儿童音素平衡识别测试（phonetically-balanced kindergarten test，PBK-50）为开放项测试，包括 4 个等效的词表，每表含 50 个测试词，所选词均为一年级儿童熟悉的单音节词。

WIPI 测试　图词语识别测试（word intelligibility by picture indentification，WIPI）为封闭项测试，即有若干个备选答案。该测试材料包括 4 张单音节表及相对应的 25 张图片，每张图片上有 6 幅图画，图画表示内容与测试的单音节含义高度相关。

2. 中文测试材料

相对于国外，特别是英文言语测听材料来说，中文言语测听材料仍处于发展的过程中。中文言语测听最早于 20 世纪 50 年代在国内展开，许多学者对汉语普通话言语测听技术进行了研究。1955 年，王一发表《言语检查听力的语汇》后，陆续有学者研发出了我国自己的言语测听材料。1963 年，蔡宣猷研发并录制了若干张音位平衡的双音节表，并在临床中使用；1963 年，中科院声学所张家騄编制的《语言清晰度测试音节表》已被确定为国家标准；1966 年，程锦元等编录并灌制了《汉语测听词表》，该词表还包括 8 张单音节词的检查表；1985 年，包紫薇编制了《汉语清晰度测试音节表》。顾瑞发展了汉语交错扬扬格词、竞争语句及畸变言语测试等听觉敏化试验方法；王直中、张华等推出了面向重度听力损失人群的汉语最低听觉功能测试。

2003 年以后，随着中国听力学的发展，中文言语测听词表开始逐渐发展。2003 年，李月裳开发了《广东话基础言语识别测试》（cantonese basic speech perception test，CBSPT）。该测试具有较好的信度和效度，适用于佩戴助听器和人工耳蜗并且以广东话为第一语言的儿童。黄丽娜和 Soli 开发的《噪声中的言语测试》（hearing in noise test，HINT），目前有普通话（MHINT）和广东话（CHINT）两个版本，并且还有专门针对儿童的版本。这是第一个标准化的广东话语句言语可懂度测试材料，也是第一个标准化的普通话语句言语可懂度测试材料。解放军总医院郗昕、冀飞等编辑并验证了适用于临床的汉语普通话单音节词表，目前其 CD 版本已由解放军卫生音像出版社出版发行。郗昕、赵阳等编辑并验证了《中文噪声下语句测试材料》（mandarin hearing in noise，MSIN），因其接近日常生活环境，所以在评估患者言语交流障碍方面更具有实用价值。2008 年，张华等开发的普通话言语测听材料（mandarin speech test materials，MSTMs）包括单音节词表、双音节词表和句表 15 张。孙喜斌开发了面向聋儿的汉语儿童言语识别系列词表，但目前该测试主要用于语训，不太用于言语评估。郑芸开发了《普通话儿童言语可懂度测试》（mandarin pediatric speech intelligibility test，MPSI），主要针对学龄前儿童，适用于 5 岁前佩戴助听器和人工耳蜗的儿童。

总的来说，我国言语测听工作未能得到普及开展的原因有以下几点：①我国地域广阔，方言众多，普通话普及率不高；②现有某些词表陈旧，选词不符合当代特点；③测试材料的制作、发行等环节不通畅；④某些测试材料的信度、效度缺乏临床验证，不能实现标准化等等。

3.2.3　言语测听室

符合国家标准的隔音室应分为内外两间，从而使测试者和受试者分处两室，测试者在操作室内（外间），受试者在里间。听力计和 CD 播放器置于操作室。内外间隔断镶有单向玻璃，以便测试者从中观察受试者的状态。隔声室的声学要求与纯音测听隔声室的要求相同。房间应安装通风装置，可供应冷暖风，房间内应设有出风口和进风口，通风管道内放置消声装置。

3.3 言语测试方法

言语测听分用现场口头测试和录制声音测试两种方法。通常主要采用录制声音进行测试,因为录制的声音具有以下优点:①采用录制声音可以方便地控制声音强度,使输出的声音保持稳定;②可以减少测试过程中测试者对受试者的影响。以下主要介绍录制声音测试方法。

3.3.1 测试前准备

3.3.1.1 设备准备

设备准备包括言语听力计的校准、耳机的校准和扬声器的校准。

3.3.1.2 受试者及测试者的准备

1.受试者在测试前应避免明显的噪声暴露,否则应予注明。在检查前至少要休息 5min。

2.检查前要对受试者做耳镜检查,如有耵聍堵塞外耳道应予以清除,并将测听延迟一段时间。

3.测试者检查耳机佩戴是否正确,压耳式耳机不应压扁外耳道。假如是声场测试,那么检查音响放置的位置以及受试者坐的位置是否正确。

4.需确认受试者听懂检查材料的能力,如果受试者是用口语声对检查材料做出反应,应确认受试者能够复诵检查材料。

5.向受试者说明测试目的及如何配合与反应:向受试者说明检查耳侧的顺序、将会听到的检查项的类型及如何做出相应反应;鼓励受试者大胆猜测,听到任何言语信号时都要做出反应,即使言语信号很轻;听到每一个检查项后应立即做出反应,不要过多思考;在复诵所听到的检查项时,应大声清晰复述出来,对于不能确定的检查项鼓励受试者大胆地猜,对每个检查项只能有一个相对应的反应。针对不是口语复述的测试,受试者应该迅速指出所对应的图片、字,或者写下来。

6.受试者应保持安静,避免不必要的动作。

7.测试者应核实受试者是否已经领会。要让受试者知道,有不适时可以中断检查。

8.测试者应能清晰地听懂受试者的复诵内容,如果不能,则应另选反应方式。

3.3.2 言语测试项目

言语测试项目有很多种,其中最常用的有言语识别阈和言语识别率测试。

3.3.2.1 言语识别阈

言语识别阈,又称言语接受阈或者扬扬格词识别阈,是指对某位受试者能正确识别所发送言语信号 50% 时的给声强度。

1.言语识别阈测试的临床意义

(1)检验纯音听阈。一般来说,SRT 等于 500Hz、1000Hz、2000Hz 平均听阈(PTA)阈值,同时也要注意观察受试者听力图的走势。对于听力曲线陡降或者陡升患者,听阈较好的两个频率的平均值比 3 个频率(500Hz、1000Hz、2000Hz)的平均值有更好的相关性。因此,当言语识别阈与 PTA 的差值大于 ±12dB 时,说明两者的结果不一致。而这种不一致的结果对听神经病/听觉失同步(AN/AD)的诊断具有重要意义。

(2)用言语识别阈确定阈上测试的给声强度。

(3)决定助听器的需求和类型,了解听力言语康复的进步程度。

(4)判断儿童或者一些不配合纯音测听的受试者的听敏度。

2.言语识别阈测试方法

言语识别阈测试通常采用美国言语听力学会(ASHA)于1988年推荐的言语识别阈测听指南中介绍的方法。

(1)估计初始给声强度:先以40dB HL的强度播放一词;若听错,升20dB播放一词,直至患者听对;若听对,降10dB播放一词,直至患者听错;在刚刚听错的同一声级上再播放一词,若听对则降10dB,直至在某一声级上连续两词均听错;在连续出现两次听错的言语级基础上加10dB,即为起始级。

(2)测试步骤:在初始给声强度下播放5个词,理论上这5个词均应能听对。若不能全部听对,则应适当提高初始给声强度;以5dB为步距逐渐降低给声强度,每一给声强度播放5词,同时记录受试者复述的正误;直至同一强度级上5个词全部都听错,测试完成。计算公式:SRT=起始级-正确数目+2dB(校正因子)。例如:从40dB HL言语开始升20dB降10dB,每个强度听取一个测试项,若连续两个强度上出现误判,最后误判的声级为40dB,则起始声级为50dB。SRT=50-11+2=41dBHL$_{言语}$,PTA=(35+40+50)/3=41.6dB HL。

3.3.2.2 言语觉察阈测试

在无法得到言语识别阈或者言语识别阈远高于纯音听阈的情况下,可以进行觉察阈测试。言语觉察阈是指对某位受试者,刚能听到但不一定听懂所发送言语信号50%时的给声强度。研究表明,听力正常的年轻成人的言语觉察阈比言语识别阈约低7dB。

测试方法:一般从患者的较好耳先测;听力师将连续言语分成1～2s的"测试项",患者听到言语声时就做出相应的反应,如举手;起始给声强度为PTA(500Hz、1000Hz和2000Hz纯音平均听阈)阈上30dB开始;以20dB为步距下降,直到受试者听不见言语声,不做反应;再以5dB为步距上升,直到受试者听见言语声做出反应;再升5dB降10dB得出言语察觉阈。这个方法类似于改良的H-W纯音测听法。

3.3.2.3 言语识别率

言语识别率测试是常规言语测听中的一部分。言语识别率是指对一受试者,以指定的言语信号和指定的发送方式,在指定的言语级时,能正确识别实际检查项的百分数。

1.测试内容

(1)受试者在特定言语强度下(如代表日常轻声、中等和大声言语水平的50dB SPL、65dB SPL和80dB SPL)的言语识别率。

(2)最大言语识别率(一般给声强度为受试者言语识别阈或纯音平均听阈上30～40dB)。

(3)在不同言语强度下,依次使用相互等价的多张测试表,获得受试者有关言语识别率与强度的函数曲线(performance-intensity,简称P-I曲线),并推算受试者的言语识别率20%～80%所对应的言语强度动态范围。

2.临床意义

(1)根据P-I曲线的走势对听力障碍有鉴别诊断作用。

(2)辅助诊断听神经病/听觉失同步化(AN/AD)等疾病。

(3)评估受试者的言语交流能力,评估在言语理解时听力障碍的程度。

(4)决定患者是否需要助听器或其他康复手段。

(5)比较不同助听器或者放大装置的效果。

(6)监测患者在诊断或者康复进程中的表现。

3.测试方法

(1)确定受试者两耳各自的言语识别阈(SRT),或者计算两耳各自在500Hz、1000Hz、2000Hz和4000Hz纯音听阈的平均值。

(2)应用CD播放器的选曲功能,播放1~2张练习表,调整听力计的衰减器至受试者舒适的强度,让受试者熟悉测试要求。

(3)应用CD播放器的选曲功能,任选一张测试表,依次在测试耳SRT或平均听阈上0dB、10dB、20dB、30dB和40dB播放。若测听声强超过非测试耳在500Hz、1000Hz、2000Hz和4000Hz骨导平均听阈40dB以上,应考虑在非测试耳施加掩蔽。

(4)每播放完一个测试项,测试者应认真聆听受试者的口头应答,与文字稿相对照,记录受试者的应答正误。测试项两两之间的静音间隔为4s,受试者应答和测试者判断、记录均应在这4s内完成。

(5)要求受试者对每一个测试项都要给出应答。即使没听见或没听清,也要做出"听不清"、"没听见"之类的回答。若受试者因一时精力不集中而漏听了个别测试项,可利用CD播放器的遥控器"快进"/"快退"等功能键,让受试者补听一次。当受试者的应答含混不清时,可利用CD播放器的遥控器"暂停"功能键,让受试者再复述一遍。

(6)一张测试表播毕,计算受试者在此强度下的言语识别率,填写在结果记录单上。通常情况下,阈上30~40dB所对应的言语识别率已接近受试者的最大言语识别率。

(7)将言语听力计输出调至所需的言语级,并在每一言语级发送一张完整的检查表,得出一组言语识别率得分。以言语级为横坐标,以识别率为纵坐标,即可绘出言语识别曲线。

3.4 言语听力图

言语听力图是指某个体按其不同声强级所听懂的百分数绘成的曲线,为言语识别率和言语听力级之间的函数曲线。正常的言语听力图像一个上下拉长的S型曲线,最大言语识别率可达90%以上,曲线的快速上升部分位于很低的强度范围内。同一受试者使用不同词表做出的言语听力图会略有差异。

言语听力图的分型

如图3-2所示,临床上将其分为5种基本类型,即正常型、平移型、平缓型、回跌型和低矮型。临床意义:A为正常言语听力曲线;B为平移型言语听力曲线,与A曲线相比,整体右侧(即高强度)偏移;C为平缓型言语听力曲线,代表蜗性损伤为主的听力下降,随着信号声的增强也很难达到正常人的最大言语识别率;D为回跌型言语听力曲线;E为低矮型听力言语曲线。D、E两者代表蜗后听觉系统的病

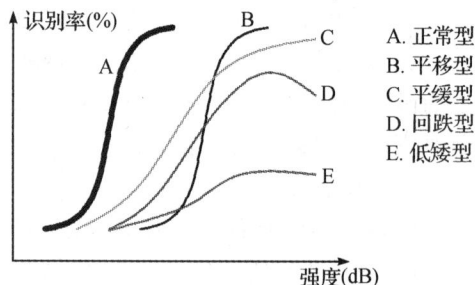

A. 正常型
B. 平移型
C. 平缓型
D. 回跌型
E. 低矮型

图3-2 不同类型的言语听力图

理变化,患者的最大言语识别率远低于正常人水平。并且 D 曲线表示在信号声强度达到某一值后,继续增大反而会使识别率降低。

3.5 影响言语测试的因素

3.5.1 测试材料与给声方式

在众多言语测试材料中,听力师应当根据每个患者的具体情况有针对性地选择测试材料与给声方式。

当患者不熟悉所发送的语言(如普通话或某种方言)时,其言语识别率得分将受到很大影响。录制给声和监控口声的清晰度不同可影响测试结果的可靠性。特别是口声给声方式在临床上难以保持测试的一致性。有意义音节、句子比双音节词表易懂,双音节词表比单音节词表易懂,受试者对词汇熟悉程度也不等。

3.5.2 测试信号的声学特性

测试信号的声学特性包括:在一定的强度范围内,信号声强度越大,识别率越高;言语材料经过滤波器处理,频率范围变窄,可能导致识别率下降;录制环境越好,录制信号的信噪比越低,识别率得分也越低;发送信号中的音节持续时间短于正常语速下的持续时间,会缩短到受试者对测试项的反应时间,从而降低识别率得分。

3.5.3 测试方法

测试方法的特点包括:封闭项测试的得分高于开放项测试的得分,这一差异在一些重度听力损失患者身上表现得尤为明显;用手写的方式重复所听内容可提供更长的反应时间,可能提高得分;用口语复诵进行应答时,测试者可能听错测试者复诵出的内容,或者受试者听对了,却由于其发音不标准说错了,而导致了测试得分比实际情况偏低。

3.5.4 评分方法

对于同一个复诵结果,评分是根据音位单元判分还是根据音节单元判分,所得的结果会有很大差异。比如,受试者把"礼貌"复诵为"你好",如果将音位单元作为判分单位,则得分为 50%;而将音节作为判分单元时,则得分为 0%。

3.5.5 患者相关情况

一般情况下,患者的听力损失越重,得分越低(听神经病除外);耳聋的病变部位越高,得分也越低;伪聋的受试者得分都很低;测试过多次的受试者由于经验较足,得分较高。

3.6 言语测听掩蔽

言语识别率测试是临床上常规的言语测听内容之一,其目的是考察受试者在某一言语强度或环境条件下对言语的识别能力。但这种阈上功能测试容易受到非测试耳的偷听干扰,所以要进行掩蔽测试。一般采用窄带言语噪声或白噪声作为掩蔽声。如何确定掩蔽的强度？

3.6.1 最低言语识别率级

选取一组正常年轻人进行言语识别率测试,并记录受试者的言语识别率＞0％且≤5％时的给声强度。获得该组受试者的最低给声强度值,即为最低言语识别率级(minimum discrimination score level,MDSL)。

3.6.2 有效言语掩蔽级

有效言语掩蔽级(effective speech masking level,ESML)是用来评价掩蔽噪声效力的单位。当在同一侧耳同时给信号声和噪声时,能够使信号声阈值发生改变的噪声强度即为 ESML。建立 ESML 的最简单方法是用同侧掩蔽的方法获得一组正常年轻人的掩蔽函数。采用言语识别阈上 30dB 作为给声强度,同时在同侧耳施加言语噪声以改变言语识别率。当言语识别率＞0％且≤5％时,记录该言语噪声强度。用言语噪声强度减去言语信号声强度,得出单耳有效言语掩蔽级。将全组掩蔽级相加再平均,即为有效言语掩蔽级。

3.6.3 耳间衰减值

判断是否需要掩蔽与耳间衰减值有关。向测试耳给出的信号声可以被非测试耳偷听,但两耳间收到的信号声强度不同。因为声音经头部从测试耳传到非测试耳产生能量衰减。双耳接收到的信号声强度差即被定义为耳间衰减。它是临床上进行对侧掩蔽必须要考虑的。耳间衰减值随信号频谱组成的不同,变化范围在 40～80dB,并且受试者之间也存在较大的个体差异。临床上应选择最小耳间衰减值,当信号强度与最小耳间衰减值之差大于非测试耳骨导平均听阈时,就要进行掩蔽。

3.6.4 言语信号的偷听量

计算公式如下:

言语偷听量＝测试耳上的言语信号强度－40dB－MDSL－非测试耳骨导平均听阈(PTA值)。

需要的掩蔽级＝非测试耳言语频率气导平均听阈＋有效言语掩蔽级(ESML)＋言语偷听量(交叉言语听力)。

注:本章"言语测试方法"节选自郗昕"言语测听的基本操作规范"(听力学及言语疾病杂志 2011 年第 6 期)。

(赵乌兰　　胡旭君　　朱淑丰)

第4章 临床掩蔽

掩蔽技术是临床听力测试中的一个难点。这是因为许多听力测试操作手册只是让读者简单地记住掩蔽规则,没有让学习者明白掩蔽的基本原理。因此,本章首先介绍测听时掩蔽的基本原理,然后介绍规范的掩蔽程序。虽然严格的掩蔽程序偏保守且费时,但是仍然建议初学者严格按照程序操作,反复练习,只有经验丰富者才允许作适当调整。

听力学诊断中,纯音测听的目的是要分别测试患者每一侧耳朵的听力损失性质、病因。要达到这一目的,要求在测试一只耳朵时(称测试耳),另一只耳朵(称非测试耳)不能参与。这就需要在测试一只测试耳(test ear,TE)时,对另一只非测试耳(nontest ear,NTE)进行掩蔽。正如视力测试时需要对非测试眼遮盖的道理。但在任何情况下都进行掩蔽显然是不明智的,因此纯音测听中运用掩蔽技术的关键是搞清楚两个问题,即:什么时候需要掩蔽? 应当用多少掩蔽量?

4.1 掩蔽的定义

日常生活中常会遇到想听的声音被其他声音掩蔽的现象。临床掩蔽却是特意用一个声音去掩蔽非测试耳,不让它听到测试音。广义来说,掩蔽是对一个声音(信号声)的感受能力,由于另一个声音(掩蔽音)的存在而受到干扰。临床掩蔽的本质是通过噪声掩蔽使听阈提高的过程。掩蔽的量常用听阈提高的量(分贝)来表示。因此,在听力计上显示噪声的掩蔽音强度单位为dB HL。

值得注意的是,"中枢掩蔽"与本章要讨论的"掩蔽"不同。前者发生在耳蜗,属同时同侧耳掩蔽;后者却发生在中枢听觉神经系统的较低部位,属同时不同侧耳的掩蔽。中枢掩蔽表现为,当受试者双耳同时分别给予纯音和噪声时,虽然可以肯定两个声音并没有传递到对侧耳蜗产生相互干扰,但仍然发现噪声使纯音的听阈增加了几个分贝。原因在于两个声音通过两侧耳蜗传递到中枢听觉神经系统,在信息整合的过程中发生了抑制反应。不同研究者得出的中枢掩蔽效应的大小不同。如表4-1所示:中枢掩蔽效应的波动范围从 0.2dBHL 到 10.6dBHL,气导平均为 3.5dBHL,骨导平均为 4.2dBHL。目前,临床上统一采用 5dB 的平均值。但也有专家认为在听阈测定时无需考虑中枢掩蔽,只有在言语识别测试时才需要。

表 4-1　纯音气导、骨导 500～4000Hz 中枢掩蔽效应

给声强度(dB HL)	纯音气导(Hz)				纯音骨导(Hz)			
	500	1000	4000	平均	500	1000	4000	平均
20	0.2	1.2	0.6	0.7	0.5	0.9	0.6	0.7
40	1.8	3.0	2.2	2.3	2.9	4.5	1.6	3.0
60	3.6	4.5	3.1	3.7	5.0	5.9	2.1	4.3
80	7.2	8.8	6.2	7.4	7.8	10.6	7.3	8.6
平均				3.5				4.2

4.2 掩蔽的原因

判断什么时候该进行掩蔽,首先要搞清楚什么时候测试一耳时另一耳可能也参与了测试,这种干扰是如何发生的。

下面是一个患者的听力测试结果。如图 4-1 所示,患者的左耳听力是在 60dB 左右,而其实该患者的左耳听力图应如图 4-2 所示,但实际测试中却不可能得到如图 4-2 那样的听力图结果。

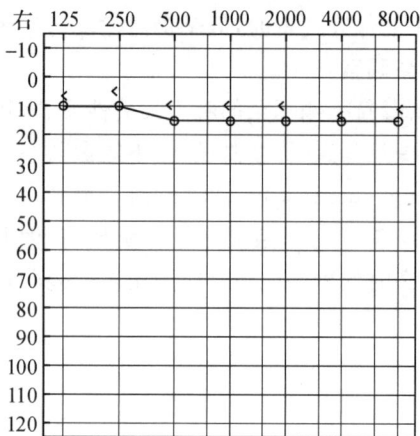

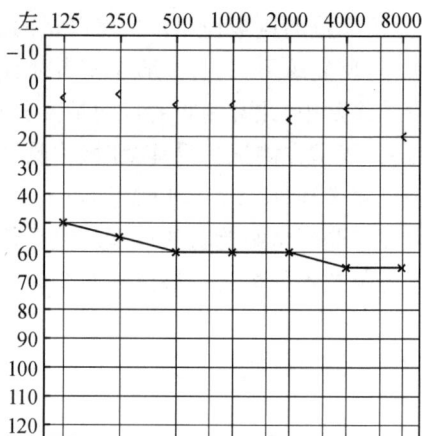

图 4-1　某患者未掩蔽听力图

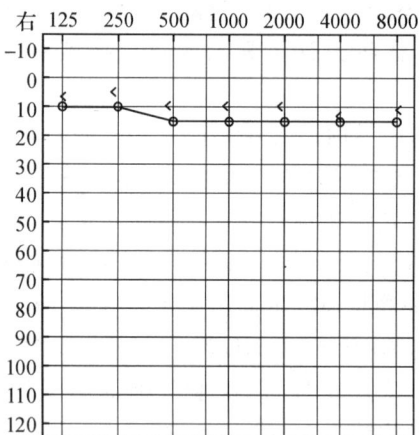

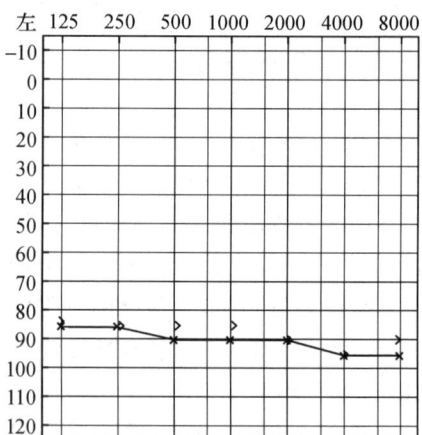

图 4-2　某患者听力示意图(实际并不存在这样的左耳听力图)

那么,为什么测得的会是如图 4-1 所示的一个错误的结果,而不是如图 4-2 所示的结果呢?原因在于,该该患者的两耳的听力存在一定差距,在测试差耳(左耳)时,由于声音信号在没有被该耳(左耳)听到前,已经被好耳(右耳)听到了,而患者只知道应当在听到声音时做出反应,因此,就让测试者误以为该患者的差耳已经听到该声音信号,并可能将该强度确定为差耳的听阈。这种由非测试耳(好耳)通过测试耳给声而获得的听力称为交叉听力。如果不能发现这一问题,并且阻止这种非测试耳参与的测听,就不能获得测试耳(差耳)的真正听力状况。所以,在这种情况下,必须通过掩蔽音来提高非测试耳的听阈,不让好耳听到交叉过来的声音。这就是掩蔽的目的。图 4-3 是掩蔽后获得的正确的听力图。

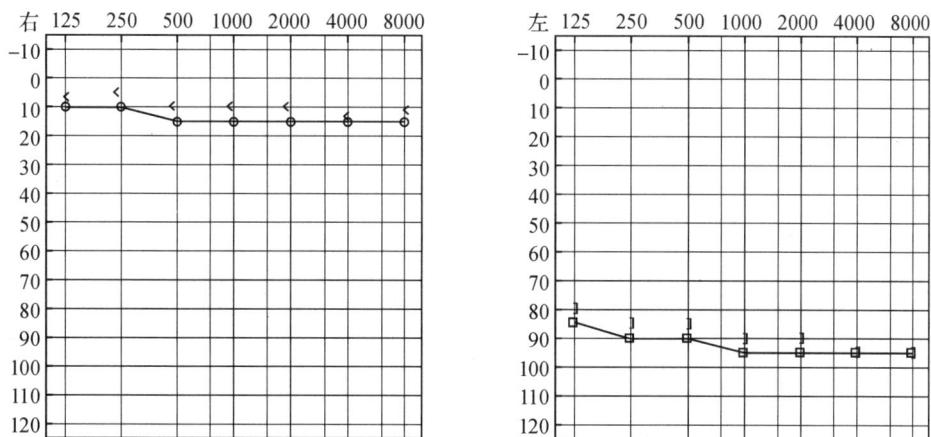

图 4-3 掩蔽后听力图

接下来的问题是:是不是每个人在测试时都会出现交叉听力? 有没有必要每次都对非测试耳进行掩蔽呢? 这就需要知道在什么情况下会发生交叉听力。交叉听力是由于测试耳的给声被非测试耳听到了,其原理有两种说法:①声音从耳朵与头部接触的缝隙间漏出,通过头周围的空气传到对侧;②声音在测试耳上给声时,耳机发出的声音同时也振动了颅骨,即由骨导传递到对侧非测试耳蜗。一般情况下,这两种方式传递出来的声音都会在传递过程中损失较多的能量,以致于到达对侧耳的能量并不足以引起该耳的听觉反应。但如果剩余的能量足够大,使非测试耳的耳蜗能感受到,即达到非测试耳听阈,就发生了交叉听力。骨导耳机是通过振动颅骨的方式向测试耳给声的。因此,骨导测试时,实际上不可避免地同时将声音传递到了非测试耳的耳蜗。

由此可见,判断有没有发生交叉听力,实际上就是判断一侧耳的给声是否大到即使在向对侧传递的过程中有所衰减,仍然被对侧耳听到。声信号从测试耳传递到非测试耳的过程中,强度上的衰减称为耳间衰减(interaural attenuation,IA)。可以用以下式子来表示刚好发生交叉听力时的状况:给声强度—耳间衰减=骨导。显然,刚好发生交叉听力时就需要考虑实施临床掩蔽了,即关键在于所给声音的强度是否超过耳间衰减值,并达到对侧耳蜗的骨导阈值。因此,了解耳间衰减值是进行掩蔽的关键之一。研究发现,耳间衰减值存在个体间差异。不同研究者得到的数值也有差异,平均值为 50~65dB(随着频率的增大,耳间衰减值有增大的趋势),但在采用这些数据时,考虑到其中的最小数值而不是平均值更符合掩蔽的实际要求。如果要测量具体个人的耳间衰减值,可以采用以下方法:首先测得非测试耳(NTE)的气导听阈,在对非测试耳以该强度间断给声的同时,对测试耳(TE)给窄带噪声,并以每 5dB 一档增加强度直至非测试耳听不到间断给声,这时就得到最小交叉掩蔽级($EM_{min}C$)。最小交叉掩蔽级实际上由两部分组成:耳间衰减,非测试耳骨导听阈。因此,耳间衰减=最小交叉掩蔽级—非测试耳骨导听阈。使用不同标准耳机时,纯音气导的耳间衰减值平均值及波动范围见表 4-2。

表 4-2　使用不同标准耳机时纯音气导的耳间衰减值平均值及波动范围(单位:dB)

研究者	频率(Hz) 耳间衰减值(dB) 耳机类型	250	500	1000	2000	3000	4000	6000	8000	均值(dB)
Chaiklin (1967)	TDH-39	51 44~58	59 54~65	69 57~66	61 55~72	68 56~72	70 61~85	65 56~76	57 51~69	62.5
Killion 等 (1985)	TDH-39	50 44~58	60 54~65	60 57~66	60 55~72	60 56~72	65 61~85			59.1
	EARtone 3A	95	85	70	75	80				81
Sklare, Denenberg (1987)	TDH-49	54 44~58	59 54~65	62 57~66	58 55~72	57 56~72	65 61~85	65 56~76		60.0
	ER-3A	100	>94	81	71	69	77	>75		>81
	压耳式耳机 各频率均值(dB)	52	59	64	60	62	67	65	57	
	插入式耳机 各频率均值(dB)	97.5	>85	75.5	73	74.5	77	>75		

从表 4-2 可以看出,随频率增高,插入式耳机的耳间衰减值大于头戴式耳机,尤其是在低、中频率。一般认为,骨导耳机的耳间衰减值为 0,尤其当骨导振子放在前额时。但是如果骨导振子放在乳突上,则在中、高频时会有一定的耳间衰减,在 2000~4000Hz 大约可达到 15dB。因此,如果将骨导振子放在前额,就要每次都加掩蔽,但节省了进出隔声室重新放置骨导振子所需的时间,也无需考虑堵耳因素。

如表 4-3 所示是不同耳机的参考耳间衰减值最小值。

表 4-3　不同耳机的参考耳间衰减值最小值

频率(Hz)	TDH 耳机(dB)	插入式耳机(dB)
250	40	75
500	40	75
1k	40	60
2k	45	55
4k	50	65
8k	50	65

4.3　掩蔽的判断

根据前面测得的耳间衰减值,就能判断何时需要进行掩蔽。如图 4-4 所示,若右耳耳蜗在 10dB 时能感受到声音(即骨导阈值为 10dB),如 IA 为 40dB,左耳耳机给声分别是 45dB、50dB 和 70dB,则交叉到对侧的声音信号强度分别为 45-40=5dB,50-40=10dB,70-40=30dB,分别是阈下 5dB、听阈、阈上 30dB。因此,前一种情况对侧耳没有听到声音,不需要掩蔽;后两种情况对侧耳刚好听到或明显听到声音,需要掩蔽。因此,可以总结出何时需要掩蔽的规则,即:测试耳的气导大于非测试耳的气导 40dB,或测试耳的气导大于非测试耳的骨导 40dB。考虑到骨导通常好于气导,故可以用下列公式简化表示:$AC_T - BC_N \geq 40dB$。其中,AC_T 表示测试耳气导听阈,BC_N 表示非测试耳骨导听阈,40dB 是默认的压耳式气导耳机最小耳间衰减值,可以根据具体情况进行调整。

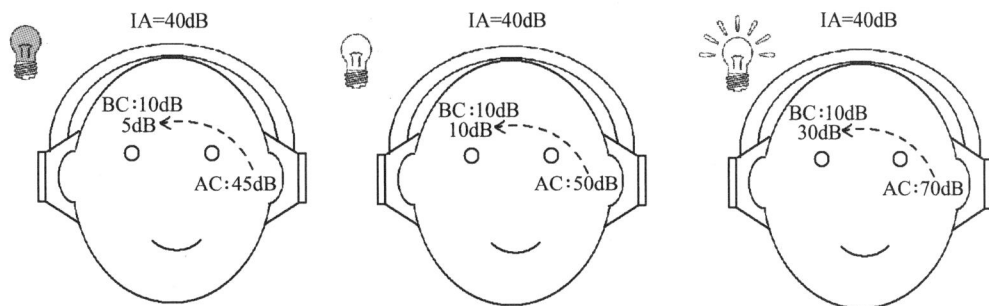

图 4-4　测试音在耳间传递的三种情况

然而,如果骨导阈值是不准确的,那么上述掩蔽过程可能从一开始就是错的。所以在做纯音测听时,先做气导,再做骨导;但在进行掩蔽时,要先测得掩蔽的骨导阈值,再测掩蔽后气导阈值。前面提到,骨导能同时传递到两侧耳蜗,要知道一只耳的骨导听阈就必须对另一只耳进行掩蔽。

那么在什么情况下需要做骨导掩蔽呢?来看一个例子:如图 4-5 所示,某人右耳气导听阈 20dB,左耳气导听阈 40dB,双侧骨导听阈 10dB,怎么知道该患者的哪一只耳朵骨导听阈是真正的 10dB? 假如这 10dB 是左耳骨导听阈,那么右耳的骨导听阈可能是 10dB、15dB 或者 20dB。需不需要在左耳加掩蔽后重新测一下右耳骨导听阈,看看右耳的骨导准确值呢? 不需要。因为无论是 10dB、15dB 还是 20dB,对该耳的判断都是听力正常范围且不存在传导性听力障碍。另一种情况,

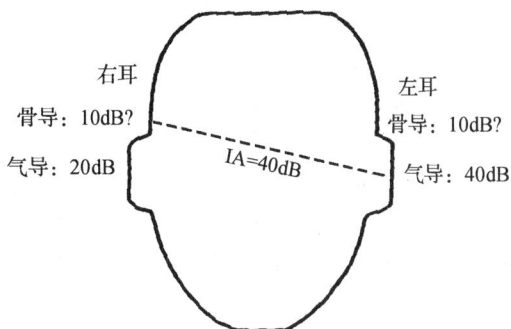

图 4-5　骨导掩蔽判断

假如这 10dB 是右耳的骨导听阈,那么左耳的骨导听阈是多少? 有几种可能,即可能是 10dB,也可能是 10~40dB 的某个值,这样就为判断该耳的耳聋性质带来了几种不同的可能性。如果左耳的骨导听阈在 10~20dB,说明左耳为传导性聋;如果在 25~30dB,说明左耳为混合性耳聋;如果在 30~40dB,说明左耳为感音神经性聋。因此,需要对右耳进行掩蔽,重新测量左耳骨导听阈。从上面这个例子中可以看出,骨导测试是否需要进行掩蔽取决于测试耳的气骨导差是否大于 10dB,即 $AC_T - BC_T > 10dB$。如果有,就要做掩蔽,反之则不需要。

这里要注意的一个问题是,骨导测听时,测试耳是不堵耳状态下测定骨导听阈的,但当该耳成为非测试耳时又戴上了耳机,这时该耳就成了堵耳状态。因此,在掩蔽过程中,尤其在 2000Hz 以下频率时,要将堵耳因素考虑进去。

也许有人会提出,为什么不在每次测试时都加掩蔽,这样就不用费心判断、何时需要掩蔽何时不需要。原因有三个方面:①掩蔽是一项费时间的工作,包括指导受试者及放置耳机、计算掩蔽量等等;②听掩蔽声不是一件让人感到舒服的事情,它会增加受试者的厌烦、疲劳情绪;③在有些受试者身上实施掩蔽很困难,如小儿、老人及中枢病变患者等。

由于受试者在掩蔽测听时需要同时注意听两种声音,难度明显增加,因此要求测试者事先做好指导、解释工作,使受试者充分理解并配合测试。常用的指导语可以是:"你的这个耳朵还和刚才一样会听到各种各样的声音,但你的那个耳朵会同时听到各种不同噪音,如'呼呼''嘘嘘''嘶

嘶'等等。不用管这些噪声,不要对它们作出反应。只要像刚才一样对这个耳朵听到的'嘟嘟'声作出反应。"

4.4 掩蔽噪声的选择

在进行临床掩蔽时,用什么噪声来进行掩蔽取决于要掩蔽的是什么信号。其原则是用最小的掩蔽声音强度来完成信号掩蔽。事实上,对任何信号都用包含所有频率的白噪声是不合适的。因为当用一宽带噪声掩蔽一纯音时,宽带噪声中只有以该纯音为中心的有限的一段频谱带具有掩蔽效应,这就是临界频带。临界频带包含的带宽范围称临界带宽范围。在临界带宽范围内的声音信号具有响度积累整合作用。由此可见,要掩蔽一个纯音信号,应当使用带宽范围等于临界带宽的窄带噪声1/3倍频程。然而,事实上根据IEC645规定,临床听力计上使用的窄带噪声(NBN)的带宽在1/3~1/2倍频程之间,约4/10倍频程的窄带噪声。除了上述窄带噪声外,目前听力计上常用的掩蔽噪声还有白噪声(宽带噪声)和言语频谱噪声。白噪声是用来掩蔽宽频信号的,如言语声、短声等。白噪声又称为宽带噪声,是由于听力计的耳机输出频带范围有一定的限制,因此实际得到的并不是包含所有频率的白噪声,而是频率范围在250~6000Hz的宽带噪声。其特点是能量出现在较宽的频率范围,强度几乎相等,能量连续,平坦分布。言语频谱噪声是一种模拟长时言语声频谱的特殊噪声,其特点为频率范围在250~4000Hz,其中250~1000Hz的能量分布波动在±5dB,1000~4000Hz每倍频程降12dB。另外还有一些特殊的噪声,如粉红噪声,频谱分布为每倍频程下降3dB。因此,中低频成分的能量分布较多,常用于掩蔽言语声。还有一种是记录多人同时交谈的言语声,其特点是能听到这些交谈声,但不能听清其中的任何言语信息。

4.5 掩蔽量的选择

在知道何时需要掩蔽,也知道用什么样的声音来掩蔽纯音之后,接下来的问题是如何确定对一个纯音的掩蔽量大小,或者说,掩蔽量的大小和纯音之间应当保持什么样的关系。

4.5.1 有效掩蔽级与掩蔽噪声基准级

首先要搞清楚的一件事是:听力计上显示的窄带掩蔽音强度分贝值代表什么? 假设窄带噪声的强度和纯音强度含义相同,即如果一个人刚好能听到30dB、1000Hz的纯音,切换到1000Hz窄带噪声时,他也同样刚好听到,就将该窄带噪声的强度定为30dB。这种设定得到的是与纯音基准等效阈声压级(RETSPL)相同的噪声。然而,30dB HL的窄带噪声未必能掩蔽30dB HL的纯音。这是因为国际标准规定的窄带噪声实际带宽相当于1/3~1/2倍频程,略大于临界带宽。所以,虽然30dB窄带掩蔽噪声的总体响度与30dB HL的纯音相同,但由于落在临界带宽内的能量小于掩蔽纯音所需能量,不能产生完全掩蔽,所以必须提高噪声强度,由此提高临界带宽内部分的掩蔽声功率才能起掩蔽作用。

实际上,国际标准ISO 389-4(相当等效的国家标准为GB4854.4-1996)已对窄带噪声的信号强度进行了修正,以达到和掩蔽纯音的基准强度,称为窄带掩蔽噪声基准级(reference level for narrow-band masking noise)。对于规定的耳机和规定的声耦合腔、耳模拟器或仿真耳,为得到相当于 0dB 有效掩蔽级,在与窄带噪声中心频率相同的纯音的基准等效阈声压级上,需要再增加的声压级数,即为该窄带掩蔽噪声的基准级,如表 4-4 所示。

表 4-4 窄带掩蔽噪声基准级

中心频率(Hz)	基准级(dB)	
	带宽 1/3 倍频程	带宽 1/2 倍频程
125	4	4
160	4	4
200	4	4
250	4	4
315	4	4
400	4	5
500	4	6
630	5	6
750	5	7
800	5	7
1000	6	7
1250	6	8
1600	6	8
2000	6	8
2500	6	8
3000	6	7
3150	6	7
4000	5	7
5000	5	7
6300	5	6
8000	5	6

这里要涉及有效掩蔽级的概念。噪声的有效掩蔽级(effective masking level,EML)是指当存在一个中心频率与纯音频率相同的噪声带时,使该频率纯音听阈升高,此时纯音的听力级即为有效掩蔽级。例如一个中心频率为 1000Hz 的窄带噪声使原来 1000Hz 的纯音听阈提高到 50dB HL,这就达到了 50dB 的有效掩蔽级,或简写为 50dB EML。这与原来的纯音听阈并没有关系,因为无论原来的听阈是 50dB HL 还是低于 50dB HL,只要现在的听阈是 50dB HL,有效掩蔽级就是 50dB EML。由此可见,上述窄带掩蔽噪声基准级的定义中对窄带噪声的强度修正后,窄带噪声其实没有使原来 0dB HL 的纯音听阈发生变化,仍然维持在 0dB HL。也就是说一个 0dB 的窄带噪声恰好处于掩蔽一个 0dB HL 纯音的临界状态。

因此,第二件要明确的事是一个窄带噪声需要达到多少强度才能掩蔽一个纯音?根据临床测听要求,如果一个窄带噪声使纯音听阈升高超过 5dB,就起到了掩蔽作用。因此当一个掩蔽音刚好能使一个纯音听阈升高 5dB,这个掩蔽音强度就称为最小有效掩蔽级(minimum effective masking level,MEML)或最小掩蔽级(minimum masking level)。它与这个纯音之间的差值又称为最小有效掩蔽修正值(minimum effective masking correction,MEMC)。近年来,有些厂家在听力计说明书上提供上述参考值,但测试者可以组织一批听力正常者进行所谓有效掩蔽级的生物学校准(biological calibrate of effective masking levels)。具体做法是:使用一台双通道的听力计,即一个通道产生纯音,一个通道产生掩蔽音,两个通道的声音同时送到同一侧耳机内。选一名正常听力者,给一耳 1000Hz 30dB 的间断音,同时给该耳连续 1000Hz 窄带噪声,5dB 一档递增,直到刚好听不到该纯音,记下此时噪声强度。如果此时噪声为 35dB HL,那么该频率的

MEMC就是5dB。其他频率的做法以此类推。有的听力学家采用另一种方法,即将掩蔽噪声设定成连续给声,强度在舒适水平,例如40dB HL、1000Hz,此时原来可以听到的一个阈值强度的纯音就听不到了,间断、不规则地给予该纯音,但强度以5dB一档提高,直到再次可以听到该纯音,然后以5dB一档降低给声强度,直到刚好听不到该纯音,记下分贝值。例如该值为30dB,则说明一个40dB 1000Hz的窄带噪声可以掩蔽一个30dB 1000Hz的纯音。可以将上述过程重复数次得到一个平均值,也可以采用不同强度的掩蔽音,如20dB、30dB、40dB、50dB、60dB和70dB,选取其中线性变化部分的结果,如表4-5所示。通常可以做10个以上正常听力者,得到一个各频率的平均值,制成最小有效掩蔽修正值表,应用到实际测听工作中。在接下来的介绍中,为了方便,假设MEMC值为5dB进行讨论。

表4-5 最小有效掩蔽修正值表

频率	听力级(dB)	掩蔽级(dB)	MEMC(dB)
500Hz	10	15	10
	20	30	
	30	40	
	40	50	
	50	60	
	60	70	
2000Hz	10	20	15
	20	35	
	30	45	
	40	55	
	50	65	
	60	75	
	…	…	…

4.5.2 初始掩蔽量

前面已经讨论了交叉听力和耳间衰减的问题,知道当发生交叉听力时,应当对非测试耳进行掩蔽,以免影响测试结果的准确性。这里要讨论的是掩蔽时所采用的初始掩蔽噪声强度,即初始掩蔽量(initial masking level,IML),它是指刚好能掩蔽非测试耳听到的、来自测试耳的信号音。根据前面介绍的内容,掩蔽噪声强度经过最小有效掩蔽修正值的修正,要掩蔽某个信号音至少要与信号音强度相同。用公式来表示就是:初始掩蔽量(IML)＝AC_N＋MEMC。

采用上述公式会存在一些问题。首先,MEMC通常采用的是一个平均值,对不同个体来说,可能存在差异。因此,用一个固定的MEMC值并不保险。其次,个体在测试听阈时,可能会出现±5dB的波动,这是正常现象,但这样就会使上述初始掩蔽量变得不可靠。因此,需要将上述公式做一点修改,加上一个10dB的安全因子:IML＝AC_N＋MEMC＋SF。

例如:假设听阈为20dB,则IML为35dB。

骨导的初始掩蔽量与气导的类似。但要注意,在进行骨导掩蔽时,非测试耳由于戴着耳机,听阈可能会变好。因为测试耳与非测试耳的骨导是在非堵耳的情况下测得的,而在测试耳重测时,非测试耳是在堵耳下听到了来自测试耳的声音,因此对非测试耳的掩蔽应该考虑堵耳效应(occlusion effect,OE)的影响。骨导初始掩蔽量可以用下列公式表示:IML＝AC_N＋MEMC＋

SF＋OE。例如,要掩蔽的非测试耳听阈是 40dB HL,假设 OE 为 15dB,则初始掩蔽量为 40＋5＋10＋15＝70dB。

4.5.3　个体堵耳效应的测量

上面的例子采用了堵耳效应的平均值,但必须清楚个体间的堵耳效应值有很大差异,临床听力学家最好能了解每个患者的堵耳效应值。先测未助听骨导听阈(双耳),用耳机盖住非测试耳(耳机不给声)重新测骨导阈值。如堵耳时的听阈好于未堵耳时的听阈,则存在堵耳效应,堵耳效应值就是两个听阈的差值。堵耳效应值测到 1000Hz 为止。值得注意的是,如果堵耳阈值和未堵耳阈值没有变化,有以下两种可能:①可能没有堵耳效应,骨导振子位置正确;②可能存在堵耳效应,但由于骨导振子位置发生移动,导致骨导阈值升高,抵消了 OE 引起的骨导阈值降低。例如,骨导振子位置的改变使原来 0dB 的骨导阈值变差了 10dB,这时即使有 10dB 的堵耳效应,最终测得的骨导阈值仍为 0dB。如果堵耳效应只有 5dB,则堵耳骨导阈值会变得比未堵耳时更差,即从 0dB 变成 5dB。因此,测个体堵耳效应对听力学家来说有两个好处:①了解耳聋性质;②了解骨导振子放置错误与否。

4.6　掩蔽方法

不同听力学家可能采用不同的掩蔽方法,但目前最常用的掩蔽方法有两种,即平台法(plateau method)和阶梯法(step masking method)。

4.6.1　平台法

平台法由 Hood 于 1960 年首先阐述,也称为阈移法,是目前广泛使用的掩蔽后阈值测定方法。如图 4-6 所示,平台法需要画一张坐标图,其横坐标为掩蔽噪声强度,纵坐标为纯音阈值的给声强度。在表上记录下受试者在每个不同强度掩蔽噪声下的听阈值。掩蔽噪声的起始强度最好从初始掩蔽量开始,因为这样可以节省掩蔽的时间。为减少画图时间,也可以用一张记录表来代替。

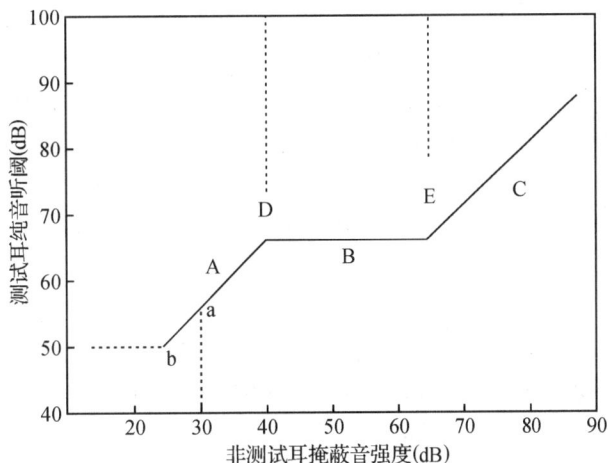

图 4-6　平台法

(A 阶段为未完全掩蔽;B 阶段为平台掩蔽;C 阶段为过度掩蔽;D 为对非测试耳达到最小有效掩蔽量;
E 为最大有效掩蔽量;a 为初始掩蔽量;b 为实际产生掩蔽所需的量)

当开始给测试耳重新测量其掩蔽后听阈时,在非测试耳上给予初始掩蔽量的噪声。由于可能存在5dB的中枢掩蔽效应,因此可能存在以下几种情况。

第一种情况是,初始掩蔽量的噪声没有改变测试耳听阈,且随着掩蔽噪声以5dB一档增加,测试耳纯音的听阈始终保持不变或波动范围在5dB以内,直到增加噪声强度3次以上或达到与测试耳给声强度相同为止。此时,未掩蔽听阈为测试耳真实听阈。例如未加初始掩蔽时的听阈为50dB,加了掩蔽以后,听阈一直维持在50dB或55dB,则该耳的听阈为50dB HL,结束掩蔽测试。这种情况下,非测试耳其实并未感受到测试耳的给声,所以无论对其有无噪声掩蔽,或者掩蔽声的增减都不会影响测试耳对声音的感受(过度掩蔽除外),测试耳听阈以未掩蔽时的听阈为准。

第二种情况是,非测试耳加了初始掩蔽量的掩蔽噪声,或随着噪声强度的增加,测试耳的阈值改变≥10dB。例如,未掩蔽时,左耳的听阈为50dB,加了噪声后,听阈变成了60dB,这说明50dB的未掩蔽听阈并不是左耳真正的听阈。因为,如果左耳真的能听到50dB的测试音(即听阈为50dB),那么,它不应受右耳(非测试耳)所给的初始掩蔽量的噪声影响,在噪声掩蔽右耳的情况下,左耳仍然应当能听到50dB的声音。事实上,这50dB的声音不是左耳(测试耳)听到的,而是右耳(非测试耳)通过交叉听力听到的。因此,当右耳被噪声掩蔽之后,受试者就再也不能对50dB的声音作出反应了。此时若提高测试耳的给声,由于通过交叉听力,非测试耳再次听到了,所以受试者又做出反应。这样,每当掩蔽噪声增加5dB,测试耳在掩蔽声作用下无法听到测试音,但每当测试耳的给声升高5dB,又再次能出现反应。因此,听阈值随掩蔽声强度值而上升的过程就会在记录图上出现一条上升的斜线。这一阶段称为"未完全掩蔽"或"掩蔽不足",因为掩蔽声的强度不能完全掩蔽非测试耳听到从测试耳传来的声音。

但从某个掩蔽音强度开始,随着掩蔽音强度的增加,掩蔽后听阈不再发生改变。由此,在图上出现一条水平线,称为"平台掩蔽阶段"。该掩蔽音强度就是使非测试耳达到完全掩蔽的最小有效掩蔽量。为了节省测试时间,不需要在平台掩蔽阶段过多地增加噪声次数,即不需要如图4-7所示那样作出完整的"平台"。通常掩蔽噪声继续增加10dB以上还能在该同一听力级听到纯音,即可确定平台及测试耳的掩蔽后真实听阈;或者使用5dB一档,连续3次提高掩蔽音强度水平(或10dB一档连续2次),受试者仍然在同一听力级做出反应,即可确定该听力级为受试者的听阈。因此,"平台"的宽度通常在15~20dB即可,"平台"宽度过小会导致错误的结果。

如图4-8所示,在500Hz时,某人的左耳气导听阈是50dB,左耳骨导听阈是15dB,右耳气导听阈是15dB,右耳骨导听阈是10dB。首先判断是否需要加掩蔽重新进行测试。发现左耳气导、骨导差值大于10dB,左耳气导和右耳骨导差值等于40dB,因此左耳气导、骨导都需要重新测试。左耳骨导测试的初始掩蔽量为:右耳气导+MEMC+SF+OE,15+5+10+15=45dB。气导初始掩蔽量为:右耳气导+MEMC+SF,15+5+10=30dB。以气导掩蔽为例:如图4-7所示,当右耳给予30dB的掩蔽音时,左耳的50dB给声不再被听到;此时增加给声强度至55dB,又能作出反应;相应增加掩蔽音至35dB,又不能听到;增加给声强度至60dB,又能作出反应……直到左耳给声达到65dB,掩蔽音强度达到40dB。此时,继续增加掩蔽音强度至45dB、50dB和55dB,受试者仍然能对65dB的纯音作出反应。这样即可以确定患者的左耳气导听阈为65dB。

第三种情况是,随着掩蔽噪声增加,测试耳所给的纯音强度始终需要相应地增加,从而在图上表现为一条上升的斜线,没有平台。其实这是因为当非测试耳所给的掩蔽噪声太大时,不仅掩蔽了测试耳,同时也会通过颅间传递交叉到对侧的测试耳,将测试耳的信号音掩蔽,这种现象称为过度掩蔽。这样原本测试耳已经能听到的信号音就被掩蔽而听不到,而测试者误以为测试耳听不到(即发生阈移)是有效掩蔽非测试耳造成的,因此继续升高测试耳的信号强度,这时测试耳再次听到信号音。但如果测试者再继续加大掩蔽音强度,由于测试耳又被掩蔽而再次听不到,又不得不再次改变测试音强度,最终导致不能获得真正的听阈,记录时标为"无平台"或"无法掩蔽"。

如图 4-7 所示,患者在右耳掩蔽音达到 65dB 时,仍然能听到左耳 65dB 的纯音。但如果右耳掩蔽音的强度继续增加,当掩蔽音达到 70dB 时,左耳就不能够听到了。如图 4-8 所示,此时右耳掩蔽音通过耳间衰减传到左耳耳蜗,达到掩蔽左耳的阈值,因此左耳 65dB 的阈值纯音就听不到了。但如果增加左耳给声强度又能听到了,随着右耳掩蔽音的增加,交叉的掩蔽作用也增强,所以左耳的纯音又一次被掩蔽了,并且这种情况会一直持续,直到听力计的最大输出。

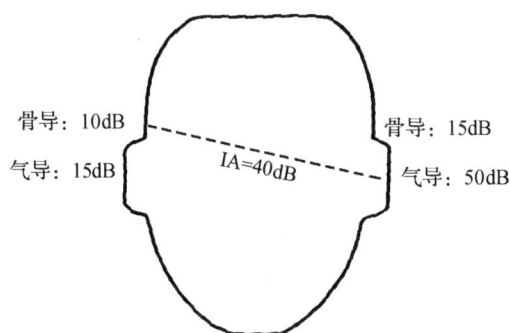

骨导：10dB　　　　　　骨导：15dB
气导：15dB　　IA=40dB　　气导：50dB

图 4-7　测试左耳气导需掩蔽

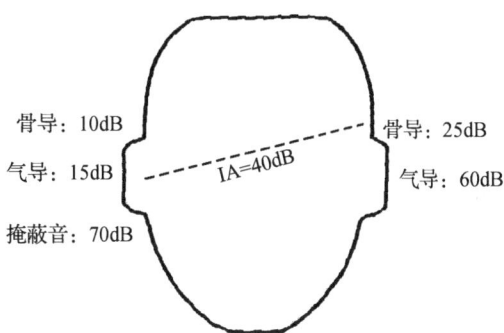

骨导：10dB　　　　　　骨导：25dB
气导：15dB　　IA=40dB　　气导：60dB
掩蔽音：70dB

图 4-8　右耳过度掩蔽

骨导掩蔽的平台法与气导基本相同,唯一的区别是由于堵耳效应,骨导掩蔽的初始掩蔽量要再加 15dB,即 30dB。要注意的是,掩蔽开始时测得的骨导听阈结果不一定与未掩蔽骨导听阈的数值相同,因为非测试耳可能存在堵耳效应。

平台的宽度小说明容易发生过度掩蔽,平台宽度大则不容易发生过度掩蔽,因此平台宽度大小是平台测试法获得真实听阈的关键。它与四个方面因素有关,即非测试耳的气导、测试耳骨导、耳间衰减值及堵耳效应。①非测试耳的气导越差,掩蔽所需的噪声强度就越大,也就越容易交叉到对侧的测试耳。②测试耳的骨导越好,非测试耳的掩蔽声交叉过来时就越容易被听到,即容易被掩蔽。③耳间衰减值小,说明非测试耳的掩蔽音容易交叉到测试耳。

平台法的优点是测试更仔细,当最小有效掩蔽量与发生过度掩蔽的最大有效掩蔽量之间的差距很小时,使用平台法更能获得真实听阈。但它的缺点是比较费时间。因此,目前许多听力学家喜欢采用阶梯法。

4.6.2 阶梯法

阶梯法是一种更快捷的掩蔽方法,因为它将产生有效掩蔽的初始掩蔽量直接设定为 30dB。在非测试耳气导阈值上加了 30dB 掩蔽噪声之后会出现两种情况。

(1)测试耳听阈未发生改变,或者阈移小于 20dB(也有的听力学家采用小于 15dB 的阈移)。这说明非测试耳得到完全掩蔽,可将最后新的阈值作为测试耳的听阈。

(2)测试耳听阈变化达到 20dB 或 20dB 以上(或≥15dB),说明非测试耳未完全掩蔽,需要再增加 20dB 掩蔽噪声。这时又会出现两种情况:①测试耳听阈变化≥15dB,则需要再加 20dB 掩蔽音;②测试耳阈值变化在 15dB 以下,或者已经达到听力计的最大输出,而受试者仍无反应,则结束测试。

骨导掩蔽的阶梯法也要考虑堵耳效应,初始掩蔽量为 30～35dB(其中,20dB 为有效掩蔽量,堵耳效应在低频假设为 10dB,在高频假设为 15dB)。和气导一样,非测试耳被掩蔽噪声掩蔽后,在测试耳测得的听阈也会产生两种情况的变化:

(1)测试耳的骨导听阈没有发生改变或改变较小(<15dB),测试结果为真实听阈。

(2)测试耳的骨导听阈改变≥15dB,需要进一步掩蔽;再增加 20dB 掩蔽量,如果骨导听阈改变仍然≥15dB,则再增加 20dB 掩蔽量;直到阈移不超过 10dB,或者达到听力计的最大输出,则可结束掩蔽,将最终的听阈值确定为掩蔽后听阈。注意,只需在初始掩蔽量时考虑堵耳效应,后面的掩蔽不需要考虑堵耳效应。

前面的例子中,右耳直接加上 30dB 的掩蔽音,左耳的纯音给声强度从 50dB 一直加到 65dB 才有反应,这时 65dB 就是患者的听阈,可以结束测试。

4.6.3 最大掩蔽量和掩蔽难题

阶梯法显然更节省时间,但更容易出现过度掩蔽,所以最好事先计算并了解最大掩蔽级的大小。最大掩蔽级(maximum masking level,MML)即对非测试耳进行掩蔽而不发生交叉过度掩蔽的噪声强度。前面已经提到它与两个方面有关,即耳间衰减值和对侧耳(非测试耳)的骨导阈值。因此,最大掩蔽量可以用以下公式来计算:$MML = IA + BC_T$(MML 代表最大掩蔽量,IA 代表耳间衰减值,BC_T 代表测试耳的骨导阈值)。

在上面的例子中,测试耳左耳的骨导听阈为 25dB,耳间衰减值为 40dB,那么在非测试耳所加的掩蔽量最大可以达到 40＋25＝65dB HL。这时,非测试耳所给的噪声刚好达到测试耳的阈值,还不至于引起掩蔽。如果要问什么时候发生过度掩蔽,则需要加上最小有效掩蔽修正值(MEMC)。当非测试耳的掩蔽噪声(noise in the nontest ear,MN_N)符合:$MN_N \geqslant IA + BC_T + MEMC$ 时,就会出现非测试耳掩蔽测试耳的过度掩蔽现象。从上面的例子来看,即指达到 40＋25＋5＝70dB HL 时(假设 MEMC 为 5dB)。换句话说,只要掩蔽强度小于 IA＋BC＋MEMC 的和,就不会发生过度掩蔽。通常,听力计上每一档的变化为 5dB,因此最大掩蔽量(不发生过度掩蔽)也可以表示为:IA＋BC＋MEMC－5dB。

再例如,有一患者右耳气导听阈为 40dB,骨导听阈为 10dB;左耳气导听阈为 55dB,骨导听阈为 15dB。假设 IA＝40dB,左耳给声 55dB 时,通过耳间衰减,右耳骨导将会听到测试音。因为 55－40＝15dB＞BC_R(右耳骨导听阈 BC_R＝10dB)。因此,要重测左耳气导听阈,对右耳加掩蔽,初始掩蔽量 $IML = AC_R + SF + MEMC = 40 + 10 + 5 = 55dB$。这时可以发现,当右耳给予初始掩蔽量时,就出现了过度掩蔽(MML:IA＋BC_L＋MEMC＝40＋10＋5＝55)。

假如该患者的右耳气导听阈为 30dB,情况会怎么样呢?这时,初始掩蔽量 $IML = 30 + 10 + 5 = 45dB < 55dB$(MML),可以认为不存在过度掩蔽。但要注意的是,IA 不是一个固定值,例如,IA＝30dB,则 MML＝45dB,仍可以发生过度掩蔽。耳间衰减值较小时,容易发生过度掩蔽,那么耳间衰减值较大时呢?如果 IA＝60dB,则 MML 可以达到 75dB,比初始掩蔽量(IML)55dB 大,对于气导掩蔽来说不容易发生过度掩蔽。但是这不能代表骨导掩蔽也不会发生过度掩蔽,因为骨导掩蔽要考虑堵耳效应。

上面的例子中,左耳 15dB 和右耳 10dB 的骨导听阈值是未加掩蔽的值,因此需要重测两耳的骨导阈值,因为两者的气骨导差均大于 10dB。先来看右耳,右耳骨导初始掩蔽量 IML＝HL_R＋MEMC＋SF＋OE＝40＋5＋10＋15＝70dB,而 MML＝IA＋BC_R＋MEMC＝60＋10＋5＝75dB,没有过度掩蔽。而左耳骨导掩蔽的初始掩蔽量 IML＝55＋5＋10＋15＝85dB,而 MML＝IA＋BC_T＋MEMC＝60＋15＋5＝80dB,就出现了过度掩蔽。

如果计算发现可能发生过度掩蔽的情况,是否可以不进行实际掩蔽测试而直接在听力图上标上"无法掩蔽"呢? 不可以。因为有可能在这一掩蔽强度下,听阈与掩蔽前相比并未发生改变,这时就可以确定该阈值为掩蔽后听阈。如果听阈在这一掩蔽强度下确实发生了改变,也可以尝试降低初始掩蔽量,有时也可能做出平台。当然,如果确实无法做出平台,才可以在听力图上标记"无平台"。

从上面这些例子的分析中可以发现,在某些情况下,能产生最小有效掩蔽的量已经超过允许的最大掩蔽量,起始掩蔽就出现过度掩蔽,导致无法掩蔽。这种情况称为 Naunton 难题,常见于双侧气骨导听阈在未掩蔽测试时就有明显的气骨导差的情况。部分病例可以通过使用插入式耳机增大耳间衰减,减少堵耳效应来解决,但实际情况要复杂得多,尤其耳间衰减、堵耳效应值存在个体差异。因此,要严格地做好掩蔽,最好先测个体耳间衰减及堵耳效应值。

为了方便临床操作,可将掩蔽的主要步骤总结如表 4-6。

表 4-6　临床掩蔽简表

需要掩蔽的情况:			
气导:$AC_T - BC_N \geqslant 40dB$			
骨导:$AC_T - BC_T > 10dB$			
平台法		阶梯法	
IML:气导 15dB,骨导 30dB		IML:气导 30dB,骨导 30dB	
听阈变化＜10dB	听阈变化≥10dB	听阈变化＜20dB(骨导为 15dB)	听阈变化≥20dB(骨导为 15dB)
结束掩蔽标准:噪声级 5dB 一档增加 3 次以上(10dB 两次)或达到与测试耳给声强度相同为止	噪声级继续增加 5dB,如听不到纯音,再加大纯音直至再听到,重复这一步骤直至达到左侧标准	以最后阈值为准,结束掩蔽	再增加 20dB 噪声级
			听阈变化＜15dB 或达到听力计最大输出 | 听阈变化≥15dB,则再加 20dB 掩蔽音
			结束掩蔽 | 直到听阈没有改变或改变较小(＜15dB),则结束掩蔽

（徐　飞　蒋　雯）

第5章 听觉诱发电位

5.1 诱发电位概述

神经系统在感受内在或外在刺激过程中会产生各种生物电活动,在无外界刺激时,从体表可以记录到产生于神经系统的随机性和自发性生物电活动。在头部记录到的这种来自大脑的微弱生物电称为脑电图(electroencephalogram,EEG)。当存在外界刺激(如给予听觉或视觉等感觉性刺激)时,大脑可以产生与外界刺激声相关的生物电变化,通过从脑电背景中提取并记录到这种电活动,称为诱发电位(evoked potentials,EP)。

诱发电位与无外界刺激时的自发电位相对应,具有以下四个特征:①反应是在刺激后一定潜伏期内出现的;②呈现特定的波形;③反应是瞬时出现的,而不是像自发脑电那样长时间、周期性出现的;④有相应的电位分布区,其分布位置与面积取决于有关组织的结构特征。

诱发电位按受检神经性质分为感觉诱发电位、运动诱发电位和事件相关电位。前两者属于外源性刺激相关电位,最后一种属于与认知功能有关的内源性事件相关电位。感觉诱发电位包括以电脉冲刺激诱发的躯体感觉诱发电位(somatosensory evoked potential,SEP),以特定声音刺激诱发的听觉诱发电位(auditory evoked potential,AEP)以及以闪光或图形刺激诱发的视觉诱发电位(visual evoked potential,VEP)。运动诱发电位(motor evoked potential,MEP)主要指使用电流或磁场刺激大脑运动皮质或脊髓所记录到的肌肉动作电位。事件相关电位(event-related potential,ERP)是人脑对某一刺激信息进行认知加工时在头皮记录到的电位变化。诱发电位也可以按分析时间划分为短潜伏期诱发电位、中潜伏期诱发电位及长潜伏期诱发电位。

由于颅内大脑等组织充满溶解状态的电解质,相当于一个导电性良好且分布均匀的容积导体,因此大脑任何一点产生的电位在头颅的不同位置均能记录到,只是电位幅度、相位不同。这也意味着头颅某个位置的电位不是单一兴奋点产生的,可能是由多个兴奋来源产生的电位综合而成。所以,诱发电位可以通过远场记录的方式,也可以通过近场记录的方式获得。所谓远场记录是指记录电极未与产生兴奋的组织接触,而是置于颅外。近场记录是指电极直接与兴奋组织或组织液(如鼓岬、圆窗膜、外淋巴等)接触。

听觉诱发电位(auditory evoked potentials,AEP)是听觉感受器在接受外界声刺激后不同平面中枢神经产生并记录到的诱发电位。这种通过声刺激得到诱发电位的测试方法又称电反应测听(electric response audiometry,ERA),它可以客观地检查从耳蜗到皮层的听觉通路。电反应测听适合不能配合传统行为测试方法(纯音测听等)的人群,例如小儿;同时也可以作为传统行为测试的辅助手段。

5.2 听觉诱发电位发展史

听觉诱发电位的研究从20世纪20年代开始,最初只能在动物身上采用具有创伤的记录方法。如 1927 年通过短声诱发记录到听神经冲动反应等。耳蜗电图（electrocochleogram，EcochG）是最早进行的听觉电生理测试。在 20 世纪 30 年代，听觉科学家 Wever 和 Bray 首先在动物实验中描述了耳蜗电图的一个重要部分——耳蜗微音电位（cochlear micophnic，CM）；随后，德国科学家 Fromm 等在人类中首先描述 CM。20 世纪 40 年代，Wever 和 Bray 又发现了耳蜗电图的第二个重要部分——动作电位（action potentials，AP）。1950 年，Hallowell Davis 发现了耳蜗电图的第三个重要部分——总和电位（summating potential，SP），Bekesy 发现蜗内直流电位（EP）。20 世纪 50 年代，Dawson 把信号平均原理引入到 AEP 的记录中，并研制出平均叠加仪。Dan Geisler 于 1958 年记录到听觉中潜伏期反应（auditory middle latency response，AMLR）。事件相关电位最初（1935 年）由 Hallowell Davis 和 Pauline 提出。1964 年，Walter 首次报道了 ERP 成分，称为偶发负变异（contingent negative variation，CNV）。1965 年，Sutton 等进一步诱发了 P3 成分。20 世纪 60 年代早期，Ruben 和他的同事进行了术中 CM 和 AP 的临床应用。1967 年，Yoshie 等利用平均叠加仪，在人类鼓岬部位记录到耳蜗电图 CM 和 AP。听性脑干反应（auditory brainstem response，ABR）由 Hallowell Davis 在 1979 年正式提出，但第一次描述此诱发电位的是 Tewett 和 Williston（1971 年）。1969 年，国际电反应测听学会（IERASG）成立。1974 年，电反应测听仪进入国际商用市场，并于 1978 年引入中国。20 世纪 80 年代，出现40Hz 相关电位和听觉稳态诱发电位（auditory steady-state response，ASSR）。

诱发电位是继脑电图、肌电图之后临床神经电生理学的第三大进展，它能协助诊断神经系统的功能异常，确定中枢神经的可疑病变，有利于定位病损及监护某些神经通路的功能状态。听觉诱发电位的部分研究成果已经成熟地应用于临床辅助诊断，而另一些研究仍处于开发及初步应用阶段，听力学工作者应当谨慎对待。

5.3　听觉诱发电位（AEP）分类

听觉诱发电位（AEP）按电极的放置位置可以分为：近场记录电位，如耳蜗电图（EcochG）；远场记录电位，如 ABR、中潜伏期反应等。

AEP 按给声刺激的间隔时间分为瞬态和稳态诱发电位。瞬态诱发电位应用低频率的给声刺激，由于刺激间隔时间足够长，能确保每个诱发电位的波形完全呈现；稳态诱发电位的刺激间隔时间短于诱发电位的时程，产生的波峰节律和刺激的频率相同。

AEP 根据反应的潜伏期可以分为短潜伏期反应（early or short latency response，SLR）、中潜伏期反应（middle latency response，MLR）和长潜伏期反应（long latency response，LLR）。生理学上的潜伏期是指从刺激开始到刚出现反应的时间。诱发电位中多用峰潜伏期，即刺激开始到波峰或波谷的时间。

短潜伏期反应（SLR），即诱发电位出现在给声刺激后的 0～15ms 内，包括耳蜗电图、听性脑干反应（auditory brainstem response，ABR）、慢负 10 电位（slow negative 10 potential，SN10）及频率跟随反应（the frequency following response，FFP）等。中潜伏期反应（MLR），即诱发电位出现在给声刺激后的 15～50ms 内，包括 40Hz 听觉事件相关电位（40Hz-AERP）。长潜伏期诱发反应（LLR），即诱发电位出现在给声刺激后的 50～300ms 内，包括 N1-P1 复合波、P3 波等。表 5-1 所示为 ASHA（American Speech-Language-Hearing Association，美国言语语言听力协会）关于 AEPs 的详细分类。

表 5-1　ASHA 关于 AEPs 分类

AEPs	潜伏期分析时程(latency epoch)	潜伏期范围(latency range)
耳蜗电图(EcochG):CM,SP,AP,(N1,N2)	初期(first)	0～2ms
听性脑干反应(ABR):Ⅰ～Ⅶ	快速(fast)	<10ms
中潜伏期反应(MLR):No,Po,Na,Pa,Nb,Pb	中期(middle)	8～80ms
外源性慢反应(exogenous late potentials):P1,N1,P2,N2,失匹配负波(MMN)	慢(slow)	50～300ms
内源性慢反应(endogenous late potentials):P3 波,CNV	迟发(late)	250～600ms
其他:电诱发听觉电位		

听觉神经系统的外周部分包括螺旋器、螺旋神经节、耳蜗神经及橄榄耳蜗束;中枢部分自下而上包括耳蜗核(cochlear nucleus)、斜方体(trapezoid body)、上橄榄复合体(superior olives complix)、外侧丘系(lateral lemniscus)、下丘(inferior colliculus)和丘脑的外侧膝状体(medial geniculate body),以及大脑皮层颞横回的听觉皮层(auditory cortex)。主要听觉诱发电位的解剖起源见表 5-2。

表 5-2　主要听觉诱发电位的解剖起源

主要 AEPs	解剖源(anatomic generators)
耳蜗电图	CM 来自外耳毛细胞的交流电; SP 来自内耳毛细胞的直流电; AP(相当与 ABR 的Ⅰ波)来自第八对颅神经(听神经)远端部分(近耳蜗)
听性脑干反应	Ⅰ波:远端听神经(单侧); Ⅱ波:近端听神经(近脑干部分)(单侧); Ⅲ波:耳蜗核,上橄榄复合体(单侧); Ⅳ波:复杂脑干起源(双侧); Ⅴ波:外侧丘系至上橄榄核(对侧); 　　　直接通路从耳蜗核至上橄榄核,是Ⅴ波波峰的形成部分(对侧) (SN10 来源:上橄榄核树突)
听觉多频稳态	脑干(高调制频率)和皮层(低调制频率): <40Hz 调制频率:皮层; 40～60Hz:下皮层(类似中潜伏期); >70Hz:脑干(类似脑干诱发电位)
听觉中潜伏期反应	Pa:听觉丘脑和初级听觉皮层; Pb:依赖于次级听觉区域的活动
听觉长潜伏期反应	N1 和 P2:听觉皮层(树突神经元活动)
听觉事件相关电位	P3:听觉皮层和内侧颞叶区(海马回),反映树突神经元活动
失匹配负波反应	MMN:大脑半球的颞叶内,包括初级和次级听觉皮层

目前,不同听觉诱发电位在临床应用的价值见表 5-3。

表 5-3 听觉诱发电位当今临床应用列表

临床应用	电生理测试						
	耳蜗电图	听性脑干反应	听觉多频稳态	中潜伏期诱发电位	长潜伏期诱发电位	听觉事件相关电位	失匹配负波
	EcochG	ABR	ASSR	MLR	LLR	P3	MMN
新生儿筛查	－	＋＋＋	？	－	－	－	－
听力图评估	＋	＋＋＋	＋＋	－	－	－	－
神经诊断							
中枢听处理评估	－	＋	？	＋＋	＋＋	＋＋	＋＋
人工耳蜗评估	＋	＋	－	＋	＋＋	＋＋	－
听觉训练	－	－	－	－	＋＋	＋＋	－

注:"＋"代表具有临床价值,"－"代表不具有临床价值,"？"代表不确定。

5.4 听觉诱发电位的检测技术

5.4.1 信号平均叠加技术

听觉诱发电位的波幅低于自发脑电波波幅(也低于其他诱发电位,如眼电图为 $10\sim500\mu\text{V}$,肌电图达 $10\mu\text{V}\sim2\text{mV}$,而听性脑干反应的电位值不足 $1\mu\text{V}$),淹没在自发脑电波中根本无法通过肉眼区分判断。为了将这些微弱的脑电活动变成图形清晰易辨的波形,就需采用多次给声的信号平均叠加技术。该技术的原理是基于诱发电位总是在刺激之后固定的时间内(潜伏期)出现,并且波形、波幅基本相同,而大脑自发活动的脑电波以及背景噪声产生的干扰波与刺激并没有固定关系,因此将多次刺激的结果叠加起来,诱发电位就会因为在固定时间内出现极性一致的波而放大突显出来。自发脑电和背景噪声产生的波因为出现时间不规律的缘故,在长时间下正负波以近乎均等的机率出现,所以叠加后波幅呈极小值或趋向于零。因此,信号平均叠加技术可以增加信噪比,增加累加次数可使信噪比加大,但过多的累加次数获益不大,而且耗费时间容易使受试者疲劳。如 ABR 和 ASSR 的测试时间有时达到 $90\sim120\text{min}$,常见的测试时间为 $45\sim60\text{min}$。

5.4.2 刺激声种类及选择

电反应测听希望获得同步化良好的诱发电位,而测试的刺激声最好代表不同的具有特异性的频率。然而,这两方面是相互矛盾的。一方面,因为要引起听神经纤维的同步放电,刺激声的持续时间(即时程)应当越短越好,而时程短的声音,其频谱必然宽。另一方面,要确保一个声音的频率成分简单(或称频域窄),其声音的时程必须确保足够长。然而大多数诱发电位的持续时间很短,例如耳蜗电图的全部反应持续不到 4ms,脑干听觉诱发电位也在 10ms 以内,用持续时间长的纯音来测试显然是不合适的。

因此,选用怎样的声信号获得满意的听觉诱发电位,是电反应测听技术中的一个重要问题。通常只能采取两者的折中或按实际需要而偏重一方面。常用的测试刺激声有以下几种。

5.4.2.1 短声

短声(click)是将时程为 50～200μs 的矩形电脉冲输出到耳机或扬声器产生的一种宽频带噪声。短声持续时间约数毫秒,其频谱范围很宽,但能量主要集中在 3000～4000Hz。脉冲的宽窄、幅度只影响短声的强度而不影响其频响特性。但脉冲的极性会引发听觉系统电反应的差异,因为不同极性的脉冲可能引起耳机或扬声器的膜片初始运动方向的差异。当耳机振动膜片初始运动向内收时,输出的短声初始相位为疏相,由此产生的鼓膜、基底膜运动方式不同。由于短声上升时间快,所以是引起神经冲动同步的最佳信号,可得出最清晰的反应波形。但短声的缺点是不具有频率特异性。

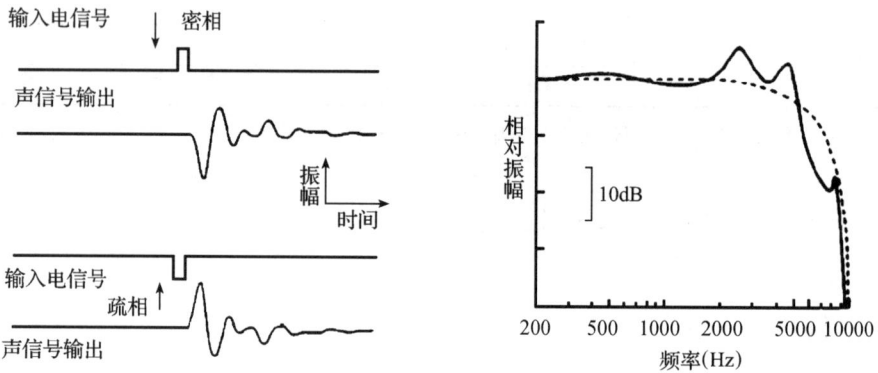

图 5-1　短声的产生与频谱特性

5.4.2.2 滤波短声

将 100μs 的方波电脉冲通过 1/3 倍频程滤波器滤波后形成的声音称为滤波短声(filtered click)。输出波由一系列(6～7 个)振幅先递增后递减的准正弦波组成(如图 5-2 所示)。滤波短声的频率特性取决于滤波器的中心频率。这种短声的时相(即从上升到下降至消失的时间)随频率的不同而不同。高频时的滤波短声具有一定的频率特异性;低频时(250Hz、500Hz、1000Hz),频率特异性较差。

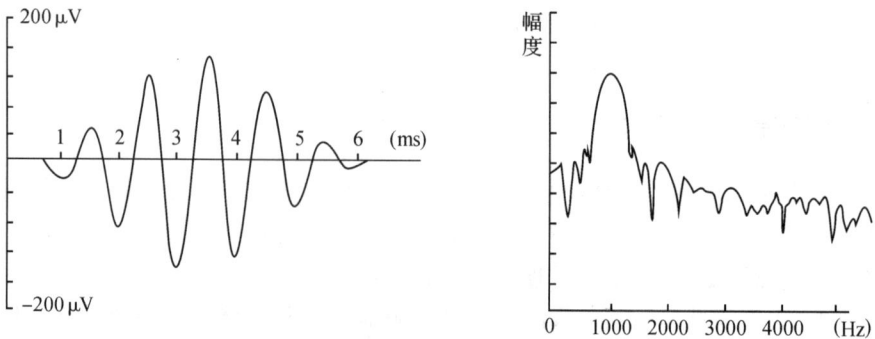

图 5-2　滤波短声波形图与频谱图

5.4.2.3 短音

短音(tone pip)为周期数固定、外包络呈菱形的一段正弦波,其频谱的外形与滤波短声的外形相仿,频谱特性与滤波短声相近。

5.4.2.4　短纯音

短纯音(tone burst)是指与纯音类似(由于起始、结尾段的影响,真正的纯音是不存在的),但时程仅持续数十毫秒至数百毫秒不等的纯音段。因短纯音有一定的上升、下降时间,所以与纯音相比,其频谱不是单一谱线而是形成一窄带,其宽度与时程、上升时间及下降时间有关(如图5-3所示)。短纯音因有一定的频率特征,同时又是瞬时信号,易引发听神经纤维的同步放电,在听觉诱发电位测试中常用于对不同频率听敏度的检测。

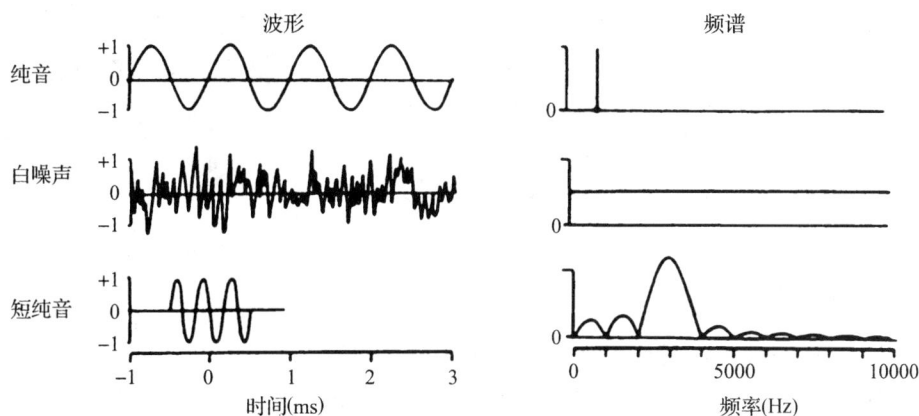

图 5-3　不同刺激声的波形图与频谱图

5.4.3　测试环境要求

波幅只有数个微伏的听觉诱发电位信号检测属于小讯号测量技术,所以电反应测听仪一般具有屏蔽、抗噪声、抗干扰的技术设计,能够在普通病房无屏蔽的条件下使用。尽管如此,仍建议测试环境要达到以下几个方面要求。

5.4.3.1　确保仪器良好接地

如果周围电干扰较小,可将紫铜板(1500mm×600mm×3mm)埋入地下至少2m深(较潮湿为宜),铜板上焊接扁钢,用25mm²的铜芯线与地网引线通过铜线鼻接牢引入室内,也可用埋桩法。先用4根或更多根镀锌的钢管一端削尖沿直线砸入地里所需深度,另一端钻孔,每两根钢管相距2m。用扁钢将4根钢管串联焊接在一起。以钢管的任意钻孔端作为地线引线端。接地线电阻要求≤2Ω。

5.4.3.2　远离强干扰源

交流电场可能对诱发电位造成干扰,严重时测试无法进行。因此,仪器要远离具有强电流、强磁场的仪器设备,如高频理疗机、大功率交流变压器、X射线机及电梯等。

5.4.3.3　做好屏蔽工作

电反应测听最好在隔声屏蔽室内进行,要求采用六面双层紫铜网,铜网密度达到22目/英寸。这是由于环境噪声的掩蔽作用可以使诱发电位的振幅明显减低、阈值提高以及潜伏期延长。

5.4.3.4　控制背景噪声

至少应符合一般测听室的要求,背景噪声小于30dB(A);如果进行科研工作,则要求背景噪声小于 16dB（A）。

以上要求视机器本身抗干扰能力及周围干扰大小而定，当周围安静且电干扰较小时，同样可进行正常工作。

5.5　耳蜗电图及其临床应用

耳蜗电图（EcochG）是一种测量来自耳蜗电反应和听神经电位的方法（如图 5-4 所示）。最基本的测试方法是给予短声（click）刺激，在 5ms 的开窗时间内观察电刺激反应。与其他诱发电位相比，耳蜗电图的测试技术要求高，测试结果与临床表现难以建立特征性的联系，因此限制了其在临床上的应用。但近年来随着对听觉神经病的认识，耳蜗电图又重新进入了临床工作者的视野。

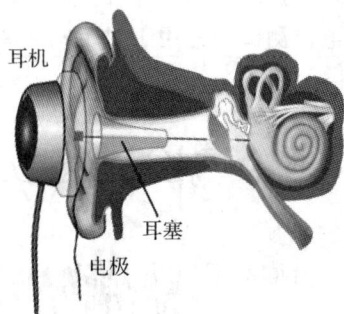

图 5-4　鼓岬电极记录 EcochG 示意图

5.5.1　测试前准备

在做耳蜗电图前，应先向受试者及其家属说明测试目的和意义。让受试者了解"电反应测听"并不是用电刺激引出的反应，而是声音引起的人体正常的电活动，打消受试者不必要的顾虑。对不配合测试的儿童需给以镇静或麻醉，经鼓膜用鼓岬电极记录耳蜗电图时可用氯胺酮等麻醉，全身麻醉最好由麻醉科医生进行。测试室中应有吸痰、输氧等急救设备。作外耳道鼓环银球记录时，以酒精或乙醚使鼓环处充分脱脂。如果用针形鼓岬电极，则必须严格消毒。受试者应舒适躺在测试台上，垫枕以放松颈部和肩部肌肉。

5.5.2　电极及其记录方法

电极有三种放置方式：放在外耳道上尽可能接近鼓膜的鼓膜外法（extratympanic approach，ET），放在鼓膜上的鼓膜法（tympanic approach，TM）及穿刺鼓膜到近鼓岬的鼓膜内法（transtympanic approach，TT）。

鼓膜内法采用经 75% 酒精浸泡或高压消毒后的鼓岬电极，经鼓膜后下象限刺入鼓室直抵鼓岬，参考电极置同侧耳垂，额部接地。成人可在局麻下进行，儿童则需麻醉医师施行氯胺酮全麻。

鼓膜外法和鼓膜法均无创伤性，临床使用安全性高。这两种方法均采用绝缘银丝电极，末端烧成小珠状银球（直径约 0.5mm），放入 NaCl 溶液中通过直流电进行泛极化处理，涂上导电膏，用膝状镊将电极珠送至外耳道近鼓膜处或鼓膜上，参考电极和接地位置同上（如图 5-5～5-7 所示）。鼓膜法测试时的异物感会比鼓膜外法明显，但鼓膜上记录的波形更明显，故临床上折中考虑，建议使用电极放置鼓膜上的鼓膜法。

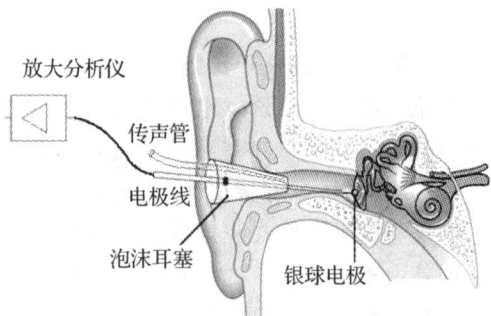

图 5-5　鼓膜法记录 EcochG 示意图

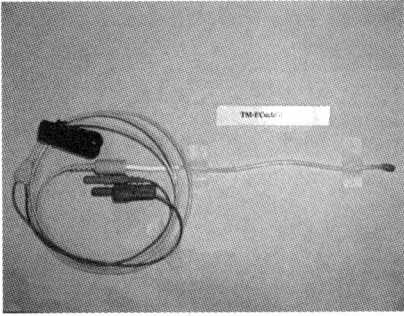

图 5-6　EcochG 所采用的银球电极,末端为一球形状,内含绝缘的银丝

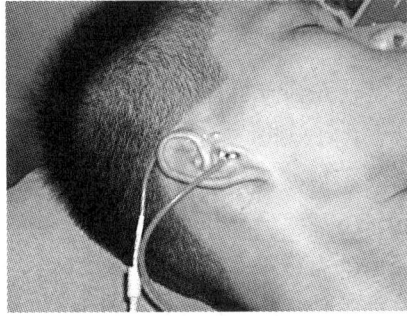

图 5-7　患者接受 EcochG 测试时的情形

5.5.3　耳蜗电图的特点

给声刺激时,耳蜗电图可以记录到三种电位,分别为:① 总 和 电 位 (summating potential,SP),来源于耳蜗毛细胞;②复合动作电位(compound action potential,CAP),来源于听神经;③ 耳蜗微音电位(cochlear microphonic,CM),来源于毛细胞的交流电。

在记录耳蜗电图的过程中,刺激声的特性不同,会影响记录到的波形(如图 5-8 所示)。如对正常个体,使用交替(alternating)刺激声时,CM 会消失;使用密波和疏波分别刺激时得到的波形对照,可看出 CM 的存在;在快速刺激速率下(例如 99/s),CAP 会消失,但 SP 仍存在。由于 EcochG 的波形出现在 5ms 以内,故开窗时间或扫描时间(sweep time)可以定在 5ms。

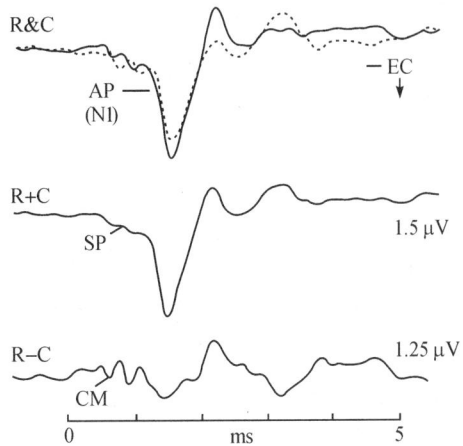

图 5-8　在不同刺激声下记录到的 EcochG 波形 [R 为 rarefaction(疏波);C 为 condensation(密波);R&C 分别为 R 和 C 刺激声下的波形;R+C 是疏波和密波交替出现的交替波刺激声下的波形;R-C 是 R 和 C 波形叠加后的结果,可以获得 CM]

5.5.3.1　耳蜗微音电位

1. 发生机制

基底膜振动经 Corti 器盖膜和表皮板之间的剪切运动,导致毛细胞纤毛交替性弯曲与复位,调制毛细胞顶部膜电阻呈交替性下降和增加,产生交流性质的毛细胞感受器电位,这就是耳蜗微音电位(CM)。目前,广泛认为 CM 产生于毛细胞顶部的换能通道,是毛细胞换能过程的感受器电位在记录位置的反映。因此,CM 理论上没有潜伏期,与给声同步,其极性与细胞内记录的感受器电位的交流成分极性基本一致:声音疏时相作用时,基底膜向前庭阶方向位移(即相当于镫骨向外移),中阶内淋巴液中的 CM 为负相,前庭阶亦为负相,而鼓阶外淋巴为正相;声波密时相作用时,基底膜向鼓阶方向位移,则在内淋巴与前庭阶中的 CM 为正相,而鼓阶外淋巴为负相。

2. 一般特性

CM 是一种交流电(AC),其相位和持续时间与刺激相关,即可忠实复制刺激声的声学波形,无真正的阈值,无潜伏期和不应期,不易疲劳与适应,非"全或无"。在低强度范围内,CM 的振幅与声压成线性关系,或 CM 振幅的对数与声压的分贝值成线性关系。当声压超过一定范围后,产生非线性失真。

CM 包括两种成分,即 CM1 与 CM2。CM1 为主要成分,对缺氧与耳毒性药物敏感,动物死后即消失。CM2 对缺氧不敏感,动物死亡后仍可保留一段时间才消失。CM2 可能是真正的物理性反应。一般所说的 CM 是指 CM1。CM 主要由外毛细胞产生,其中小部分由内毛细胞产生。

3.记录方法

记录方法有全频 CM 图、多频 CM 图和单频 CM 图。全频 CM 图采用白噪声刺激,记录的 CM 放大后需要经频谱分析仪或计算机处理。单频 CM 图采用纯音或短纯音作刺激,需要使用诱发电位仪将平均器的扫描与纯音正弦波的周期同步才能记录到 CM 图,CM 的分析时间为 10ms,即 10s 内叠加 1000 次。非插入式的记录方法(鼓膜外方法)往往难以排除伪迹的影响。当用交替的极性刺激声时,CM 被抑制。

CM 能准确反映毛细胞声-电转换过程状态及在此之前的声学过程,因此对中耳、蜗前及蜗后病变都能提供有用的信息。实验研究中,通常通过实验前后 CM 的振幅比较来判断耳蜗损伤情况,例如在耳毒性药物中毒的豚鼠,外毛细胞首先发生变性损害,CM 下降幅度最大。最近,CM 在听神经病诊断中受到很多学者的关注。

5.5.3.2 总和电位

1.发生机制

总和电位(SP)来源于基底膜非线性振动产生的多种非线性成分反应,包括毛细胞电活动和听神经末梢的兴奋性突触后电位,前者为主要成分。当毛细胞完全破坏后,SP 基本消失。也有学者认为,+SP 主要来源于外毛细胞(OHC),−SP 主要来源于内毛细胞(IHC)。因此,在中阶记录的 SP 为 +SP 和 −SP 之代数和。

2.主要特点

SP 是声音刺激时耳蜗产生的一种直流(DC)性质的电位。SP 无不应期、疲劳现象及潜伏期;SP 反应阈值比 CM 高,但各频率的短纯音均能诱发出 SP,无复制声学波形之特点;刺激声越大,SP 幅度越大,但仍有非线性特点。声刺激强度较低时,+SP 较明显,随着刺激强度增加,−SP 渐占优势。因此,也可以说中低强度声刺激时的 SP 来自于外毛细胞,高强度刺激时的 SP 来自于内毛细胞。

3.记录方法

电极放置位置对 SP 的极性和幅度会有很大的影响。用圆窗电极在圆窗处记录为 +SP,鼓膜外法在人外耳道记录为 −SP。滤波范围在 0~100Hz,扫描时间为 20ms,刺激声采用短纯音 4−8−4(4ms 上升、下降时间,8ms 平台时间),重复率一般为 30 次/s,灵敏度为 50μV 或 100μV,叠加次数为 256~512 次。

在一定强度内,SP 的振幅与刺激声强保持良好的线性关系,高强度时则出现饱和;不受刺激重复率的影响,用相位随机、刺激重复快的短纯音作刺激并将电位进行叠加,可部分地消去 CM 和 AP,而较清楚地显示 SP。

5.5.3.3 复合动作电位

复合动作电位(compound action potential,CAP),又称听神经动作电位(action potential,AP),是刺激声引发许多听神经纤维同步排放产生的动作电位,传递到电极部位的综合结果。其由一系列短振幅的负向波组成,包括 N1、N2 和 N3。有作者将短声引出的来自基底膜全长的神经活动电位称为"全神经动作电位"(whole-nerve AP,WNAP),而电位用具有频率特性的刺激引出的称为复合动作电位。

1.CAP 的来源

当耳蜗毛细胞接受机械刺激后,传入神经递质谷氨酸与突触受体结合,使突触后膜即传入树突去极化,产生 CAP。因此,CAP 是数以千计的单个听神经同步放电之总和,是一种交流电。N1 来源于听神经的远中段,即内毛细胞到螺旋神经节细胞胞体;N2 可能来源于听神经的近中段,即螺旋神经节细胞胞体到耳蜗核,也可能来源于耳蜗核的某些结构。

2.CAP 的记录

刺激声常用短声或滤波短声,刺激重复率为 10 次/s,一般不得超过 20 次/s。放大器滤波范围为 80(或 100)～1500(3000)Hz,扫描时间为 10ms 或 20ms,灵敏度为 50μV 或 100μV,叠加次数为 256～512 次。必须要做出阈值反应,并需在阈值重复几次测试,以期获得确切的反应波形(见图 5-9)。

3.CAP 的特点

在人体 ECochG 记录中,N1 和 N2(AP 的第一和第二负峰)几乎与 ABR 的 I 波和 II 波相同,与刺激相位和持续时间无关。CAP 的幅度、潜伏期与刺激强度成特定的非线性关系,有不应期。CAP 具有真正的阈值,为耳蜗功能重要的指标,也是临床和科研实验中常用的指标。

CAP 的潜伏期随刺激强度增加而逐渐缩短,在反应阈处的潜伏期约 4ms,至 90dB SL 时缩短到约 1.5ms。N2 潜伏期比 N1 延迟 1ms,N3 在延长 1ms 左右出现。

CAP 在高强度时以 N1 为主;在 65dB SL 时,AP 呈"W"形,N1 和 N2 的振幅相等;在低强度时,则以 N2 为主。短声引起的 CAP 的振幅与刺激声强度之间的函数关系可用图 5-10 表示。即从阈值开始,CAP 振幅在一个较小的声强范围内(20～30dB)快速增长;随后在声强增加到 40～60dB SPL 时振幅达到一"中间平台";如果刺激声继续增加,则 CAP 振幅又出现快速增加。上述三个阶段可以简称为"L"(低)段、"平台"和"H"(高)段。"H"段反映了高强度时内毛细胞与相连的神经纤维发出的 N1,也就是说这一组神经单位的活动。N2 则是外毛细胞及与之相连的神经纤维产生的,是"L"段的基础。换句话说,OHC 反映阈值强度(灵敏度),而 IHC 对高强度刺激发

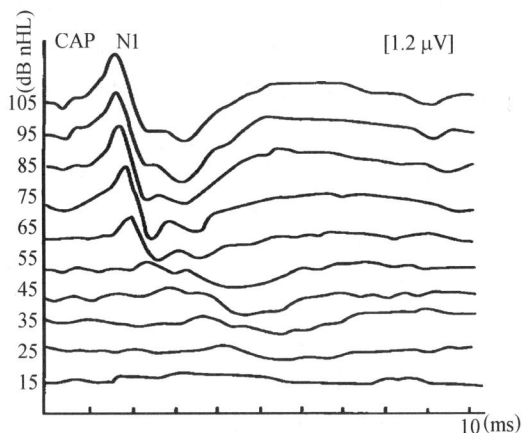

图 5-9　人耳鼓环处记录到的 CAP

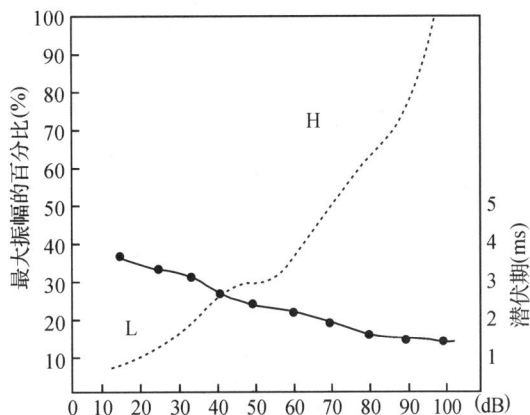

图 5-10　正常耳 CAP 的振幅/强度函数以及潜伏期/强度函数

生反应。一般认为,"L"段的低强度刺激反应由外毛细胞主动放大机制产生,对应于神经纤维的频率调谐曲线(frequency tuning curve,FTC)的尖峰处,是各纤维的CF的反映。"平台"则是外毛细胞放大作用随声强增加而逐渐减小、消失。"H"段是由于高声强时,FTC尾部增宽向低频侧伸展,更多、更广范围神经纤维被兴奋。

图5-11所示为不同类型的CAP振幅/强度函数曲线,A为正常人,B为传导性聋患者,C为高频听力损失患者,D为感音神经性聋患者。第一行显示为上述个体的听力图,第二行显示为其CAP振幅/强度函数曲线,第三行显示为可能的耳蜗电图。

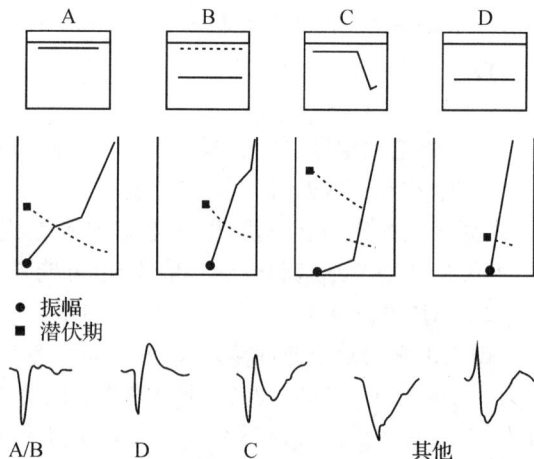

图5-11 几种不同听力个体的CAP振幅/强度函数曲线及耳蜗电图

5.5.4 耳蜗电图的临床应用

耳蜗电图的临床应用主要有以下三个方面:①辅助判断ABR的Ⅰ波;②术中监控耳蜗毛细胞和听神经功能;③监控梅尼埃病(Meniere's disease)。此外,耳蜗微音电位常在听神经病以及耳蜗正常但听神经损坏的患者中出现异常。近年来,也有学者指出耳蜗微音电位也可以作为噪声损伤暂时性阈移的一项检测指标。

5.5.4.1 辅助判断ABR的Ⅰ波

在重度感音神经性听力损失时,ABR Ⅰ波不能清晰分辨(或在ABR中未记录到Ⅰ波)时,可用CAP代替Ⅰ波计算ABR的Ⅰ-Ⅴ波间期。

5.5.4.2 监控梅尼埃病

ECochG可对膜迷路积水变化情况进行监测,是目前临床上针对梅尼埃病常用的一项检测技术。耳蜗电图SP/AP振幅的比值可以为诊断梅尼埃病提供参考。基底膜振动的不对称是SP产生的基础,一般认为由于膜迷路积水,内淋巴量的增加使基底膜的力学特性改变,膜迷路积水加强了这种不对称,就使SP加大。AP和SP的绝对振幅有很大的个体差异,SP和AP的振幅比则较恒定。一般将SP/AP比值大于或等于0.45(或者0.4)视为异常。

除诊断梅尼埃病外,外淋巴瘘和突发性耳聋的耳蜗电图也会表现出异常。正常SP/AP比值图和异常SP/AP比值图见图5-12。

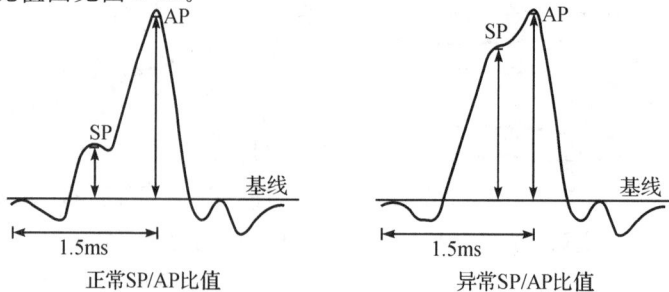

图5-12 正常SP/AP比值图和异常SP/AP比值图

5.5.4.3 耳蜗电图应用的局限性

耳蜗电图在临床上并未得到广泛的运用,其中最主要的原因如下:①由于其测试技术上存在困难,难以去除噪声的影响,导致记录的结果缺乏可靠的正常值以及判断标准。为了尽可能地降低噪声,提高信噪比,记录电极尽可能地接近记录源,电极就需要尽量小并深入外耳道直至鼓膜(耳道必须清洁)。②耳蜗电图的测试结果缺乏可靠的正常值。在解释耳蜗电图结果时,一定要有多次重复测试后获得的结果。通过多次测试,如果各次测试的结果相似,那么标准差小,其最后的结果就可能是正确的。如果通过多次测试获得的 SP/AP 比值偏差很大,那么测试结果的可信度就大为降低。目前,关于耳蜗电图的正常值置信区间的研究还很少。实际上,耳蜗电图测试的标准很粗略,耳蜗电图常由于测试者(仪器)的偏差而不同。很多情况下,测试者喜欢选择那些看起来"类似"的测试结果,删除不"类似"的结果,但是这样可能造成对随机噪声的"响应"而丢失了有用的信息,故应该保留所有的结果,以便来观察噪声水平的影响。③耳蜗电图的记录还受到听力损失程度的影响。当受试者有感音神经性听力损失时,耳蜗电图的测试结果并不可靠。听力损失超过 40dB 时,就很难记录到 EcochG 波形。因此,对高频听力损失的人群,特别是大多数老年人,他们的耳蜗电图的正常值应设定得更高些。④正确解释 EcochG 结果必须具备良好的判断力、经验和临床知识。以梅尼埃病为例,约 6% 的正常人尸检有内耳水肿,因此理论上正常人中至少有 6% 可测得耳蜗电图结果阳性。但梅尼埃病的发病率只有 1/2000(0.2%)。所以使用耳蜗电图诊断梅尼埃病就会得到较高的假阳性率,而那些同时患有听力损失和梅尼埃病的人其测试结果往往更难解释。综上所述,耳蜗电图在临床上基本不作为评估听力损失程度的方法。

表 5-4 为耳蜗电图记录中常用的参数设置。

表 5-4 EcochG 参数设置

电极放置:

记录电极:外耳道、鼓膜、鼓岬或圆窗

参考电极:对侧耳垂、乳突、外耳道

接地电极:鼻根或同侧耳垂

信号平均设置:

开窗时间:5～10ms

放大倍数:50000～100000 倍(鼓膜外方法,ET)

　　　　　500～25000 倍(鼓膜穿刺方法,TT)

滤过带宽:5～3000Hz

扫描次数:1000～1500(ET)

　　　　　100～200(TT)

刺激声设置:

类型:宽带短声(broadband clicks,BBC),短纯音(toneburst,TB)

持续时间(BBC):100ms 电脉冲

包络(TB):2ms 线性上升/下降,5～10ms 平台期

极性:疏波和密波(BBC),交替波(TB)

重复速率:11.3/s

给声强度:95～85dB HL(125～115dB peSPL)

5.6 听性脑干反应

听性脑干反应(auditory brainstem response,ABR)是通过头皮电极记录听神经和脑干通路对于瞬态声刺激信号的一系列短潜伏期听觉诱发反应。这些反应波通常在刺激后10ms内(婴幼儿的时间会长于10ms)出现,从颅骨表面记录到的5~7个正相波,依次用罗马数字来表示即Ⅰ、Ⅱ、Ⅲ、Ⅳ、Ⅴ、Ⅵ和Ⅶ波。ABR各波均为突触后电位,通过各波潜伏期的变化可了解神经冲动传导是否受各种病理因素的影响而引起神经传导阻滞,从而反映听神经和听觉低位中枢的功能状态,反映听敏度和脑干听通路的神经传导能力。

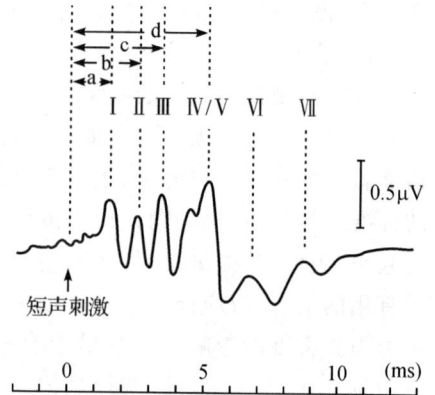

图5-13 正常人听性脑干反应
(a为Ⅰ波潜伏期,b为Ⅱ波潜伏期,
c为Ⅲ波潜伏期,d为Ⅴ波潜伏期)

ABR在仅25周龄即娩出的早产儿身上就能被检测到,且不易受睡眠、镇静及注意力等影响。检查过程对受试者无损伤,无痛苦,无需麻醉。ABR反应阈与行为听阈值有良好的相关性。因此,对于由于发育阶段或伴有其他残疾无法从传统行为测试中获得可靠听阈的婴幼儿,均可采用ABR测试来评估。

5.6.1 听性脑干反应测试技术

5.6.1.1 测试前准备

1.询问病史

在进行ABR测试之前,应先了解病史。通过询问病史,了解测试的目的、听力减退的病史,有无头部外伤、饮酒、用药史,有无内科或神经科疾患。传音性和感音神经性听力减退可影响脑干反应的潜伏期和峰间潜伏期,特别是高频听力减退的患者,可使脑干反应难以分析。因此,测试ABR之前应先作纯音测听;如不能测听,则应通过询问病史估计有无高频听力损失。

2.患者安置

尽可能让患者了解测试的无创性、安全性,可以让患者半卧、卧位或坐位接受测试,告诉患者完全放松,可以入睡。对于婴幼儿,必要时可以在医生的指导下使用镇静剂(如水合氯醛)。

5.6.1.2 皮肤准备及电极放置

测试前,皮肤应当按照要求处理好。具体处理步骤如下:①选择前额发际、鼻根、左右耳乳突或耳垂四个部位,先用酒精棉擦拭表面油脂;②再用磨砂膏打薄皮肤角质层以减少电阻;最后再用酒精棉将表面磨砂膏擦拭干净(注意:如果受试者为婴幼儿,第②步可以省去,避免伤害到婴幼儿稚嫩的皮肤)。将涂好导电膏的银盘电极片贴在相应部位,并按照仪器说明要求将电极线连好,一般前额发际处放记录电极,鼻根部放接地电极,左右耳放参考电极。电极与皮肤间的电阻需小于$10k\Omega$,电极间电阻最好小于$5k\Omega$,若过大则可能引入干扰信号。

电极放置的位置对ABR记录有一定的影响。记录电极放在颅顶或者前额部发际时,两者记录出来的电反应差异较小,但后者标记清楚,操作起来方便得多。参考电极放在同侧乳突时,除比在同侧耳垂记录到的波形稍小外,其余反应基本相同。如用外耳道电极代替耳垂电极,则Ⅰ波较大,但后者 V 波清晰。如参考电极放在对侧乳突或耳垂,则引出的 Ⅰ 波很小,甚至缺失。

5.6.1.3　刺激声类型及测试参数

1.刺激声类型

ABR 是一种给声反应,依赖于神经冲动发放的同步化程度,所以上升时间短的刺激是理想的声刺激信号。上升时间越短,反应的同步化越好。此外,同步化主要发生在耳蜗基底圈,越往顶圈,同步化程度越差。临床上最常用的刺激声信号有两种,即短声(click)和短纯音(tone burst)。

短声具有刺激频率快、刺激频段宽及听觉神经同步性好等优点,且随着刺激强度的减少,各波振幅减小,V 波最后消失。临床上,常以引出 V 波的最小短声强度作为脑干听性反应的阈值。但短声的频率特性差,无法获得患者完整的听力状况。

短纯音有纯音的频率特性,也有一定的上升、下降时间,时程从数毫秒至数十毫秒不等。但得到的 ABR 反应较小,波形分化不如短声 ABR 明显,尤其是低频的短纯音(250Hz,500Hz,1000Hz),这与神经元群的同步程度差有关。因此,为了达到"频率特性"与"波形反应"间的平衡,常用的短纯音需要用不同的门控技术(线性、Blackman、Hanning 等)来控制短纯音的上升、下降和平台时间。用短纯音作为刺激时,ABR 的 V 波潜伏期可与刺激声的频率呈反比,即频率高时 V 波潜伏期较短,而频率低时 V 波潜伏期较长。短纯音 ABR 测试更加费时,阈值判定有一定的难度,需要更加有经验的测试者才能得到可靠的结果。但这种具有频率特异性的检测方法,在儿童听力损失的诊断、助听器选配和康复评估过程中具有重要的价值。

2.测试参数选择

(1)刺激速率:通常采用短声或高频短音,相位交替,刺激的重复率为 11.1 次/s,或刺激速率为 11.1Hz。刺激速率低,则波形清晰,但测试时间延长;提高刺激速率,则波形振幅变小,潜伏期和波间期延长,测试时间缩短。因此,用于阈值测试或听力筛查时,刺激速率增加至 30~50Hz;用于神经检查时,刺激速率通常为 10~20Hz。

(2)滤波设置:一般滤波设置高通滤波截止频率为 20~30Hz;低频短纯音刺激时,可设为 10~20Hz。滤波设置过低的话,肌肉和脑电活动会干扰反应;过高,则反应的较慢成分会失真,特别是 V 波后的负波。低通滤波截止频率为 1500~3000Hz,设置过低会影响潜伏期和振幅,过高会使高频噪声变得明显。

(3)扫描时间(或开窗时间):10ms,婴幼儿增至 15~20ms。短纯音刺激时,扫描时间增加至 15~20ms,婴幼儿增至 20~25ms。

(4)灵敏度:25~50μV。以利于信号通过伪迹排斥线(±10μV),同时将噪声信号排除。

(5)叠加次数:成人为 1024 次,婴幼儿为 2048 次,有时需要 3000~4000 次。

5.6.1.4　波形辨认

虽然通过改善测试条件、优化参数设置等措施可以使波形清晰易认,但对初学者来说,判断和识别 ABR 波形仍有一个经验积累过程。一般可以采用以下方法来提高波形辨认正确性。

1.根据主观听阈测试判断

采用所测试的刺激声(如短声)做主观听阈测试,测试方法和纯音测听方法相同。一般 ABR V 波反应阈与短声主观听阈可相差 5~10dB,但不可超过 10dB。

2. 从潜伏期的变化来判断

虽然国内外各个实验室在不同刺激声强度下测得的 ABR 各波潜伏期不尽相同,但了解 ABR 各波潜伏期的大致情况有助于初学者正确判断各波位置。大致上,在 75dB nHL 刺激声强度时,正常成年人 ABR 的 Ⅰ 波潜伏期在 1.3～1.8ms,Ⅱ 波潜伏期在 2.5～2.9ms,Ⅲ 波潜伏期在 3.6～3.9ms,Ⅳ 波潜伏期在 4.6～5.0ms,Ⅴ 波潜伏期在 5.4～5.8ms。

在阈值强度时,正常耳 ABR 的 Ⅴ 波潜伏期在 8～9ms。如果是单耳听力下降,可在同一感觉级声强情况下测试双耳 ABR。正常青年人一般 Ⅰ～Ⅲ 波间期小于 2.5ms,Ⅰ～Ⅴ 波间期小于 4.5ms,Ⅲ～Ⅴ 波间期小于 2.2ms。如果双耳的 Ⅴ 波潜伏期差大于 0.4ms,则说明有异常。

3. 利用波形重复性来判断

每一强度或每一变化参数后的结果最好测试 2 次,以比较重复性。如波形难以判断,可在同一强度下,重复测试 3 次,如果有 2 次波形基本相同,则可确定波形。在接近阈值水平时,可重复 4～8 次。重复出现的潜伏期相差不应在 0.1ms 以上,振幅最好在 5% 的变异范围之内。当怀疑蜗后病变时,尤其要多重复几次。必要时还可随访跟踪,隔一定时间后再复查一次。

4. 根据各波的特点来辨认

ABR 各波有一些特点,可以根据这些特点来辨认各波。例如,增加刺激强度、降低刺激重复率或从外耳道中记录,可使 Ⅰ 波振幅加大;Ⅲ 波振幅一般高于 Ⅰ 波;Ⅴ 波常是最高的一个峰,随后往往是一个大的负波"切迹"。改变给声重复率和降低声强,对 Ⅴ 波出现率的影响较小。在其他波消失后,Ⅴ 波还可继续存在。Ⅴ 波和 Ⅳ 波常合成一个复合波,有时甚至仅呈一细小的曲折点,难以辨认。

5.6.1.5 ABR 阈值判断

一般先采用 60～70dB nHL 的刺激强度,如果 60～70dB nHL 强度时波形不佳,则可增加强度 10～20dB,直至能清晰辨认 Ⅰ 波、Ⅲ 波及 Ⅴ 波波形。再以 10dB 一档减低刺激强度,得出不同强度的结果。在证实对每耳刺激都引不出波时或肯定它们消失之后,检查才可结束。

短纯音刺激诱发的脑干反应阈平均在行为听阈之上 10～20dB,其低频反应阈则接近行为听阈。正常婴幼儿短声的脑干反应阈:出生时,为 30dB nHL;6 个月时,为 20dB nHL;1 岁时,为 16dB nHL;2 岁时,为 12dB nHL;5 岁时,约为 8dB nHL。

5.6.2 ABR 的相关影响因素

5.6.2.1 年龄与性别

从出生到出生后几周内,新生儿的 ABR 表现可能有所不同。这与中枢神经系统的成熟过程有关,也与婴儿常常处于觉醒、睡眠交替状态有关。新生儿的 Ⅰ 波振幅较大、潜伏期较长,Ⅴ 波的潜伏期亦较成人长。随着发育成熟,新生儿 Ⅰ 波潜伏期逐渐变短,6 个月以后基本达到正常成人值;Ⅴ 波潜伏期通常在 18 个月时达到正常成人值。

成人脑干反应的潜伏期、振幅和波形一般不随年龄的增长而变化,也有研究者认为 50～60 岁后 Ⅰ～Ⅲ 波间期稍长。

成人女性的 Ⅲ 波、Ⅴ 波潜伏期比男性的短,但儿童无性别间差异。

5.6.2.2 药物

ABR 不易受药物的影响。巴比妥类药物等对脑干反应无影响。水合氯醛等减小肌源性伪迹对脑干反应的清晰辨认还有帮助。酒精及具有降低体温作用的麻醉剂可使脑干反应潜伏期延长。

5.6.2.3 受试者状态

一般认为,是否用镇静剂和是否睡眠对脑干反应影响不大。也没有长时间的习服现象,在1h的测试时间内,前后测试结果并无差别。

5.6.3 听性脑干反应波形来源

Ⅰ波:是由第八对颅神经远端部分的复合听神经动作电位产生的,这种反应被认为来自第八对颅神经(第一级神经元)的传入神经在离开耳蜗进入内听道的活动。

Ⅱ波:是由近端第八对颅神经进入脑干部分的活动所产生的电位记录。

Ⅲ波:起源于在耳蜗核神经元或者附近的第二级神经元活动(第八对颅神经的上行)。文献表明,Ⅲ波产生于听觉脑桥尾部分。耳蜗核包含大约 10 万个神经元,其中大部分由第八神经纤维支配。

Ⅳ波:常与Ⅴ波一起组成波峰,被认为是来自脑桥第三级神经元活动,其大多位于上橄榄复合体的神经元,其他可能来自耳蜗核和外侧丘系核的神经元。

Ⅴ波:在临床上常用于阈值的判断,其生成可能反映了多个解剖听觉结构的活动。虽然对于Ⅴ波的精确起源存在一些争论,但它来自下丘脑附近的这个观点得到了大多数学者的认同。此外,第二级神经元活动可能以某种方式成为Ⅴ波的一部分。下丘脑是一个复杂的结构,超过99%的较低的听觉脑干通过外侧丘系到达下丘脑的轴突。

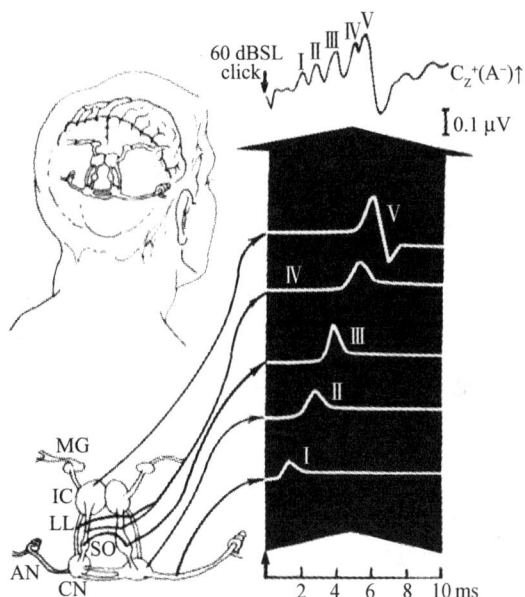

图 5-14 听性脑干反应波来源示意图

Ⅵ波和Ⅶ波:一些学者提出两者的起源来自丘脑(内侧膝状体),但实际的精确起源仍未知。

5.6.4 ABR 的临床应用

5.6.4.1 新生儿听力筛查

过去的 15 年间,ABR 技术已逐渐在新生儿听力筛查中得到了广泛应用。自动听性脑干反应和耳声发射(OAE)技术相结合的测试方法,以及设备的可用性,使新生儿听力检测的准确性和成本效益得到极大提高。临床试验表明,作为有效评价新生儿听力筛查工具的自动听性脑干反应(automated ABR,AABR)测试,灵敏度可接近 100%,特异性可达 96%～98%。短声 ABR与听觉频率范围在 1000～4000Hz 的灵敏度高度相关。AABR 测试使用比较轻的刺激声,一般采用 35～40dB nHL 刺激强度来判断Ⅴ波的存在与否,每只耳都可以受到独立评估,不需要操作人员的解释;可用在不受环境噪音干扰的病房;技术类似传统的 ABR 技术,但是给声强度固定,仪器全自动进行测试,最后只显示通过(pass)或未通过(refer),其他更详细的结果不需要解释,故经过训练的医务人员就可以操作(例如护士、技术人员等)。AABR 测试不足之处是可能遗漏一部分听力损失的患儿,例如高频听力损失(4000Hz以上)。但据国外学者统计来看,AABR测试在新生儿筛查中的假阴性率(未检出率)低于4%。新生儿听力筛查具体内容见相关章节。

ABR可以用来检测新生儿中发生的听神经病或神经传导障碍。因为ABR能反映听神经和脑干功能,这些婴儿可以表现为ABR筛查结果异常,甚至有时候表现为外周听力正常。而未通过新生儿听力筛检的婴儿不一定有听力问题。ABR筛查结果异常时,后续的诊断随访很重要。特定频率的听力损失诊断评估可以用短纯音等具有频率特异性的刺激声来获得。如图5-15和5-16分别为插入式耳机和头戴式耳机ABR测试。如表5-5为婴幼儿筛查和评估ABR参数设置。

短纯音ABR(Tb-ABR)与纯音听阈(PTA)具有良好的相关性。Tb-ABR的反应阈在听力正常人群通常是10~20dB nHL;感音神经性听力损失成人患者的反应阈通常高于纯音听阈5~15dB。短声ABR与Tb-ABR的结合使用是一项非常有效的听阈评估方法,在完成短声ABR的检测时,可先做一耳2000Hz的Tb-ABR,完成后测试另一耳;再测试左右耳4000Hz的情况;在时间允许的情况下,加做低频短纯音诱发的ABR测试可以使对整个言语频率范围听阈的评估更加完整,从而使临床助听器的选配更加安全准确。检查的原则就是用最少的时间获得最有价值的听觉信息。

ASHA建议0~5岁儿童ABR听阈正常值为:①气导:500Hz 30~40dB nHL,2000Hz 20~30dB nHL,4000Hz 20~30dB nHL;②骨导:500Hz 20dB nHL,2000Hz 30dB nHL,4000Hz 30dB nHL。图5-17为一个5个月大婴儿的Click ABR测试结果。图5-18为3个月大男孩测试结果。图5-19为青年人Tb-ABR测试结果。图5-20和5-21为ABR测试报告样单。

5.6.4.2 蜗后病理鉴定

听觉脑干反应听被认为是一种有效的蜗后病变筛检工具,如听神经瘤(acoustic neuroma)或前庭神经鞘瘤(vestibular schwannoma)。在怀疑蜗后病变的诊断中,如ABR测试结果异常提示需要磁共振(MRI)来进一步诊断桥小脑角部分的病变。

第八对神经病理临床症状可能包括以下内容:非对称或单侧感音神经性听力损失;非对称的高频听力损失;单侧耳鸣;与一般的感音神经性听力损失情况比较,单侧或双侧的言语识别率相对比较差;外周听力正常的情况下,声音感知失真。ABR的测试结果受各种蜗后病理、感音神经性听力损失的程度、不对称的听力损失、检测时各种测试参数和患者本身因素的影响。上述这些影响必须在操作和分析ABR结果时充分考虑。相关的研究结果提示,蜗后病理可能包括以下任何一个或多个表现:耳间绝对潜伏期差值-V波(IT5)延长;I-V波间期延长;V波绝对潜伏期与标准数据相比延长;I-Ⅲ、I-V、Ⅲ-V绝对潜伏期和波间期与标准数据相比延长;所涉及的病变耳会出现ABR引不出的结果。

一般情况下,ABR测试对蜗后病变具有90%以上的敏感度(sensitivity)和70%~90%的特异性(specificity);对于小肿瘤的敏感性不高。因此,如受试者的ABR结果正常,需对其进行为期6个月的后续听力监测,包括观察其听力敏感度或耳鸣情况的变化。另外,MRI增强检测已成为新的诊断标准,可识别很小(3mm)的前庭神经鞘瘤。虽然传统ABR测试的敏感度受到肿瘤大小的影响,但最近的研究表明,采用堆栈(stacked derived-band)ABR测试观察其振幅,非常小的肿瘤有可能获得更准确的检测,关于堆栈ABR的详细信息,感兴趣的读者可参阅其他书籍。

此外有研究表明,耳鸣患者ABR的潜伏期虽然在正常范围之内,但相比于无耳鸣的患者,其潜伏期偏长,提示临床可以通过观察ABR的潜伏期监测和进一步了解耳鸣情况。ABR也被用于预测昏迷患者。研究人员发现,在Glasgow Ⅲ度昏迷病例中,ABR异常的患者较ABR正常的患者死亡概率更高。

5.6.4.3 术中监测

听性脑干反应与耳蜗电图一样常在手术中使用,能提供早期外周和中枢神经系统的神经生理状态的变化。进行术中监测可以有效地防止神经功能障碍和预防术后听力损失。第八对颅神经或桥小脑角肿瘤患者,即使在听觉神经解剖学上看听觉通路一直保存完好,术后听力也会减弱或完全丧失。Ⅰ波由第八对颅神经电活动产生,可以为耳蜗的血流量提供宝贵的实时信息。缺血是手术中造成相关听力损失的主要原因,即可以通过密切监测Ⅰ波的任何延迟或振幅减少的变化来获得有用信息。Ⅰ-Ⅱ和Ⅰ-Ⅱ波间期可提供第八对颅神经远端和近端的信息。Ⅴ波和Ⅰ-Ⅴ波间期可用来监测潜伏期和波幅的改变。Ⅰ-Ⅴ波潜伏期可以提供第八对颅神经到听觉脑干通路完整性的信息。

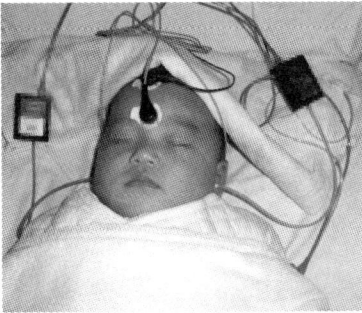

图 5-15 小儿 ABR 测试(插入式耳机)

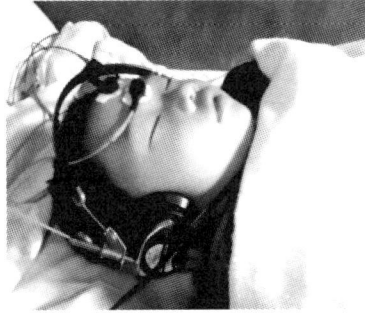

图 5-16 小儿 ABR 测试(头戴式耳机)

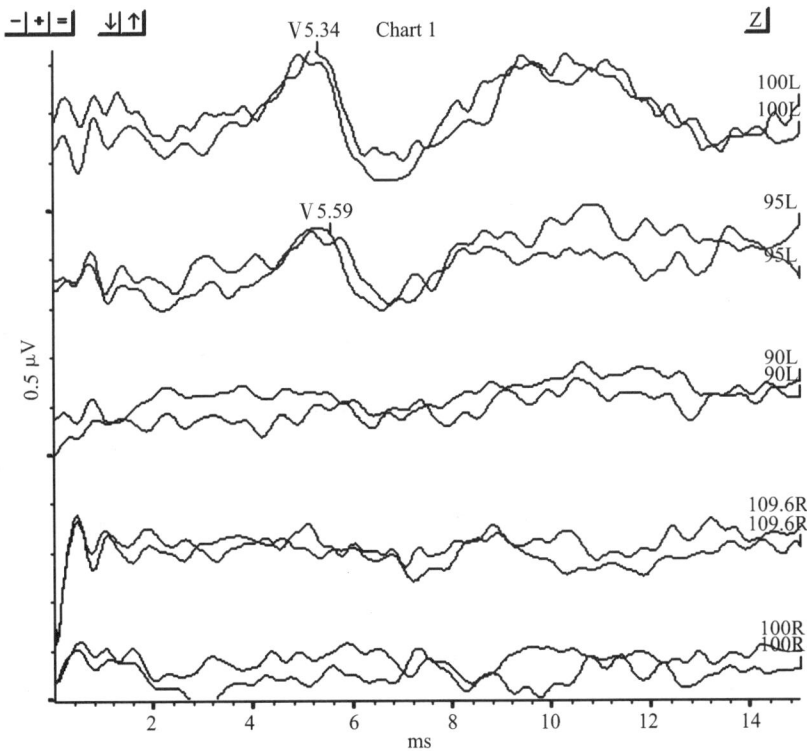

图 5-17 Click-ABR 测试结果。5 个月大婴儿左耳 95dB nHL 给声可见明显 Ⅴ波,右耳最大给声(109.6dB nHL)未见明显 Ⅴ波

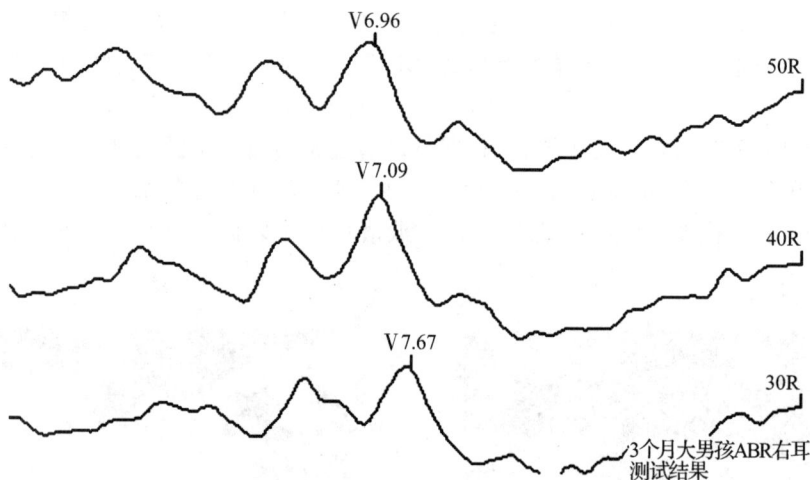

图 5-18　3 个月大男孩 Click-ABR 右耳测试结果，波形明显，分化好

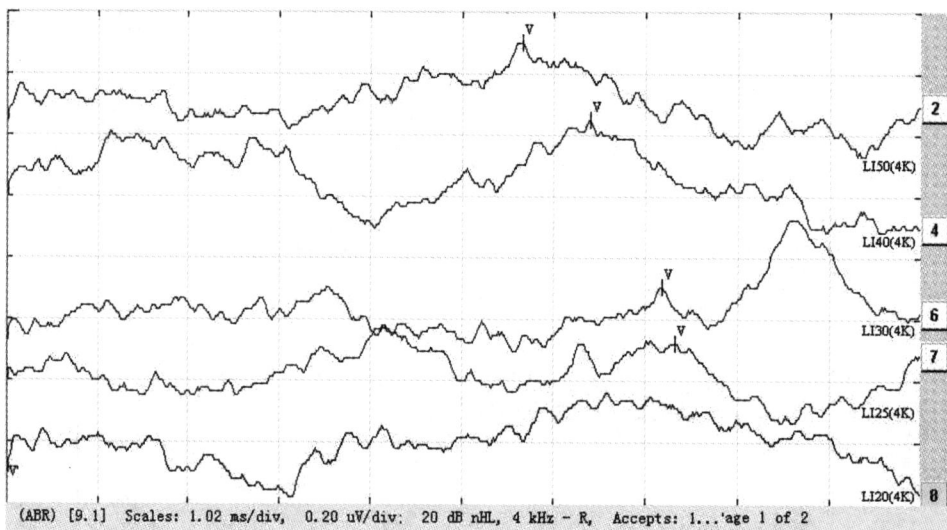

图 5-19　正常青年人短纯音 ABR-4000 Hz 结果

Examiner: ███████
Site: 浙江中医药大学听力与言语科学学院

AEP Report

Examined: 2012-4-11 12:19

Patient reference:
　　Patient name: ███████

Clinic ref:
　　Site:
　　　　浙江中医药大学听力与言语科学学院

　　Date of birth: 2011-12-24
　　　　Gender: Female
Gestational age: n/a
　　Keywords:
　　　　Notes:

Examiner: JP
Exam date: 2012-4-11 12:19

Chart 2 -- Waveforms

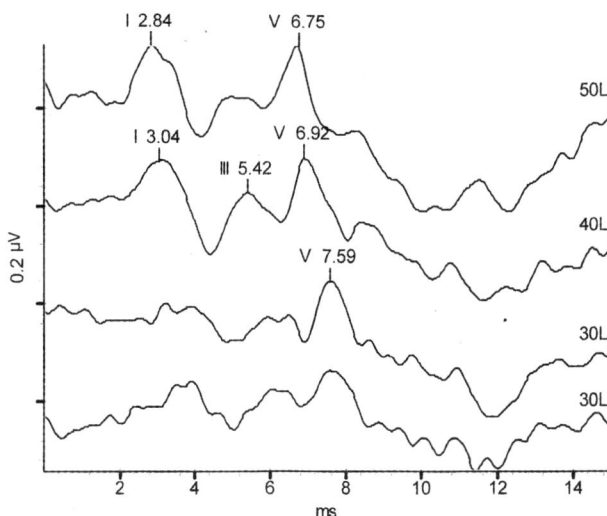

Chart 2 -- Measurements

Trace	Ear	Stim Level	I-III Interv	III-V Interv	I-V Interv	I/V Ratio
T5 50.0 dB nHL L 33.10 Hz [5]	Left	50.0 dB nHL			3.92ms	
T6 40.0 dB nHL L 33.10 Hz [6]	Left	40.0 dB nHL	2.38ms	1.50ms	3.88ms	
T7 30.0 dB nHL L 33.10 Hz [7]	Left	30.0 dB nHL				
T8 30.0 dB nHL L 33.10 Hz [8]	Left	30.0 dB nHL				

Chart 2 -- Waveform details

Trace	Ear	Stim Level	Mask Level	Stim Type	Stim Pol.
T5 50.0 dB nHL L 33.10 Hz [5]	Left	50.0 dB nHL	10.0 dB nHL	100 us click	Rarefaction - Negative
T6 40.0 dB nHL L 33.10 Hz [6]	Left	40.0 dB nHL	0.0 dB nHL	100 us click	Rarefaction - Negative
T7 30.0 dB nHL L 33.10 Hz [7]	Left	30.0 dB nHL	Not used	100 us click	Rarefaction - Negative
T8 30.0 dB nHL L 33.10 Hz [8]	Left	30.0 dB nHL	Not used	100 us click	Rarefaction - Negative

Trace	Rep Rate	Sweeps	Rejected	HP filter	LP filter
T5 50.0 dB nHL L 33.10 Hz [5]	33.10 Hz	2006	0.05 %	30 Hz @ -6 dB 12 dB/oct RC	1.5 kHz linear phase>40dB/oct
T6 40.0 dB nHL L 33.10 Hz [6]	33.10 Hz	2006	0.00 %	30 Hz @ -6 dB 12 dB/oct RC	1.5 kHz linear phase>40dB/oct
T7 30.0 dB nHL L 33.10 Hz [7]	33.10 Hz	2006	0.00 %	30 Hz @ -6 dB 12 dB/oct RC	1.5 kHz linear phase>40dB/oct
T8 30.0 dB nHL L 33.10 Hz [8]	33.10 Hz	2006	0.00 %	30 Hz @ -6 dB 12 dB/oct RC	1.5 kHz linear phase>40dB/oct

Printed: 2012-4-11 16:37

图 5-20　ABR 测试报告样单

Examiner: ▓▓▓▓

Site: 浙江中医药大学听力与言语科学学院

AEP Report

Examined: 2012-4-11 12:19

Chart 2 -- Waveform details

Trace	Test set
T5 50.0 dB nHL L 33.10 Hz [5]	33.1/s Click ABR Ipsi only (1 ch) - Infant
T6 40.0 dB nHL L 33.10 Hz [6]	33.1/s Click ABR Ipsi only (1 ch) - Infant
T7 30.0 dB nHL L 33.10 Hz [7]	33.1/s Click ABR Ipsi only (1 ch) - Infant
T8 30.0 dB nHL L 33.10 Hz [8]	33.1/s Click ABR Ipsi only (1 ch) - Infant

Chart 1 -- Waveforms

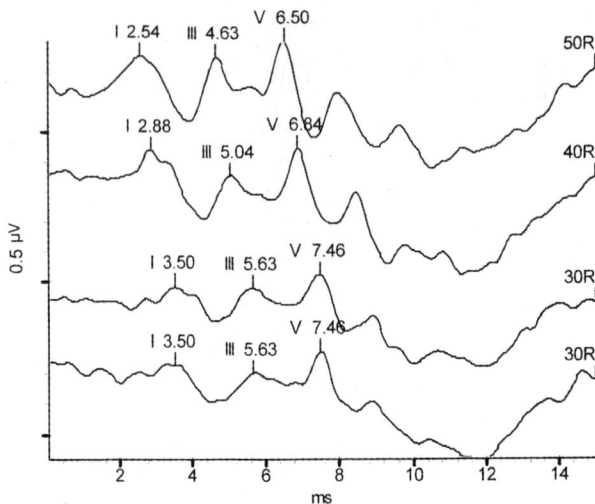

Chart 1 -- Measurements

Trace	Ear	Stim Level	I-III Interv	III-V Interv	I-V Interv	I/V Ratio
T1 50.0 dB nHL R 33.10 Hz [1]	Right	50.0 dB nHL	2.08ms	1.88ms	3.96ms	
T2 40.0 dB nHL R 33.10 Hz [2]	Right	40.0 dB nHL	2.17ms	1.79ms	3.96ms	
T4 30.0 dB nHL R 33.10 Hz [4]	Right	30.0 dB nHL	2.13ms	1.83ms	3.96ms	
T3 30.0 dB nHL R 33.10 Hz [3]	Right	30.0 dB nHL	2.13ms	1.83ms	3.96ms	

Chart 1 -- Waveform details

Trace	Ear	Stim Level	Mask Level	Stim Type	Stim Pol.
T1 50.0 dB nHL R 33.10 Hz [1]	Right	50.0 dB nHL	10.0 dB nHL	100 us click	Rarefaction - Negative
T2 40.0 dB nHL R 33.10 Hz [2]	Right	40.0 dB nHL	0.0 dB nHL	100 us click	Rarefaction - Negative
T4 30.0 dB nHL R 33.10 Hz [4]	Right	30.0 dB nHL	Not used	100 us click	Rarefaction - Negative
T3 30.0 dB nHL R 33.10 Hz [3]	Right	30.0 dB nHL	Not used	100 us click	Rarefaction - Negative

Trace	Rep Rate	Sweeps	Rejected	HP filter	LP filter
T1 50.0 dB nHL R 33.10 Hz [1]	33.10 Hz	1836	0.11 %	30 Hz @ -6 dB 12 dB/oct RC	1.5 kHz linear phase>40dB/oct
T2 40.0 dB nHL R 33.10 Hz [2]	33.10 Hz	2006	0.00 %	30 Hz @ -6 dB 12 dB/oct RC	1.5 kHz linear phase>40dB/oct
T4 30.0 dB nHL R 33.10 Hz [4]	33.10 Hz	2006	0.00 %	30 Hz @ -6 dB 12 dB/oct RC	1.5 kHz linear phase>40dB/oct
T3 30.0 dB nHL R 33.10 Hz [3]	33.10 Hz	2006	0.00 %	30 Hz @ -6 dB 12 dB/oct RC	1.5 kHz linear phase>40dB/oct

Printed: 2012-4-11 16:37

Page 2 of 3

图 5-21 ABR 测试报告样单

表 5-5　婴幼儿听力筛查和评估 ABR 参数设置

气导短声 ABR 参数设置：

　　电极放置：

　　　　记录电极：前额或颅顶

　　　　参考电极：同侧乳突或耳垂

　　　　　　　　　对侧乳突或耳垂

　　　　接地电极：鼻根

　　信号平均设置：

　　　　开窗时间：20～25ms

　　　　滤过带宽：高通：20～30Hz

　　　　　　　　　低通：1000Hz

　　　　扫描次数：至少 1500 次，通常 2000 次

　　刺激声设置：

　　　　极性：相位固定

　　　　重复速率：37～41 次/s

　　换能器：TDH39/49 或 ERA-3A，骨导耳机

　　显示：振幅轴放大倍数纵轴 0.1μV＝横轴 1～2ms

气导短纯音 ABR 参数设置：

　　电极放置：

　　　　记录电极：前额或颅顶

　　　　参考电极：同侧乳突或耳垂

　　　　　　　　　对侧乳突或耳垂

　　　　接地电极：鼻根

　　信号平均设置：

　　　　开窗时间：20～25ms

　　　　滤过带宽：低通：20～30Hz

　　　　　　　　　高通：1000～3000Hz

　　　　扫描次数：至少 2000 次，通常 3000～4000 次

　　刺激声设置：

　　　　类型：交替短纯音

　　　　刺激时间方式：2－1－2 周期(2 cycle rise and fall time and 1 cycle plateau)

　　　　包络：linear 或 Blackmann

　　　　重复速率：37 次/s

　　耳机：TDH39/49 或 ERA-3A

　　显示：振幅轴放大倍数：纵轴(振幅轴)0.05 或 0.1μV＝横轴(时间轴)1 或 2ms

骨导 ABR 参数设置：

　　同气导 ABR，当要记录 Ⅰ 波时，刺激速率可以为 19.1 次/s

5.7 听性稳态反应

听性稳态反应(auditory steady-state response，ASSR)是由周期性调幅、调频或既调幅又调频的持续调制声或刺激速率在1～200Hz的短声/短纯音诱发的稳态脑电反应，反应的相位与刺激信号相位具有稳定的关系，故又称为稳态诱发电位(steady-state evoked potential，SSEP)、调幅跟随反应(amplitude modulation following response，AMFR)或包络跟随反应(envelope-following response，EFR)。此外，ASSR的称谓还包括多频稳态反应(multiple steady-state response，MSSR)、多频稳态诱发电位、多频听性稳态反应(multiple auditory steady state response，MASSR)及多频稳态电位等。这些称谓都是指一种ASSR的产生方式：将不同频率(多为500Hz、1000Hz、2000Hz和4000Hz)的声波作为载波，以不同的调制频率(75～110Hz)分别对载波进行调幅调制，调制后的声波在双耳同时给出，利用其与刺激声的锁相特性，这几个调幅调制声能够同时激活耳蜗基底膜上相应的部位产生ASSR，从而得出这几个载频的听阈(见图5-22)。但是目前使用的稳态诱发电位仪不仅有这种方式，还有的电位仪在测试多个频率的听阈时每次只能给出一个刺激声，而稳态反应中除了听性稳态反应之外还有视觉稳态诱发电位。因此，采用ASSR的说法比较合适。

把一个携带信息的信号托附到载波的过程称为调制。载波通常是信号发生器产生的高频正弦波。托附的信息波称做调制波。常用的调制技术有三种：用调制波控制载波的振幅称振幅调制；用调制波控制载波的频率称频率调制；用调制波控制载波的相位称相位调制。

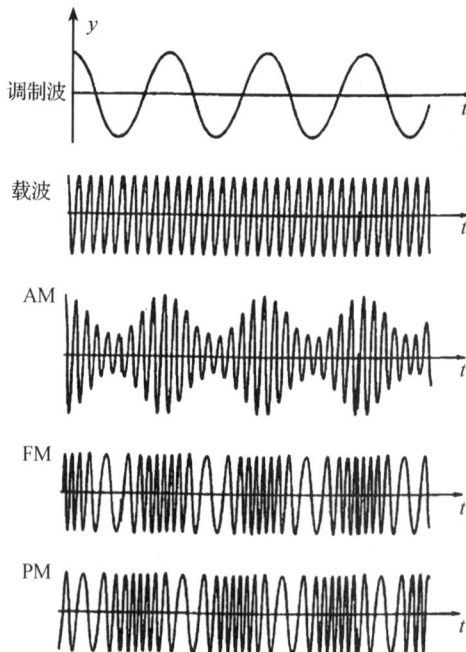

图5-22 几种不同的调制：AM：振幅调制；FM：频率调制；PM：相位调制

ASSR用于听阈测定时，其载波多为500Hz、1000Hz、2000Hz和4000Hz的纯音，调制波为75～110Hz的纯音，可以采用调幅、调频或混合调制(调幅和调频同时进行)三种方法。目前，临床常用调制深度为100%的调幅声进行听阈测定，因为其频率特异性较好，测得的听阈比较接近纯音听阈。

5.7.1　听性稳态反应的起源

与 ABR 不同的是,目前关于 ASSR 的起源尚无定论。各项研究结果显示,ASSR 源于颅内多个位点,听神经元、蜗核、下丘脑和听皮层的神经元都参与了 ASSR 的形成。此外,ASSR 的起源与调制频率有关,与载波频率无关。低调制频率(30~60Hz)的反应潜伏期约为 30ms,类似于中潜伏期反应,反映的是听觉皮层的活动。高调制率(70Hz 以上)的反应潜伏期约为 10ms,类似于 ABR,反映的是听觉脑干活动。也有学者认为,80Hz 的 ASSR 相当于 ABR 的 V 波。当调制频率大于 70Hz 时,ASSR 起源于脑干及低位中脑水平;当调制频率在 20~70Hz 时,ASSR 起源于中脑水平及初级听皮质,包括 40Hz 相关电位;当调制频率小于 20Hz 时,ASSR 起源于大脑颞叶听皮质区。ASSR 的起源部位越高,受意识状态、镇静剂、麻醉的影响越大。

5.7.2　听性稳态反应的产生原理

根据诱发机制,当刺激重复率等于或高于听阈强度给出刺激声时,耳蜗基底膜上对应频率区域内的毛细胞被激活,冲动沿着听觉通路向听觉中枢传递,这种兴奋的发放频率与刺激信号的调制频率一致,脑电图将在原来基础上出现与调制频率同步的反应。这种与调制频率同步或跟随变化的脑电图活动称相位锁定。它说明大脑或者听觉通路某一核团或多个核团对这刺激声信号有相应的稳态反应,即是 ASSR 产生的基础。与短声 ABR 所观察到的不同,在短声 ABR 中,可观察的信息为听觉神经系统产生电活动的强度和时间特性;而在 ASSR 中,可观察到的信息为电活动的强度和频率信息(见图 5-23)。

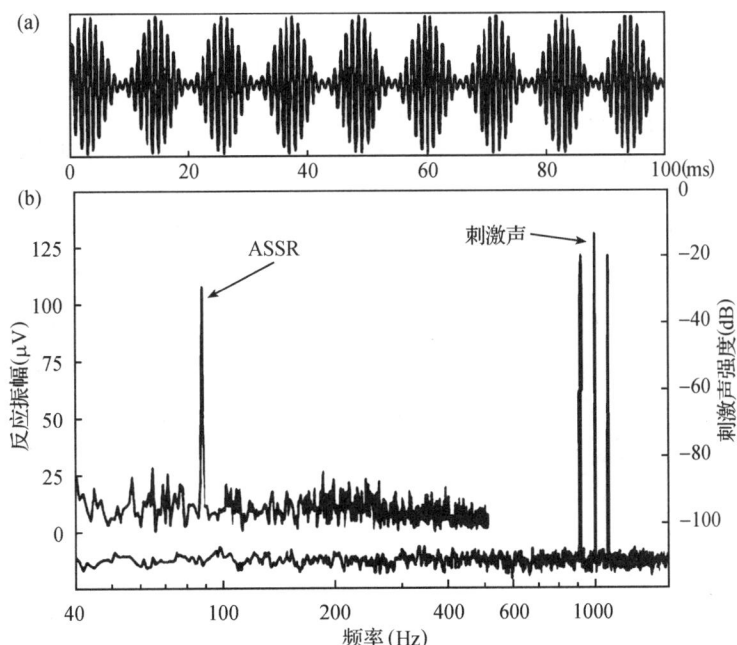

图 5-23　ASSR 刺激声波形图以及刺激声与反应波频谱图

[(a)时域波形图显示刺激声为一个载波 1000Hz、调制频率为 88Hz 的调幅信号;
(b)左侧为 88Hz 处 ASSR 反应波,右侧为刺激声频谱]

5.7.3 听性稳态反应记录

ASSR 常用的调制频率为 75～110Hz,载波频率为 500Hz、1000Hz、2000Hz 和 4000Hz。测试 ASSR 时电极的安放位置同 ABR,即记录电极置于前额正中紧靠发际两耳垂为参考电极,鼻根电极接地,带通通常为 30～300Hz,6dB/倍频程,放大器增益为 10^5 倍,伪迹剔除设置为 $31\mu V$,极间电阻应小于 $5k\Omega$,详见表 5-6。

ASSR 的记录参数包括两个,即反应振幅和相位。在测试仪上用矢量视图(vector view)表示,即以一根线段的长短代表从脑电图中获得的每一个样本的电位振幅,以其角度代表电位相位(即与所给调制信号间的时间延迟)。如果不给测试者刺激声或声音强度低于其听阈,计算机得到的矢量图中线段呈随机分布,即线段的长度和方向分布均匀,如图 5-24(c)矢量线段长短不等,相位随机分布,说明调制信号未能诱发听性稳态反应。如果刺激声高于听阈,图中将出现"成簇"的矢量线段,即线段相对集中于某一区域,出现锁相现象(phase lock)。如图 5-24(d)所示,矢量线段成簇出现,有锁相现象,说明调制信号诱发了听性稳态反应。有锁相现象说明大脑对这一调制声有反应,有 ASSR 引出。但判定有无 ASSR 是通过计算机自动进行的,计算机对所得到的结果进行统计学分析,在给定的统计水平上判定有无 ASSR 存在。因为 ASSR 是否存在的判定是建立在统计学基础上的,即对反应信号与噪声信号进行统计学比较,根据信噪比以剔除噪声的干扰。所以判定错误的概率与统计水平的设定有关。例如把统计水平设定为 1%,则意味着在所有测试中,有 1% 的概率把本不存在的反应误认为存在 ASSR。

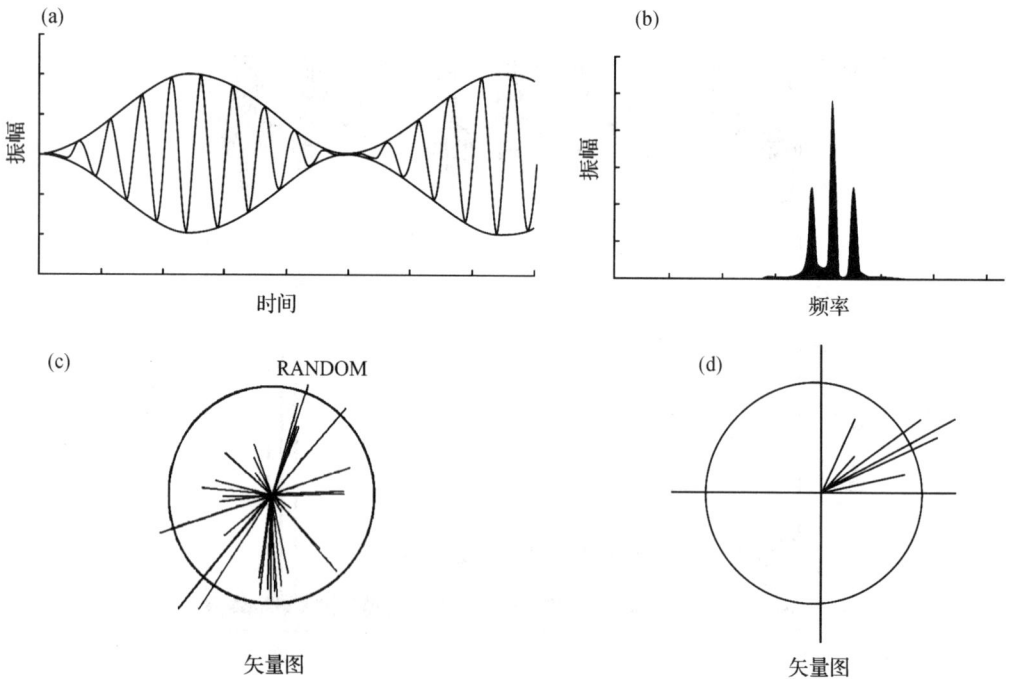

图 5-24　ASSR 测试矢量视图

(a)刺激声时域波形图;(b)刺激声频谱图;(c)ASSR 矢量图(随机反应);(d)ASSR 矢量图(锁相反应)

ASSR 的测试结果以能引出 ASSR 的最小刺激声强度为反应阈,结果以极坐标图、频谱图以及类似纯音听阈图的反应阈值图等多种形式表示(见图 5-25 和 5-26)。其中最常见的为 ASSR 反应阈值图,图 5-26 中箭头向下说明在该水平上的给声能引出锁相反应,判定为受试者对该声音有反应;反之,箭头向上说明在该水平上的给声未能引出锁相反应,判定为受试者对该声音没有反应。

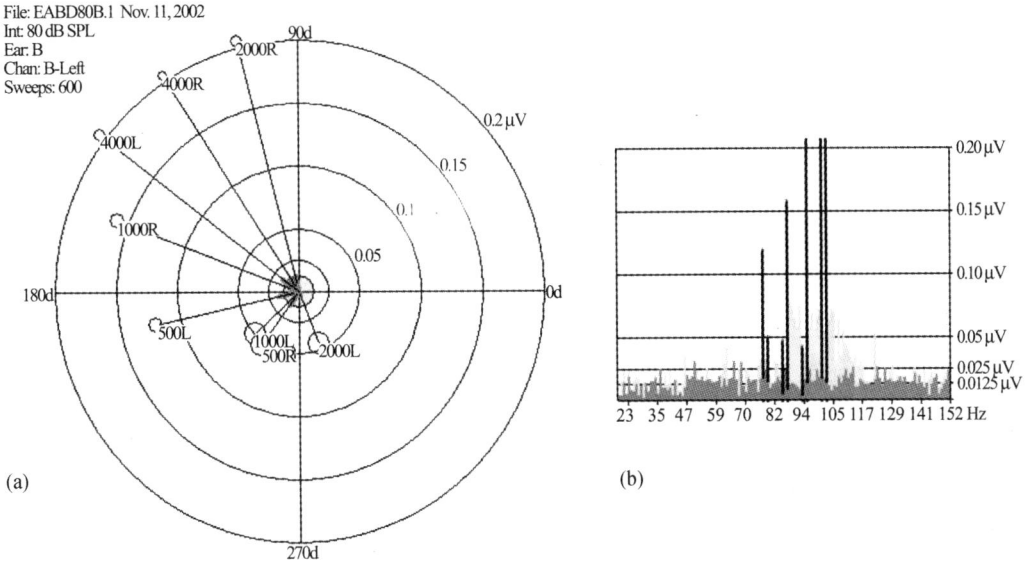

图 5-25 ASSR 结果极坐标图(a)和频谱图(b)

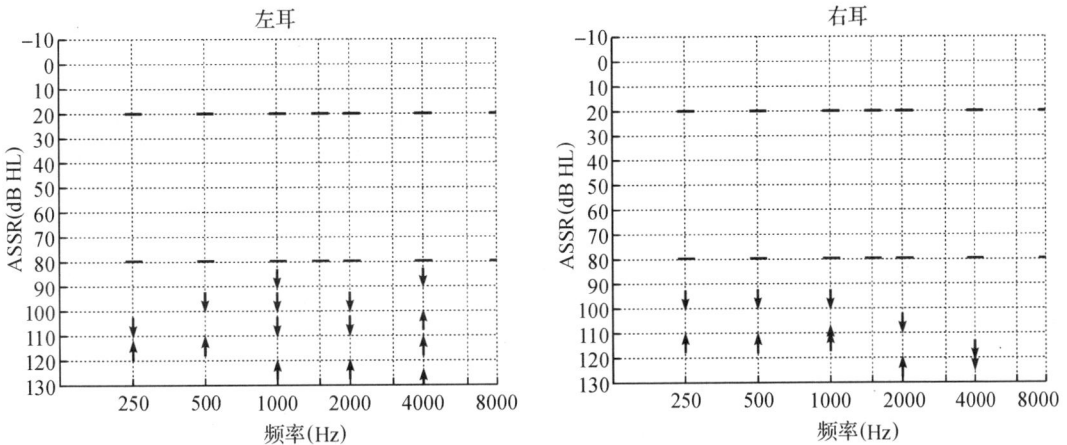

图 5-26 ASSR 测试反应阈图

5.7.4 听性稳态反应的影响因素

对听性稳态反应最重要的影响因素是调制频率与载波频率,它们可以影响潜伏期、反应幅度及反应的持续时间等。

婴幼儿从出生到 12 个月,ASSR 的阈值、振幅和可探测性都有明显的变化。但年龄因素对成年人没有显著影响,听力正常的青年和老年受试者 ASSR 反应的潜伏期和振幅没有显著年龄相关性变化。

ASSR 反应阈值在睡眠状态下与清醒状态无显著差异,可能是因为睡眠不仅减低了 ASSR 振幅,也减低了背景噪声(脑电和肌电噪声)。刺激速率大于 70Hz 的 ASSR 很少受睡眠、镇静剂和麻醉剂的影响。建议参数设置如表 5-6 所示。

表 5-6　ASSR 参数设置

电极放置:
　　记录电极:前额或颅顶
　　参考电极:同侧乳突或耳垂(颈后部)
　　　　　　　对侧乳突或耳垂
　　接地电极:鼻根

信号平均设置:
　　开窗时间:500～1000ms
　　滤过带宽:30～300Hz
　　极间电阻阻抗≤5kΩ

判断标准:相位相关性(PC),与信(反应)噪(脑电反应及肌动波)比有关

刺激声设置:
　　调幅深度:100%
　　调频深度:20%(±10%)
　　载波频率:500Hz、1000Hz、2000Hz、4000Hz
　　Audera 仪器:建议调制频率设定为 74Hz(500Hz),81Hz(1000Hz),88Hz(2000Hz),95Hz(4000Hz)
　　Chartz 仪器(可双耳同步测试):建议小儿睡眠参数设置:左耳:88Hz(500Hz),80Hz(1000Hz),
　　　　96Hz(2000Hz),92Hz(4000Hz);右耳:90Hz(500Hz),82Hz(1000Hz),98Hz(2000Hz),
　　　　94Hz(4000Hz)
　　刺激声水平:常规以 10dB 为步阶
　　起始强度:常规建议为 50dB HL,如果有 ABR 等可预测的结果时,可按照预测的结果来调整

多频刺激声同步给声的研究证明,只要各载频相隔一个倍频程,各调制频率相隔 3Hz 以上,调制频率在 75～110Hz,对 ASSR 结果的影响很小。同时给予 8 个不同载频的刺激声(每耳 4 个),反应振幅不会明显减低。但当载频间隔小于 0.5 倍频程、强度增加至 75dB SPL 以上或调制频率较低(<55Hz)时,相邻载频间有明显的干扰,不仅高频对低频会有干扰,低频对高频声也会有干扰。

5.7.5　听性稳态反应的临床应用

听性稳态反应在临床上主要用于听阈的评估。研究发现,无论正常人还是听力损失患者,根据 ASSR 反应阈得到的预测听力图与行为听阈有良好的相关性。但是,由 ASSR 得出的听阈通常比纯音行为听阈高。其差值在 10～20dB,听力损失越重,ASSR 与纯音听阈的差值越小,用 ASSR 估计纯音听阈的准确性越高。对于听力正常和轻度听力损失者,纯音听阈与 ASSR 反应阈之差在 20dB 以内;对中度听力损失者,两者之差在 10dB 以内;对于重度到极重度听力损失者,两者所测的阈值差小于 5dB。这可能是由于听性稳态反应毕竟是一种脑电活动反应,它不可能完全反映中枢各神经元的时间整合作用,因此不能代表纯音主观听阈。另外,研究还发现 ASSR 反应阈与行为听阈间的差异与载频有关,差异随频率增高而缩小。低频阈值差异较大的

原因可能有以下几个:①环境噪声多为低频,故低频阈值受环境噪声影响较大;②同时多频率给声时,高频声引发的反应对低频反应有抑制作用而使低频听阈升高,尤以 500Hz 为明显;③调制信号在低频处与纯音的差别相对较大,如 4000Hz 加载 100Hz 的调制频率,其频率特性的变化在 ±2.5% 范围内,而 500Hz 载波经 100Hz 频率调制后频率变化在 ±20% 范围内;④低频信号引出的神经反应同步性差,产生的反应振幅小。

此外,由于 ASSR 采用的是调制声,可应用于声场测听,而且经助听器和人工耳蜗不产生明显畸变,可以提供助听前后具有频率特性的听力资料。因此,ASSR 可以应用于助听器功能增益的评估。

5.7.6 听性稳态反应的优缺点

听性稳态反应在临床应用时具有以下优势:①频率特异性好,不像短声和短纯音容易发生频谱畸变,即使被助听器和人工耳蜗处理后也不会影响测试结果。②可在自由声场用 ASSR 进行助听听力图测试,有利于助听器的验配评估。③调制频率为 75~110Hz 时,可同时双耳、每侧耳 4 个频率给声,大大缩短了测试时间。但建议临床应用时,当刺激声在 75dB SPL 以上或者在 500Hz 时最好采用单频刺激。④ASSR 采用自动检测和自动评价,无需受试者和检查者参与,可以避免主观因素的影响。⑤ASSR 设备输出的刺激声强度最高可达 115dB HL 或更高,能为重度和极重度聋儿预估行为阈值。

ASSR 的临床应用也存在一些问题。①正常儿童和轻度聋儿的 ASSR 阈值与听力级的关系比较清楚,而重度聋儿 ASSR 反应阈值与听力级的关系则不清楚。②有些听力下降者的行为阈值无法用 ASSR 准确预估,例如听神经病儿童的 ASSR 反应阈与行为阈值相差 20~85dB,行为阈值越低差别越大。③某些极重度聋患者在纯音测听范围内对声音没有行为反应,但是均可记录到并不高的 ASSR 阈值(平均 100dB HL)。但这并不是听觉系统产生的反应,可能是伪迹。

此外,关于 ASSR 采用刺激声强度的校准法和反应阈强度单位目前仍不统一。虽然调幅声频率特性很好,但仍不能等同纯音。因此,建议采用"生理校准"法:选择一组听力正常的男、女青年(约 30~50 人),其纯音听阈不超过 5dB HL,无耳科疾病史、噪声接触史和耳毒性药物使用史,进行各频率调幅声的主观测听和 ASSR 反应阈测试,取该组受试者的平均值,计算两者阈值之差,作为修正值。例如 500Hz 的调幅声平均主观听阈为 5dB SPL,则以此作为 0dB nHL;而 ASSR 的反应阈平均值为 35dB SPL,与 5dB SPL 之差为 30dB,即 ASSR 的平均反应阈为 30dB nHL;其他频率以此类推,从而将 ASSR 机器输出的 SPL 换算成 nHL。

5.8 其他听诱发电位

5.8.1 慢皮层反应

慢皮层反应(slow vertex response,SVR)或颅顶慢电位(slow vertex potential,SVP)由 Davis 于 1939 年首次提出。随着计算机技术的进步,其于 20 世纪 60 年代受到广泛关注。然而到 70 年代,伴随 ABR 的出现,科学家们对于 SVR 的研究兴趣逐渐减弱。皮层诱发电位通常在青春期后才逐渐成熟形成稳定波形,这也是其作为听力检测项目在临床应用中受到限制的原因之一。经过多年研究,通过优化参数设置,SVR 显示出良好的稳定性,可以帮助了解皮层对某一刺激声的反应,在伪聋鉴定上有较好的可靠性和敏感性。

5.8.1.1 SVR 的产生及影响因素

SVR 是声刺激大脑皮层所产生的长潜伏期诱发电位,主要由三部分组成,即在 50ms 出现的正波 P1、在 80～100ms 出现的负波 N1 及约在 200ms 出现的正波 P2。其主要起源于大脑皮层神经元细胞,可以反映整个听觉通路的功能状态,在探索脑的高级心理活动等方面有非常重要的价值。由于起源的非特异性,SVR 易受其他电位的影响。有文献显示,当受试者注意刺激声时,N1 波幅增大,一种观点认为这种现象选择性增强了 N1 波,而另一种观点认为这是由于"处理负性"反应的参与。

此外,N1 波幅度随睡眠醒觉水平及睡眠深度的不同而变化,当受试者的警觉状态越高,其所诱发的 N1 波越大,随着睡眠状态的加深,其波形也会发生很大变化,有时甚至出现类似 P3 的波形 N2,这可以解释早期许多 N1 波阈值研究之间的差异,其中睡眠是主要的影响因素。Dejonckere 在其研究中指出,镇静剂等药物的使用将对 N1-P1 波的反应阈产生明显的影响,尤其在 3000Hz,可比 ABR 反应阈高出 12.1dB,而在正常状态下其在此频率的反应阈低于 ABR 反应阈 7.7dB。可见在睡眠、麻醉等状态下,SVR 不能作为听阈评估的可靠手段。

再者,随着身体的生长发育,SVR 会发生很大的变化,直到十几岁才形成稳定的波形,因而 SVR 通常被认为适用于成人测听(虽然也可用于 8 岁以上儿童的阈值评估)。

5.8.1.2 慢皮层反应的临床应用

慢反应皮层是皮层事件相关电位的一种,具有广泛的临床应用价值。其主要发生于大脑听觉皮层,可反映整个听觉通路的功能状态,用于评价听力以及对脑的高级心理活动的探索等。SVR 测试常根据检测目的的不同进行不同的参数设置,通常非听阈评估采用多通道记录,并且刺激信号、刺激方法均有所不同。Lightfoot 等通过实验研究并发表了 SVR 在听阈评估中的有效参数设置方法。听力评估中通常以能引出 N1-P2 波形最小的刺激声强度作为 SVR 的反应阈,该反应对于肢体轻微活动产生的电生理噪声耐受性强,而且所反映的听觉通路较长,与行为测听更为接近,其反应波幅虽然在 3000Hz 以上逐渐减小,然而听敏度不变,因而对低频和高频阈值评估具有同样的准确性。在醒觉的成人或大龄儿童中,慢皮层反应可呈现出稳定的波形且振幅较大,便于辨认,通常 100 次以下的扫描次数就能引出易于观察的波形,扫描时间或次数减少可以大大缩短测试所用的时间。在测试中灵活改变参数设置可提高检测效率。有研究报道指出,在优化参数设置及使用测试软件时,双耳六个频率的测试时间仅约为 20min。

与众多具有频率特异性的客观测听技术相比,SVR 的研究资料较少。2006 年,Tomlin 在对 SVR 与 40Hz 稳态诱发电位的比对实验中指出:无论高频或是低频,正常人群还是听力损失人群,SVR 都具有与行为听阈稳定的相关性;然而 40Hz 的稳态诱发电位在低频与行为听阈相关性较 SVR 更好,且随着听力损失程度加重,相关性越好。但由于在 SVR 的测试过程中,参数设置不同,因此用 SVR 评估听阈的准确性还存在争议。在美国、英国和爱尔兰的法庭听证中,SVR 作为一种客观评估方法用于成人的听觉评估。但一些文献对 SVR 作为听力评估工具持怀疑态度。

由于 N1-P1 波具有较长的潜伏期,因而对刺激声的要求大大降低,其可以是纯音信号也可以是言语声,可被用于评估皮层对刺激的辨别能力。声场条件下的言语给声还可用于评估助听器及人工耳蜗的效果。目前,SVR 正逐渐用于探究听神经对语言的编码能力。研究显示,对于不同的声音信号刺激,SVR 有不同的振幅和潜伏期,体现出不同言语信号在皮层水平不同的编码机制。

此外,慢皮层反应在听神经病的诊断中非常有价值。许多听觉神经病及神经失同步性病例中,当 ABR 无反应时,仍然可以引出可鉴别的 SVR 反应。因而当听神经病患者的高强度 ABR 无法引出反应时,较高水平的慢皮层反应对于行为听阈的评估要更为准确。

表 5-7　SVR 参数设置

电极放置:

　　记录电极:颅顶(若置于发际,则记录到的反应幅度明显减小)

　　参考电极:乳突

　　接地电极:鼻根

信号平均设置:

　　开窗时间:500~1000ms

　　滤过带宽:1~15Hz

　　扫描次数:10~20 次(重复 2 次),阈值附近可增加到 20~40 次

刺激声设置:

　　重复速率:0.5~1 次/s

　　类型:短纯音(toneburst,TB)

　　　具体频率设置

Frequency	Ramp（rise fall）10ms	Ramp（rise fall）20ms	Plateau 60ms
250	3	5	15
500	5	20	30
750	8	15	45
1000	10	20	60
1500	15	30	90
2000	20	40	120
3000	30	60	180
4000	40	80	240
6000	60	120	360
8000	80	160	480

5.8.2　事件相关电位

事件相关电位(event-related potential,ERP)是分析大脑感知和听觉辨别信息的窗口,它是一种与刺激所含意义及受试者的心理状态有关的长潜伏期诱发电位。在 ERP 中,刺激只是一个携带特定指令的提示信号,与刺激本身物理学性质无关。ERP 是受试者对特定指令作出反应过程中产生的皮层电活动。P3 属于 ERP 的晚成分,是 ERP 中一个不受刺激物理特性影响的"内源性成分",与认知有密切关系,可以成为一个"窥视"心理活动的"窗口"。它是位于刺激后300ms 处的正向波,因其为第三个正向波,又称为"P3b"或者"P300",最早是由 Sutton 提出的。P3 已广泛应用于研究脑功能正常或异常功能中以认知为主的心理活动。尽管目前 P3 仍缺乏临床特异性,但它作为简单易行、客观廉价的认知效率评估方法,具有极大的临床价值。

5.8.2.1　诱发 P3b 的条件

P3b 是由"oddball"刺激模式(oddball paradigm,或简称 OB 模式)诱发的电位,其中两种刺

激频率的出现是随机的,一种刺激频率的发生高于另外一种刺激频率。如表5-8所示:刺激频率次数较多的是持续的低频短纯音,称为"标准刺激"或者"非靶刺激",出现的概率大约是70%～85%,受试者不需要对其作出反应;相对刺激出现较少的是高频的一个短纯音,称为"偏差刺激"或者"靶刺激",出现的概率大约是15%～30%,受试者必须对其作出反应。

本测试在隔声屏蔽室内进行,受试者应当放松,闭目,并始终保持头脑清醒及集中注意力。参数设置参考表5-8,测试者应当事先告知受试者会听到两种不同音调的声音,要仔细选听高音调的声音,并计算出现的总次数。

5.8.2.2 P3b的起源

当受试者不注意刺激,且标准刺激和变异刺激之间差异很大(如1000Hz和2000Hz纯音)时,负失配(mismatch negativity,MMN)波之后,在200ms和300ms之间还有一个正波出现,当电极在前额正中时波形最大,该波被命名为"P3a",可反映皮层对这一刺激的感知。当要求受试者注意变异刺激时,波形变得更加复杂,除MMN和P3a之外,变异刺激还能诱发出一个负波N2b及一个大的正波P3b。目前,关于P3波的起源有四种说法——大脑皮层起源、丘脑起源、边缘系统、多起源,但主要集中在海马、特异性感觉皮层、顶叶皮层的正中及额皮层。

P3b是事件相关电位的内源性成分,不受刺激物理特性的影响,视、听、体感等性质的刺激均可诱发。随靶刺激辨认难度增加,P3b潜伏期延长,波幅减小。靶刺激的概率越小,P3b波幅越大。P3b潜伏期、波幅与年龄有关,有资料显示,年龄对P3b的潜伏期和波幅有明显的影响。从幼年起,随年龄增长,P3b的潜伏期(Lat)逐年缩短,振幅(Amp)渐增高,至20岁左右潜伏期最短、Amp最高。此后,随年龄增长,Lat渐延长、Amp渐降低。吉川真由美等(1991)采用听觉OB刺激模式测试128名(年龄在20～88岁)健康人,结果显示P3b的Lat与年龄呈正相关($r=0.624$),特别是50岁以上者的P3b的Lat明显延长。这可能是因为进入老年期后,人脑的神经细胞开始减少、脱失,脑沟变宽,脑室扩大,出现脑萎缩,从而导致认知能力下降,出现P3b的潜伏期延长、波幅降低。

5.8.2.3 P3b的临床应用

P3b与人工耳蜗植入效果和性能:有关人工耳蜗植入后听觉事件相关电位的研究已有一些报道,但关于P3b能否作为人工耳蜗植入后的一种评估手段却知之甚少。人工耳蜗植入(cochlear implantation,CI)是重度或极重度感音性聋的有效康复方法。但不同患者人工耳蜗植入后的听觉和言语康复情况差别很大,这与患者的自身条件、人工耳蜗的性能、手术成功与否及听觉和言语的康复进程等诸多因素有关。目前,以事件相关电位进行人工耳蜗植入后疗效的评价适用于成人和儿童,尤其是在儿童更具有其他行为听力学测试听觉诱发电位所不具备的优点:它不仅可用于监测刺激信号觉察能力,而且可用于认知和辨别刺激信号。对于语前聋和先天性聋患者,由于行为听力学测试操作不易,因此事件相关电位更适合于这些人群的声音和言语声辨别能力的检测。有相关资料表明,佩戴人工耳蜗的儿童,如果术后康复效果良好,则其P3b的潜伏期和振幅接近于正常儿童;如果术后效果较差,则其P3b的潜伏期延长,幅值降低,甚至消失。这些结果与采用听性脑干反应、中潜伏期反应和长潜伏期反应评价的结果相似。

P3b与言语感知和言语测听:事件相关电位可由言语声诱发的特点是目前其用于人工耳蜗植入后听力学评价的原因之一。用言语声诱发的MMN潜伏期和幅值在成人及学龄儿童无明显差异。P3b可反映对言语声的辨别力。Kileny等发现言语识别率越高,P3b和MMN的潜伏期越短,幅值越大。Ash等指出言语接受值越高,则听觉事件相关电位的测出率越高,且MMN比

P3b 更敏感。因此,目前有文献报道用 MMN 测试语前聋或者先天性聋患者植入人工耳蜗后的言语感知能力。

P3b 与听力和言语的学习、康复训练:事件相关电位的特点之一是反映受试者的认知能力。尽管这一认知能力受到智力等多方面因素的影响,但学习和训练无疑能够改善认知能力。患者通过科学的言语治疗、专业的听觉功能训练,听力和言语功能都会得到一定的改善,这种改善在事件相关电位测试中可以表现为 P3b 的潜伏期和幅值接近于正常者。

总之,P3b 是人的选择注意、记忆、判断、思维、认知、感觉、推理等高级心理活动的客观指标。由于 P3b 不受听力下降的影响,主要反映与人的听觉相关的认知功能,所以临床上也应用于很多症状的评估。也有一些专家将事件相关电位应用于人工耳蜗患者术后的效果评估,以及植入人工耳蜗后的听力语言方面的康复评价。

表 5-8　P3b 参数设置

电极放置:
记录电极:颅顶(若置于发际,则记录到的反应幅度明显减小)
参考电极:乳突
接地电极:鼻根
信号平均设置:
开窗时间:500ms 或更长
滤过带宽:1～15Hz
扫描次数:50 次左右
高通滤波:100Hz
低通滤波:1Hz
刺激声设置:
重复速率:1.1 次/s
类型:靶刺激频率:1000Hz,概率 20%
非靶刺激频率:500Hz,概率 80%
强度:70dB nHL

5.8.3　失匹配负波

失匹配负波(mismatch negative,MMN)是在一系列重复的、性质相同的"标准刺激"(standard stimulus)声中具有任何可辨别差异的"偏差刺激"(deviant stimulus)所诱发的脑电反应,用偏差刺激诱发的负波减去标准诱发的负波,剩余的负波即为 MMN。其主要反映皮层与听觉有关的认知功能,如言语感知、学习、理解等。MMN 可以反映听觉中枢对声学信息处理的异常,并且可以对任何声学特征(如频率、强度和时程辨别能力)的减退做出准确、客观的评估,是目前仅有的评估听觉辨别和听觉记忆力的客观指标。MMN 是人类可记录到的最早存在的 ERP 成分,利用 MMN 可以尽早发现妨碍正常语言感知的听皮质发育障碍及其所致的言语发育迟缓,从而及早进行干预。目前,国外有不少关于 MMN 和言语识别功能之间的研究,如 Pegg A. Korczak 用言语刺激信号实验发现,感音神经性聋患者在佩戴助听器时的 MMN 的潜伏期比未佩戴助听器时的要短,而振幅要大,波形要好。同时与听力损失程度相关:听力损失越严重,潜伏期会相对变短,振幅变小。

李兴启等认为耳蜗植入者开机后言语识别功能和 MMN 的出现率同步提高,当采用小频率差异(500Hz)诱发 MMN 时,其潜伏期与纯音听阈和言语识别率有关,可以用 MMN 评价婴幼儿耳蜗植入者听觉通路的功能状态。郭明丽等研究发现,听神经病(AN)患者 MMN 潜伏期与最大言语识别率(PB_{max})在群体水平呈显著的负相关,对评估 AN 患者言语识别功能有一定的意义。潜伏期较长的,言语识别率相对较差,说明潜伏期可以反映言语功能。虽然 MMN 潜伏期相对于振幅已经比较稳定,但还有一定的变异,而且影响的因素很多,其中参数设置是一个很大的因素。不同研究者的 MMN 实验结果间差异很大,难以统一。马峰杰等研究发现,振幅在正常人和感音神经性聋患者之间却没有显著性差异。MMN 的标准刺激与偏差刺激之间的偏差程度增大,则 MMN 的潜伏期缩短、振幅增大、持续时间变长,而与刺激物的绝对量无关。MMN 不会受注意力影响,但是选择性注意后却能改变 MMN 的振幅。而对于睡眠状态是否能影响 MMN,目前尚无一致的看法。药物作用、乙醇、年龄及听觉习惯也会对 MMN 产生一定的影响。

5.8.4 耳后肌反应

耳后肌反应(post-auricular muscle response,PAMR)是一种用于检测耳聋的客观电生理检查。它由一个短的声刺激诱发,测量位于耳朵背后肌肉的电活动,是一种很明显的声诱发两极肌肉动作电位。耳后肌反应的传导路径为声刺激经耳蜗处理后,由听神经传导到脑干通路,经耳蜗腹核、上橄榄核、细胞核外侧丘系及下丘,最后反映由面神经刺激耳后肌肉运动。耳蜗是 PAMR 的驱动器官,因为在前庭功能异常时,可得到耳后肌反应;但听力损失时,无法得到该反应。因此,PAMR 可用于评估成人和婴幼儿的听觉功能。

进行测试时,将刺激电极放在耳后肌肉表面,参考电极紧贴耳廓背面可获得最明显的记录。刺激声可为 250～16000Hz 的短声或短纯音。作为远场电位,主观听阈以上 10～20dB nHL 的刺激即可呈现耳后肌反应。根据刺激强度和耳后肌肉的张力,PAMR 由一个峰值潜伏期在 12.5～15ms 的简单两极复合动作组成。PAMR 与肌电图(electromyography,EMG)之间有很强的联系,任何增强耳后肌肉的刺激都能增强 PAMR。安静状态下,对于成人来说,眼动是激活耳后肌肉(PAM)的最简便方法,可以使 PAMR 的波形结果更加明显和稳定。

如图 5-27 所示,声诱发耳后肌反应是一种很明显的声诱发两极肌肉动作电位。波形潜伏期在 12.5～15ms,由四条平均波形组成。其中,两条为眼球放松、向前的结果,波形不明显;另两条为眼球向右转动的结果。PAMR 波形明显大于 ABR 的Ⅰ波、Ⅲ波和Ⅴ波在其潜伏期前 10ms 的波形图。

声诱发耳后肌反应没有大范围应用于听力筛查,其主要原因是受试人群的变异性和它只在约 85% 的人群中有反应。变异性的原因与肌肉、头部和眼睛的位置、受试者的状态、带通记录器等因素有关,这些受试者自身的一些原因使得 PAMR 不适合单独作为婴儿听力筛

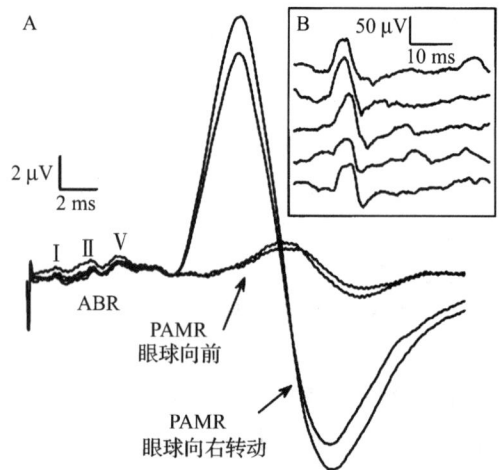

图 5-27 PAMR 与 ABR 测试的比较

查的客观筛选工具。Patuzzi 等研究发现,可通过自觉或不自觉的耳后肌肉收缩、合适的电极位置摆放和合适的过滤来大幅度降低变异性。

但 PAMR 测试可以作为儿童听力筛查项目组成之一。首先,研究者认为,PAMR 作为肌肉反应,当儿童由于紧张无法进行其他测试项目时,在该儿童身上仍可进行无镇静下的 PAMR。其次,PAMR 操作简便,平均检测时间少,反应可以快速得出。再者,PAMR 的结果接近主观反应。最后,因为 PAMR 为肌电反应,离皮层的电极近;而 ABR 记录的是脑干反应,离皮层记录远。因此,在实验记录中,PAMR 的波形往往远大于 ABR 的Ⅰ波、Ⅲ波和Ⅴ波。PAMR 振幅近于 ABR 振幅的 100 倍,其振幅随肌肉张力改变而改变。即 ABR 比 PAMR 需要更多的叠加次数才可以明显地记录到。

（徐　飞　　田成华）

第6章 小儿听力测试与诊断

临床上,评价一个人听觉功能的最常用方法是主观行为测听法,如纯音测听。然而婴幼儿无法完成这种需要其配合的测试。前面介绍的一系列非行为测试法(如 ABR、ASSR、OAE 等)则不需要婴幼儿配合,可用于判断小儿听力状况。但严格来说,这些客观听觉测试并不能测试完整的听觉功能,只能反映其中特定部分的完整性。因此,虽然这些测试对听力学家来说也很重要,但只能作为辅助测试工具。真正直接反映听觉功能的仍然是行为测听,因为它直接完整地测试了从外耳一直到听中枢的整个听觉径路,它反映的是婴幼儿真正听到了什么,或者说测量的是听觉的整体功能或听觉能力。在没有进行任何行为测听的情况下就判定一个孩子的听觉功能,或者给一个孩子配助听器或植入人工耳蜗是不能接受的。

面对行为测听与小儿不能配合之间的矛盾,听力学家通过不断探索和临床验证,摸索出一系列小儿听力测试的方案供临床听力学家参考使用,这些方法统称为行为反应测听(behavioral response audiometry,BRA)。

以下将要介绍的测试方案参考了英国、美国、澳大利亚目前推荐的测试指南。要指出的是:①这些测试方法并不完美,有些仍缺乏足够的临床研究资料。如 6 个月以上的小儿行为测听有较多的文献支持,而 6 个月以下的小儿行为测听仍是一个难点。②虽然小儿行为测听被认为是小儿测听的"金标准",英、美等国家还是强调交叉检验原则(cross-check principle):即将行为听力测试的结果与各种听觉电生理的测试结果进行相互验证,以确保听觉功能状况评价的准确性。③有些测试方法得到的"听阈值"严格来说应当称为"最小反应水平"(minimal response level,MRL)。其正常值也不能套用成人的标准。④小儿的听力测试不能代替小儿听力学诊断,前者只是后者组成中的一部分。因此,本章末会简单介绍小儿听力学诊断的基本规范。

6.1 小儿行为观察测听

Ewing 于 1940 年开始尝试用行为观察(behavioral observation)技术来评价婴幼儿听力,用不同敲击乐器或管乐器来引发婴幼儿的听觉反应(眨眼)。1956 年,Wedenberg 使用纯音引发眼睑反射,开展婴幼儿听力筛查,也有的听力学家通过观察孩子对声音能否转头来判断其听功能。其他类似的方法包括观察小儿有无眼睑反射、睁大眼、安静下来、转头、肢体运动及呼吸变化等等。这些方法被称为行为观察测听(behavioral observation audiometry,BOA)。其早期普遍选择各种噪声发生器具给声,包括各种发声玩具、乐器等等,因为这种给声方式简便且比纯音更能引起小儿可靠反应。考虑到噪声的频谱太宽,强度也很难控制,早期的听力学家测量了各种发声玩具的噪声频率,并用声级计监测给声强度,希望通过不同频率噪声发声器的给声来了解小儿的听力状况。1964 年,Marlon Downs 在丹佛第一次开展大规模新生儿听力筛查工作时使用的是手持噪声发生器产生的 90dB SPL、中心频率为 3000Hz 的噪声,观察小儿觉醒反应。虽然这种方法一直到 1991 年还在应用,但它的假阳性率太高,结果不可靠,无法建立一种婴幼儿行为唤醒方法的评价标准。

上述小儿行为观察测听方法的共同问题是:①这些行为反应均不是对听阈刺激的反应,而是对阈上刺激的反应(包括眼睑反射,Moro 反应即惊跳反射,呼吸改变)。虽然这种方法确诊了有些孩子的听力损失,但它漏诊了更多的重度以下听力损失患者。②测试声的频率、强度不够精确。除非采用听力计给声,否则即使测试者事先设定好给声距离,控制好给声强度,仍难以保证每次给声强度的准确性。虽然一个发生器的主要频率为 2000～4000Hz,但事实上它在 500Hz 也有能量产生,只不过强度低一些(如 30～40dB)。小儿可能是听到了高频声作出反应;也可能他高频听力损失而低频听力正常,因此可能在没有听到高频声的情况下感受到了低频声而作出了反应。这样就容易对小儿听力状况做出错误的判断。③小儿的听觉行为反应是随小儿身体发育逐渐变化的,不同发育阶段的听觉反应会有显著差异。小儿对声音没有反应,可能是因为他没有听到,也可能是因为他的发育没有达到能作出反应的相应水平。1974 年,North 就指出小儿要到 6 个月以上才会对声音转头,Gerber 则报告小儿平均到 7 个半月才有转头听声的能力。因此,了解小儿听觉相关行为的发育情况是开展小儿测听的前提。

6.1.1 小儿听觉相关发育历程

6.1.1.1 小儿发育阶段划分

儿科学通常将小儿分成几个发育阶段。第一个阶段是围产期,为孕妇腹内胎儿满 28 周到胎儿出生后一周。第二个阶段是新生儿期,指胎儿娩出、脐带结扎时开始至 28 天。第三个阶段是婴儿期(或称乳儿期),指从生后 28 天到 1 周岁。第四个阶段为幼儿期,即 1～3 周岁。第五个阶段称学龄前期,指从幼儿期结束到入小学前,即 3～7 岁。第六个阶段为学龄期,从入小学到青春发育开始,一般指 7～12 岁。上述划分标准对于正常儿童来说通常没有问题,但对于早产儿等特殊儿童来说就不太合理。例如 8 个月大的两个婴儿,一个是足月正常儿,一个是早产儿,虽然都处在婴儿期,但在感知、运动等能力方面却可能存在很大差异。所以,在说明小儿年龄时通常有三种表达:一种是实足年龄(chronological age),从婴儿出生时开始计算;一种是心智年龄(mental age),指个体的心理、智力发展水平所能达到正常孩子平均水平的年龄组;另外还有一种称孕育年龄(conceptual age),即胎龄(gestation age)加上出生后年龄。

上述三种年龄表达方式中,实足年龄与听觉功能发育的相关性最差,孕育年龄其次,心智年龄最佳。但心智年龄不容易获得,孕育年龄又不常用,因此建议在实足年龄的基础上根据孕育年龄进行修正。

6.1.1.2 不同年龄小儿对声音的反应

要想知道一个孩子对声音的反应是否正常,首先要了解小儿对声音的反应如何随年龄而改变。通过一些研究,听力学家将 0～2 岁小儿在不同阶段,对不同声音普遍应具有的反应总结成表 6-1"听觉行为指数表"(auditory behavior index)。

该表是听力学家开展各项小儿测听,尤其行为观察测听(BOA)的重要依据。通过该表,听力学家可以用不同给声粗略判断一个孩子的听觉发育是否异常。在使用该表时,要注意表中的年龄是指正常孩子的实足年龄,对于那些早产或发育延迟的孩子要做相应的调整。从表中不同给声强度对应的小儿反应可以看出,小儿的听觉行为反应在不断发展变化,但这不代表小儿的听阈是变化的,因为这些反应只是"最小反应强度"而不是听阈。

表 6-1 听觉行为指数表

年龄	噪声(dB SPL)	啭音(dB HL)	言语声(dB HL)	小儿反应
0～6 周	50～70	78(±6)	40～60	睁大眼睛、眨眼、激动、唤醒、受惊
6～16 周	50～60	70(±10)	47	转动眼睛、安静、活动减少、4 个月起转头
4～7 个月	40～50	51(±9)	21(±8)	左右转头寻声、会聆听
7～9 个月	30～40	45(±15)	15(±7)	左右转头直接定位声源、非直接定位下方声源
9～13 个月	25～35	38(±8)	8(±7)	除上方声源非直接定位外,其他方向声源可直接定位
13～16 个月	25～30	32(±10)	5(±5)	各方向声源可直接定位
16～21 个月	25	25(±10)	5(±1)	各方向声源可直接定位
21～24 个月	25	26(±10)	5(±2)	各方向声源可直接定位

使用该表判断小儿听力情况必须拥有专门的仪器和人员,测试的次数毕竟有限,这不利于家长对孩子听力情况的监控。因此,除了上述供听力学家参考的表格外,还需要为家长提供监控小儿听力发育的指导。小儿的听觉语言发育常常通过不同年龄阶段的关键事件来表示,称为儿童交流里程碑简表(communication milestones),见表 6-2。该表可以用于监控高危小儿的交流能力发展,也可用于观察聋儿听力康复情况。

表 6-2 儿童交流里程碑简表

年龄	听觉表现	语言发展
0～3 个月	听到大声有吃惊的表现; 听到声音可以安静下来,笑,减少或加快吸吮	能发出有趣的声音,如"咕咕""喔喔"; 能用不同的哭声来表达不同需求; 有时能看着人笑
4～6 个月	眼睛会朝向声源,特别是变化的声音; 注意并喜欢发声的玩具; 注意音乐声	开始呀呀学语,如"叭叭""吧吧""吗吗"; 开始"咯咯""呵呵"地笑; 发出不同声音表示高兴或不愉快; 单独或玩耍时发出"咕噜"声
7～12 个月	喜欢"躲猫猫""拍手"游戏; 可以转头定位声源,包括侧面及下方的,但对上方的声音定位大约要到 13 个月以后; 对他人讲话时有注意的表情; 能分辨一般词语,如杯子、鞋子、书、水等等; 开始对他有需求的命令作出反应,如"过来""还要吗?"	使用长短组合发音,如"哒哒啊噗,啊哔哔哔"等,看小孩是否会跟你模仿这些声音; 用哭声或其他声音来引人注意; 用肢体语言沟通,如摆手、伸手要; 1 周岁左右会说 1～2 个字,如"狗""大大""妈妈",但可能不清楚
12～24 个月	可以回答并指出几个身体部位名称; 能听从简单指令并理解简单问题,如"把球滚过来""亲亲""你的鞋呢?"; 注意听简单的儿歌、故事; 听到名称可以指出图片; 重复父母发出的一些声音; 可以自如地转头寻找声音	每个月都会增加一些词汇; 能用 2～3 个字提问,如"小猫呢?""哪里?""什么?""怎么了?"等; 组合不同的词,如"妈妈书""牛奶还要"等; 用不同的辅音来发一个词

续表

年龄	听觉表现	语言发展
2～3 岁	理解抽象字的含义,如大小、上下等; 理解两步骤的命令,如"拿出书,放在桌子上"; 喜欢听较长的故事	经常反复使用一个新学到的词语; 能用 3～4 个字来谈论事情或提问; 能发好 k、g、f、t、d、n 等辅音; 多数情况下,家人能听懂他的"话"; 通过称呼物体名称来要东西或引起注意
3～4 岁	家长在另一个房间叫孩子,他能听到; 看电视的音量和家里人一样; 能回答"谁是……""……在哪里""为什么……"等复杂疑问句	能谈论幼儿园的事情; 家庭以外的人也能听懂孩子说的话; 会说许多 4 个字以上的句子; 不用重复音节或叠词就可以完成意思表达
4～5 岁	能被一个短故事吸引,并能提出简单的问题; 能听懂家人或老师、同学的大部分讲话	在讲句子时能给出更多的细节,如"最大的那个苹果是我的"; 讲故事时能围绕主题; 能自如地与其他孩子、大人交流; 多数发音正确,少数如(l、s、r、v、z、ch、sh 等)稍有偏差; 能背诗歌、数数、背口诀表,语法表达与家人一致

6.1.2　BOA 的临床价值

美国言语语言及听力协会(American Speech-Language-Hearing Association,ASHA)的婴幼儿听力学评价指南(2004)指出:行为观察测听(behavioral observation audiometry,BOA)并不是 0～4 个月小儿听力评价及助听器验配的合适方法。因为该测试的时间较长,重复可靠性与频率特异性较低。但是,这并不意味着应当完全放弃这一测试。作为 6 个月以下小儿听力评价的辅助测试,行为观察测听在验证电生理测试的准确性等方面仍然是有价值的,因此这种方法依然值得尝试并完善。本书选择 Jane Madell 介绍的一种较为可靠的 BOA 测试方案。

6.1.3　基本要求

6.1.3.1　观察内容

从前面提到的"听觉行为指数表"可以知道,被用来观察评价婴幼儿听力的行为有很多,如唤醒、肢体活动、呼吸改变及眨眼等,但这些行为均被证明不具有足够的重复性,更重要的是它们与听阈反应的差别很大。听力学家 Jane 在经过长期实践后,选择将吸吮反应作为观察内容,因为吸吮反应多见于阈值或接近阈值的刺激,无论是开始还是停止吸吮动作都可作为有效反应。有些婴幼儿会在一个声音出现时开始吸吮,有些婴幼儿则会在一个声音出现时停止吸吮,两种情况都很常见。因此,这种反应可以作为观察 6 个月小儿听觉的可靠反应。

6.1.3.2　保证 BOA 的成功

吸吮反应可以使用一个奶瓶或一个奶嘴来进行,也可以由母亲哺乳。事先告诉家长带孩子来测试之前要让小孩饿着肚子,否则孩子可能不愿意吸吮。测试期间要让孩子保持舒适的状态。如果孩子通常是用奶瓶的,那么要带上他常用的那个奶瓶。如果孩子还在哺乳期,最好在测试中由母亲哺乳。但这要事先获得母亲同意,只有母亲充分理解这种观察的意义的情况下,才能进行。如果是用奶嘴,则家长要带上孩子常用的那个奶嘴。如果孩子实在太饿了,可以在观察前让他吃一点,不要太饿就行了。当孩子安静下来就可以开始观察,最好能看到孩子紧闭的嘴。测试者可以从控制室通过调整一台摄像机的方法观察测试室内孩子的嘴,可以通过摄像机调节放大来重点观察孩子的嘴,使听力学家能更好地观察孩子吸吮动作的变化。如果明确以吸吮反应作为观察内容,就不能受其他反应的影响,如睁大眼睛、转头等。因为如果将这些反应都作为测试反应就会得到错误的结果。

6.1.3.3　判断反应

与其他行为测听一样,时间是判断的关键。小儿反应与给声之间必须具有良好的时间关联,这些反应是可重复的。如果孩子是在声音发出很长时间之后才作出反应的,我们就要对该反应提出怀疑。这与电生理反应测听一样,只有反应在给声后一个合理的时间窗内出现,才是可接受的反应。更重要的是要知道,婴幼儿具有良好的内在一致性,一些孩子总是对声音的出现作出反应,另一些孩子总是对声音的消失作出反应。反应时间也很一致,每次给声后他们总是在固定的数秒后作出反应,并随声音的增大,反应时间略微缩短。为了提高判断的准确性,可以增加观察者。

6.1.3.4　小儿的位置

在BOA测试中,孩子的位置可能是影响结果正确性的最重要因素。要获得准确的结果,孩子应当被安置在一个令他感到舒适的,头部和躯干有支撑的位置,同时保证测试者可以完全清楚地看到孩子。如果孩子在哺乳期,可以由妈妈将其抱在怀里;如果是用奶嘴或奶瓶,可以由家长抱在臂弯里或坐在婴儿车里。坐在婴儿车里的好处是不会受家长的暗示和提醒影响。有的妈妈听到声音会不自觉地坐直身子、挺胸、移动奶瓶等等,这些动作会传递给婴幼儿一个状态变化的特殊信号,导致婴幼儿的吸吮动作发生改变,但这是与刺激声信号不相关的一个反应。因此,如果由妈妈抱着孩子,要事先十分仔细地交代清楚:"请您保持安静,测试过程中保持身体不移动"。有时为了防止母亲听到声音后对结果产生影响,可以给她戴上一个耳机。也有些母亲想听听她们的孩子到底听到了什么而可能不愿戴耳机。

6.1.3.5　测试助手的作用

BOA测试最好由两个或两个以上的测试人员来完成。一个是听力学家,控制测试设备,通常在孩子待的测试房间外面。另一个观察者作为测试助手坐在孩子的旁边。注意要保证两名测试人员都能方便地看到孩子。测试助手的主要任务是:①必须随时监测、观察小儿头和身体是否处于平衡舒适的位置,避免其紧张或乱动。如果小儿开始乱动,就要暂停测试,直到小儿重新感到舒服为止。②对较大的婴儿,或使用奶嘴、奶瓶的婴儿,助手要使小儿的注意力保持在前方,避免小儿注意力分散。有时可以在他们前面放一个有颜色或发光的玩具,保证他看正前方。注意玩具的位置不能在头的前上方,这会导致孩子颈部的转动。要避免其他视觉干扰或其他外来刺激干扰。拿着玩具的助手在给声时不能移动玩具,否则会对小儿的反应判断产生干扰,不知到底是因为声音作出的反应还是对玩具的移动作出的反应。③观察并判断婴幼儿吸吮行为的变化是否与给声有关联。

6.1.3.6　父母的作用

父母不能作为观察者,但可以作为一个很好的协助者,可以让测试者更好地了解孩子的特点,让孩子更舒服。至少应当有一个家长在测试室里了解测试过程和测试结果。如果有两个家长在,则另一个可以在控制室里,测试者可以向家长解释小儿的测试反应,让他们理解这一测试,让他们看到孩子对什么声音有反应,对什么声音没有反应,有助于他们理解最终的结果并接受后续的干预措施。

6.1.4 BOA 测试的注意事项

6.1.4.1 给声方式的选择

一份完整的听力图应当包括每一侧耳 250～8000Hz 气导、骨导听阈。然而婴幼儿在一次测试中只能出现有限的几次反应,所以应当利用这仅有的几次反应来获得尽可能多的信息。小儿听力评估的基本目的是确定小儿有足够的听力来发展其言语和语言能力。因此,第一次测试不需要了解每一只耳朵的详细情况。虽然只有了解每只耳朵详细的听力情况才能进入下一步的听力康复干预。但对于首次评估来说,最重要的是了解这个孩子是否至少有一只耳朵是正常的,而不必强求获得每一只耳朵各个频率的气导、骨导听阈。当然,如果首次评估发现声场测试下该孩子的听力不在正常范围以内,就需要进一步了解该孩子两耳的详细情况,并进行相应处理。对任何一个婴幼儿,在没有完成详细的听力学检查前都不可以随意结束评估。

通常应当在声场条件下进行测试,因为声场下婴幼儿不容易紧张,而且两耳同时接受刺激,可以确保每次测试的都是较好耳,也能让父母听到声音以帮助他们理解测试结果。

耳机测试可以在完成首次测试后,第二次测试时再使用。最好使用插入式耳机,因为插入式耳机可以确保耳道较好的密封性,更容易获得准确数据。一般不使用头戴式耳机,因为标准头戴式耳机对小儿来说太大,不易固定。

如果发现气导听阈有下降(比正常差),则需要测骨导听阈。骨导振子要用儿童尺寸的头带。也可以使用织物头带,然后用尼龙刺粘搭链固定在前额上。如果使用金属的头带,则需要包裹一些软性材料(如泡沫、垫料),防止头带移动,也更舒服些。如果已经确诊有听力损失,也可以用同样的方法,在声场下评价助听后的听功能变化情况。

6.1.4.2 刺激声的选择

由于婴幼儿对刺激声作出的反应很有限,因此在测试前应当仔细考虑选择什么样的刺激声。要明白测试的目的是获得每个耳朵的不同频率的听阈。因此,刺激声的频率特性就很重要。啭音和窄带噪声都有频率特性,宽带噪声、多人谈话言语声则没有。窄带噪声比纯音更容易引起婴幼儿的反应,所获得的阈值也比啭音低 5～10dB。此外,也可以采用"Ling 氏六音"来判断啭音或窄带噪声测试结果的准确性。如"m"接近 250Hz,"ah"接近 700～1000Hz,"s"接近 3000～8000Hz,"oo"接近 250～600Hz,"ee"涉及 250～2000Hz,"sh"包含 1500～8000Hz。

6.1.4.3 测试频率顺序

多数听力正常婴幼儿对高频刺激声的反应较好,因此最好从高频开始测试,通常是 2000Hz。如果怀疑中耳有病变,可能低频听力已经受损,更应该从 2000Hz 开始测;如果怀疑是较重的感音神经性聋,则最好从低频 500Hz 开始测,测完 500Hz、2000Hz 再决定下一个测试频率。如果500Hz 和 2000Hz 都是正常的,那么要先测 4000Hz,而不是 1000Hz,因为 1000Hz 很可能也是正常的。假如 500Hz 听阈是 30dB HL,2000Hz 听力是 70dB HL,那就很有必要了解 1000Hz 的听力情况。听力学家可以参考以下几种情况,考虑从哪个频率开始。①观察婴幼儿对不同噪声发生器的反应。②观察婴幼儿对讲话声和环境声的反应。③询问父母幼儿对各种声音的反应。

6.1.4.4 给声强度

应当从较小声开始,最好是比你所预计的小儿听阈略高一点,然后根据小儿的反应增加10dB 或降低5dB。最初给声不能太大,如果太大,后面的小声给声就不能引起小儿的注意和反应。只有当小儿在一个强度下作出三次反应才能确定为有反应。由于给声强度较小,因此如果给声太快,小儿很容易产生适应。同样由于给声强度较小,因此让小儿处于安静状态下也十分重要。

要仔细观察小儿的每次反应,如果出现惊跳反应则说明给声可能明显高于小儿听阈值。这一信息可了解小儿对声音反应的潜伏期,判断小儿对小声反应的真实性。

6.1.5 BOA 的局限性

下列情况通常导致 BOA 无法进行或不能得到准确结果:①通过观察吸吮反应来进行行为观察测听需要小儿有一个稳定、持续的吸吮动作。如果小儿吃奶时是吸几下停一会儿再吸,这种不规律的吸吮动作就很难完成行为观察测听。可以尝试改用安慰奶嘴观察与进食无关的吸吮动作。但是如果小儿合并唇腭裂、严重认知障碍、多种神经运动功能障碍等特殊情况,则无法进行本测试。②在新生儿重症监护室(neonatal intensive care unit,NICU)里的患儿,因为身体发育不成熟或神经发育迟缓,通常表现为对外界刺激的反应迟缓,所以无法获得准确有效的听觉反应。③轻中度听力损失及单耳聋患儿的表现与正常儿童的反应很接近,因此很难通过这种行为观察测听方法得到筛选。

6.1.6 测试要点

为确保测试的准确性,现将测试的要点总结如下:①事先掌握小儿的一些情况,在测试前了解小儿的身体发育状况、神经系统发育状况及行为状态。②小儿坐时,躯体有良好的支撑,处于安静状态,测试者可以清楚看到小儿的嘴。③测试时监视小儿状态,如小儿烦躁不安立即停止测试。④事先告诉家长不要对刺激声或小儿的反应作出任何表示。⑤助手要注意让小儿的头部、眼睛向前,观察小儿反应的同时注意父母的反应行为。⑥测试时,小儿周围的人应保持安静,不对声音做任何反应。⑦先在声场下进行测试。⑧以略高于预计听阈的强度开始测试。⑨先测一个低频(500Hz)和一个高频(2000Hz),再根据结果测其他频率。⑩给声不能太快,小儿反应与给声之间应有良好的关联。⑪明确吸吮反应作为观察内容,不受其他反应的影响。⑫采用"升5降10"或"升10降10"的方法确定听阈,三次反应为准。⑬必要时作短暂休息,这样可以保证足够的测试时间。⑭如果小儿反应良好,结果可靠,接下来可以使用插入式耳机。⑮测试人员应进行必要的培训并取得相应测试资格。

6.2 视觉强化测听

从上述"听觉行为指数表"可以知道当婴幼儿达到4~7个月时开始更多地注意小声,开始出现主动聆听行为,神经动作控制的成熟度提高。这使得这一时期的孩子开始具备声源定位能力,即可以转头找到声源。通常,小儿在5~6个月时对声源的水平定位反应开始稳定,因此对小儿的行为反应测听可以从非条件化的 BOA,转成条件化的行为观察法——视觉强化测听(visual reinforcement audiometry,VRA)。具体的方法是训练幼儿听到声音后形成条件性转头。多数孩子在4个月大时就会转向声源,多数会转向声源几次,但多次重复刺激之后他们会适应,这就需要设计一种方法来获得声刺激后稳固的多次反应,即用正性强化工具来固定这种转头行为。例如给予发光玩具或短时视频就会提高反应的次数。条件化的反应比未条件化的反应具有更多的反应次数,可重复性好。

视觉强化测听和条件定向反应测听(conditioned orientation response audiometry, COR)是行为反应测听中最常用的两种技术。视觉强化测听通过发光玩具强化,使受试者形成听到声音后转头的条件反应。COR则要求幼儿正确转头定位声源,只有转向正确的方向,才予以发光玩具强化奖励。

视觉强化测听是小儿行为反应测听中最重要的测试方法,是新生儿听力筛查后确定小儿听力损失情况所进行的一系列诊断性测试中不可或缺的核心检查项目。目前,在聋儿中使用的各种声放大设备,只有获得小儿准确、可靠的听力情况才能保证听力补偿的准确性。

6.2.1 适用年龄

小儿修正后的实足年龄至少要达到5~7个月才能配合做视觉强化测听。为了保证测试的准确性,排除其他干扰因素的影响,在判断该幼儿是否适合进行视觉强化测听时,除了符合年龄之外,还要确保以下两点:①小儿应当不需要大人扶着能独立坐稳,或只要很少一点的辅助支撑;②小儿应当能很好地控制头部运动。

6.2.2 测试准备

6.2.2.1 测试环境

测试室内最大允许环境噪声级和混响时间应当符合成人测听的规定要求。在各种耳机、刺激声条件下最低测试强度可达到0dB HL。声场测试和骨导测试时的要求可适当放宽,但要求最低测试强度可达到10dB HL,也就是说最大允许环境噪声级可适当放宽10dB。测试者在测试或报告结果时,应当考虑到上述因素并记录清楚。

6.2.2.2 强化玩具

当小儿对声音做出反应时,测试者的微笑抬肩、口头表扬、闪光灯泡等都可以作为奖励,但这些方法的强化效果较差。研究发现,特制的、稍复杂的视觉强化玩具效果较好,也就是说首选新颖有趣的能引起视觉反应的玩具,通常是一些会动、会发光的玩具,比如打鼓的小丑、汪汪叫的小狗及吃甜筒的大象等等。这些玩具要装在一个盒子里,盒子的前面用一块深色有机玻璃挡住,避免小儿在玩具发光前直接看到里面的玩具,只有在控制室打开控制开关、点亮玩具箱内的灯光和打开玩具活动开关时,孩子才能看清活动的玩具。也可以在盒子周围装一圈小灯珠,玩具变亮时开始发光,以增加强化效果。测试者也可以放置两个这样的箱子,通过开关控制不同玩具的活动来增加趣味性,让孩子能更长时间地投入这种游戏。有些VRA系统将玩具的发光和发声开关分开设置,这种设计的好处在于:如果孩子对玩具发出的声音感到害怕,听力学家就可以把玩具的声音关掉,只让孩子看玩具的活动。有个别孩子会对这些强化玩具产生抵触情绪,甚至有孩子会对这些玩具产生恐惧。如果是声音的缘故就可以关闭声音,如果是玩具动的缘故就让玩具不动,只是打开里面的灯闪烁。如果还是不行,可以有两个方法来解决此问题:①使用一个小的DVD显示器播放一小段动画或录像作为强化器;②调低测试室的光线,听力学家在测试室窗外用一个电筒或发光电珠代替强化玩具,可以将灯一开一灭,也可以用发光电珠在窗口画圈或波浪等等。当然,这种情况下,小儿坐的位置就要进行调整,不能正对窗口坐,而是要侧过来一点,不看窗户,声源也要放在窗口,这样当小儿听到声音并转向窗口时,正好可以给予灯光强化。

对于一些年龄稍大的孩子,要使他们保持对测试的兴趣可以使用小段卡通视频。注意视频的声音要关闭以免对测试声造成干扰。由于视频的连续性,小儿会对测试保持较长时间的配合。具体可以在扬声器旁放置一台小显示器,播放装置放置在测试者所在的控制室里,听力学家可以像操作活动玩具那样来操作DVD播放器。

6.2.2.3 设备安置

VRA测试的布置可谓多种多样。本书推荐如下:两侧各放置一只扬声器和一只强化装置。两侧都放置强化装置的好处是可以根据小儿的转头喜好来选择不同方向的强化装置,这在使用插入式耳机时尤为重要。

如图6-1所示,强化装置的位置最好是在小儿左右两侧,即90°或接近90°,这样可以引出小儿明显的转头动作。年龄较大的孩子可以转动身体180°来寻找声音,但让年龄较小或神经发育迟缓的小孩身体转动90°来看强化装置里的玩具或寻找声源是很困难的。这样会导致小儿对声音的反应次数减少。因此,如果小儿的年龄偏小或发育延迟,不能作大幅度转头就需要减小角度。因此,强化装置的角度要可调。

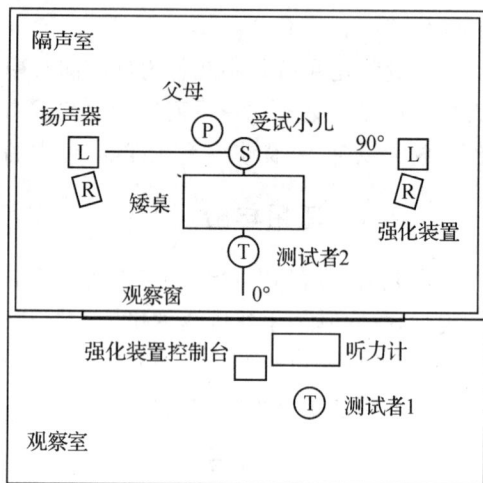

图6-1　VRA测试室及设备布置

强化装置的距离在1~2m左右,尽量位于小儿头部水平高度。如果小儿年龄偏小或发育延迟,则需要适当拉近强化装置的距离。根据基准等效阈声压级(RETSPL)的要求,扬声器的位置应当在90°或45°,至少距离小儿测试点1m,尽量靠近强化装置,要与小儿头部处于同一水平,因此叠放并不合适,扬声器的高度也最好能自由调节。扬声器也可以播放测试者通过麦克风说的言语声,并且声音的强度可以通过听力计进行调节。

6.2.2.4 测试人员的安排

一般应当有两名测试人员。一名在控制室,称为主测试员;另一名在测试室内,称为测试助手。

测试助手在测试室内的主要任务就是保证孩子的注意力向正前方。其通常坐在一张矮椅子上或者跪坐在矮桌子旁面对小儿,身边准备好足够数量的用来吸引小儿的玩具或图片等。注意这些图片或玩具要隐藏好,事先不能够让孩子发现。测试室内尽量不要安放其他不必要的物品。如果没有测试助手也可以让父母担任测试助手,这样做的益处是他们可能比较了解小儿个性特点,更能想办法吸引孩子(特别是大孩子)的注意。父母担任测试助手时,要对其强调:在测试中尽量保持安静,特别注意不能对刺激声作出任何形式的反应,不要对声音作出反应,不要看强化玩具,除非孩子已经看到了,给声时不要作出肢体动作,给声时不要改变玩耍的方式。

主测试员在控制室内,但要能清楚地看到测试室内小儿的脸及测试助手的动作。各种设备的控制(如听力计、强化玩具按钮及记录工具等)要能很方便地进行。

两名测试人员之间良好的、直接的双向交流是完成测试的基本条件。为了避免交流过程影响测试对象,可使用红外线无线对讲或调频广播对讲系统。

6.2.2.5　房间布置

房间尺寸:房间通常要比成人测听室大一些,因为要能足够容纳父母、孩子及两名测试人员,不应有拥挤感。确保在小儿两侧可以放置至少两个扬声器。扬声器的位置要离孩子有一定距离,免得孩子一下就看得很清楚。建议测试室的室内面积至少 $12m^2$。如果测试还兼做其他用途(如听觉电生理测试),则面积应当更大些。

通风空调设施:房间内不能有异味,甲醛等污染物含量符合儿童居室内的环保要求。必须有良好的通风设备并配备空调,以保证孩子在测试室内感到舒适。房间内尽量不要布置会吸引小儿注意的物品、灯光。房间内的灯光可以适当调暗,这样更有利于小儿注意强化玩具。这对于那些有视力缺陷或注意力易分散的儿童尤为重要。

如图 6-1 所示,房间最好有两个:一个是测试室,由测试助手带领小儿(及其父母)开展测试活动,配备扬声器、强化装置等;另一个是观察室,由主测试员操作听力计和强化玩具控制给声及给予条件强化。这样安排的好处是可以通过两名测试人员的配合和交流,更好地控制小儿的注意力,减少干扰,获得最佳的观察反应。测试室和观察室之间可以用单向可视玻璃(双层)分隔。也可以取消窗户,采用监视器进行观察。无论哪种设计都是为了保证小儿不会透过窗户看到外面而受到干扰,而主测试员则可以清楚地观察到小儿的各种表现。控制室里的主测试员应当能监听到测试室内的给声。如果只有一个房间而没有单独的控制室,则可以在小儿的前方安装一只监控摄像头。主测试员要在孩子看不到的位置监看和操作,或者用幕布遮挡。

此外,还要注意安全问题,如家具尺寸、座椅转角包圆等。扬声器要放置稳固,不会被推倒伤害儿童。

6.2.2.6　小儿安置

获得可靠的 VRA 阈值的关键是保证让小儿注意正前方,只有这样才能更方便获得小儿转头的可靠反应。因此,一个合适的小儿位置就显得十分重要。首先,小儿要坐得舒服,上身稳定,转向玩具要方便、容易。不能让小儿扑向地面,抓地上的东西。不能让他感到不能保持平衡,也不能老是转向两边寻找后面的人等。理想的安排是让小儿坐在一张儿童用的高板凳上,而不是父母腿上。因为父母可能在听到声音后作出无意识的反应,小儿捕捉到这个信息后会将从父母那里感受到的提醒与强化玩具形成联系,从而影响测试。当小儿无法坐儿童座椅时,可以坐在父母腿上,父母在身后轻轻地扶着孩子的腰,让其面向前。有时可以给父母戴上耳机防止他们听到刺激声,但是这样会影响父母的参与度,因为有些家长希望了解测试过程,这样可以更好地理解测试结果。那些发育迟缓或者年龄较小的孩子,由于无法很好地控制上身,如果坐得又不舒服,也就无法很好地作出转头或转身的动作。可以让这些孩子斜靠在婴儿车或父母身上,这样他就不必为保持身体平衡而费力了,使他可以更方便地转头反应。

小儿所处的位置应当是声场校准时的测试点。孩子前面可以放一张矮桌子,在上面放一些吸引孩子注意的玩具或游戏器具。吸引用的玩具要求无声、简单、有一定吸引力但又不会让孩子太专注于它,如有色彩的玩具、玩偶、指套布偶、积木乐高玩具、吸附玩具或磁铁玩具等,也可以由测试助手作出有趣的表情,总之要让孩子注意力向前。小孩也可以看着测试助手操作玩具,但不可让他自己操作以免他过度投入,因此这种方法对于执意要操作玩具的某些小儿可能不太合适。大一点的孩子可以操作一些不易引起他们过度投入的简单玩具。小零食通常也很有效,但不能发出声音,不能花很长时间吞咽,因为这会干扰测试或延长测试时间。

6.2.3　刺激声的选择及给声方式

刺激声的类型推荐使用啭音或窄带噪声。如果小儿对上述两种声音均无反应,也可以使用言语声来了解小儿的言语感知阈。言语声的好处是小孩子比较熟悉,更能引起他们的注意。言语声在各频率的分布要与小儿各频率预估的听阈曲线相关,例如"爸""书""丝"这几个字分别以低频、中高频和高频为主。如果使用宽频谱的刺激声(如音乐声、连续语句声),则要注意所获得的阈值代表的只是纯音听阈中最好的点。使用窄带噪声会更有利于获得完整的听力图,也比纯音更能吸引小儿的注意,更能维持较长的测试时间,也可以在纯音、啭音、窄带噪声之间进行切换,有助于保持小儿的兴趣,提高重复性。在上述三种刺激声中,窄带噪声引出反应的效果最好,其次是啭音,最后是纯音。但窄带噪声获得的阈值可能会比纯音低5～10dB,在最后评估小儿听力时需要考虑在内。声场测试时最好使用窄带噪声或啭音。

可以根据不同的情况使用插入式耳机、头戴式耳机、骨导耳机及声场耳机,但在使用插入式耳机时要注意交叉感染的问题。

6.2.4　测试过程

整个测试过程分三个阶段,即初始阶段、条件化阶段和正式测试阶段。

6.2.4.1　初始阶段

首先要检查设备的状态是否正常,然后带领父母、孩子进入测试室。当安排每个人坐好后,开始向父母解释测试的相关信息及注意事项,了解小儿病史。在这样的交谈过程中,主测试员能初步了解小儿的一般状况,小儿也可以逐渐适应测试环境。如果小儿开始烦躁不安,应尽量缩短交谈时间开始测试。

在告知的注意事项中,最重要的是让父母在测试过程中保持安静。尤其当只有一名主测试员,需要家长来担当测试助手时,更要强调这一点以避免家长对小儿的影响。

在了解病史的过程中,如果对小儿完成测试的能力有所怀疑(例如不能转头等),需要进一步向家长询问小儿的发育情况及视力情况等。必要时可以用一个有吸引力的物品来吸引小儿的视线作180°的追踪试验。测试开始时,其他陪同人员最好离开测试室,可以待在控制室。

测试助手给孩子戴上耳机前要用耳镜检查小儿的耳道,要根据小儿耳道的大小选择插入式耳机的耳塞,还要用别针在后衣领处固定。骨导耳机不要用普通的塑料头带,改用弹性头带更佳。如果孩子拒绝使用头带,可以让父母给小儿戴上,测试助手在测试过程中要注意头带位置有无移动。

测试开始时,测试助手要选择一个合适的玩具或游戏。玩具的选择或游戏的动作要求能够吸引孩子的视线保持在正前方,同时保证对周围事物的感受性。测试助手在测试过程中要特别注意其动作不能与刺激声相关联,否则会成为判断声音出现的一个线索。因此,要避免规律性的动作。测试助手还要注意与孩子互动时尽量不发出声音,不能让孩子过度沉浸于游戏,不能给予过多表扬。

6.2.4.2　条件化阶段

在正式测试前要进行条件化训练,确定小儿对视觉强化形成条件化。一些孩子可能不需要事先做正规的条件化训练,就会对一个声刺激做出清晰、重复性的转头;但另一些孩子则需要进行一系列的条件化训练才能做到这一点。

具体方法如下：

先使用一个 2000Hz(也可用其他频率,只要是小儿敏感的,如怀疑小儿高频听力损失则用较低频率)阈上强度足够的声音(一般为 60～70HL),如果小儿 2～3s 内有清楚的转头动作,马上给予视觉强化并和声音一起持续 2～3s。这时可以认为条件化已经确立并可以开始正式测试。如果小儿没有作出反应,则提高声音强度,直到小儿作出反应为止。一旦小儿作出可靠反应,就可以打开强化玩具,如果小儿的目光从吸引玩具上移开,但没有看强化玩具,这时若可以确定小儿已经听到了声音,就可以引导小儿去注意强化玩具,这样重复几次以后小儿就会明白了,接下来就可以开始正式测试了。

如果小儿始终不能自主地作出转头反应,就需要进入正规的条件化训练阶段。训练的方法有两种。第一种,刺激声与强化玩具配合同时呈现。小儿在反复多次转头看强化玩具的过程中,逐渐形成条件反应。如果小儿只是向上看而不转头,测试助手可以将孩子的注意力吸引到玩具上来。第二种,先不给声,当观察到小儿寻找声音时再给予强化玩具。但如果在未给声时或小儿未听到声音时给予强化玩具,小儿就不会再把刺激声与强化玩具联系起来,会对测试带来困难。因此,当不能确定小儿是否听到刺激声时,就不能启动强化玩具。当给予刺激声时,小儿能主动连续转头,并且很少出现随意转头动作时,说明条件化已建立,训练结束。

如果小儿只能对声音和强化玩具一起呈现时有反应,而对单独的给声没有反应,说明声音对小儿没有吸引力,或者声音太小。这时可以尝试改变刺激声的类型,如窄带噪声,改变声音的频率或强度,使用骨导振动刺激合并声刺激(如 500Hz,50dB HL)。

如果小儿对声音和玩具都没有反应,这说明玩具不够有趣或小儿看得不够清楚。可以调暗房间灯光,改换玩具,同时使用两种奖励,将强化装置移近一些。当然如果还是不行,有可能孩子的身体发育年龄还没有达到测试要求,对奖励缺乏足够积极反应,这时需考虑使用其他测试方法。

重度听力损失患儿的条件化。重度到极重度听力损失患儿、听觉注意障碍患儿或听处理病患儿可能无法对声音进行定位,这种情况就需要将强化玩具与某种刺激联系起来。比如使用骨导振动装置和强化玩具同时刺激,一旦小儿形成条件化,再改用气导耳机和强化玩具。初始给声略大于预估听阈,但不要太大,因为给声越大,错误的反应可能越多。研究表明,一旦小儿对 VRA 形成条件化,其行为反应不会有很大的变化,6～7 个月的婴幼儿和 11～13 个月的婴幼儿之间通过 VRA 获得的听阈变化并不大。

6.2.4.3　正式测试阶段

通常,首次测试最好在声场条件下进行,因为插入式耳机可能会让小儿感到不舒服,不愿配合。在声场条件下测试的结果可以提供小儿听力的基本情况,接下来可以尝试使用耳机,甚至骨导耳机,因为这时小儿可能因为熟悉环境、测试过程而更容易配合和使用耳机进行测试。

当小儿作出 2 个连续正确的反应时,说明条件化已经稳固确立,主测试员可以开始进入正式的测试过程。这时每次给声的持续时间是 2～3s。如果主测试员判断小儿的转头是对声音的反应,就给予视觉强化,持续时间为 1～2s。理想的小儿反应应该明显地转头看强化玩具,如果只是眼球的转动或轻微的头部转动,应该谨慎地判断并注明。

小儿有时会在没有给声时转头朝强化玩具看。这种假性的转头反应是小儿的一种检查性行为,想看看玩具是否动起来或亮起来了。这时需要改变给声的时间间隔,比如加入一些长间隔的给声,或停止给予强化奖励 1～2 次。这些都有助于消除或区别假性的转头反应。

不能严格按"升5降10"的步骤给声。一旦确定小儿在某个声音强度下有反应,要立刻明显降低声音强度,如下降20dB。主测试员要根据小儿的实际发育年龄、专注程度等给予不同强度声音,等给声接近小儿听阈时,再使用"升5降10"的方法。事实上,视觉强化测听并不能测得小儿的听阈,只能测得小儿的最小反应水平(minimum response level,MRL)。最小反应级指小儿对一个声音做出行为反应的最小声音强度。视觉强化测听中判断小儿最小反应级的标准是三次给声中有两次反应。在确定了一个频率的MRL之后,可以换做另一个频率。

首次测试频率和后续测试频率的选择主要依据之前其他听力学检查的结果。初始给声强度也是一样,需要根据客观电生理的检查结果给予预估的阈上适当强度刺激声。在小儿有分心可能时,也可以给予阈上较大声的刺激,以重新获得条件化。当小儿疲倦、厌烦时可以尝试以下方法:合并使用啭音、窄带噪声,改用明显不同的频率,增加或改变视觉强化玩具,或使用多种玩具。在测试言语感知阈时,使用现场言语声会比较有效。主测试员通过声场扬声器与孩子讲话多次提及双方的名字,声音强度从20dB(A)逐渐提高(通过听力计上的旋钮),直至看到反应。记下反应强度(dBA),并可与小儿最小反应水平平均值相比较。

在声场下,通过VRA以获得各频率的最小反应水平,接下来可进行小儿声源定位能力测试,通常使用窄带噪声和"阈上"30dB言语声。在使用声场测试时,可能需要重新进行条件化。小儿的定位困难可能提示有单侧听力损失,需要用插入式耳机对每一侧耳测试。

强化的频度问题。大多数测试者倾向于对小儿的每次反应都给予强化,以确保小儿条件化的维持。这种做法可能会导致测试者对小儿的非真实反应也给予了强化。这样会使小儿感到困惑,会降低其反应的可靠性。此外,频繁的强化会导致小儿对强化的快速适应,使其对强化失去兴趣。研究表明,间断的强化比持续的强化更有利于条件反应的维持。最好是先给予100%的强化,然后逐渐下降强化频率。如果对小儿能否听到声音有疑问,宁可不给予强化。不要担心一次给声后不给强化会有什么不好的影响。要知道一次错误的强化所带来的危害比一次不给予强化要大得多。

6.2.4.4 如何确保测试效果

本测试需要小儿保持连续的合作状态,尤其是持续地坐在位置上。显然,小儿能保持连续的合作状态的时间是很有限的,因此事先做好准备工作,保证设备的正常工作是十分重要的,包括校准、检查视觉强化系统和交流通讯系统。

有些孩子可能害怕、讨厌一些活动玩具,那么就需要更换玩具或让玩具保持不动,或者仅点亮玩具箱而不发出闪烁。

改变玩具或将几种玩具结合起来有助于提高小儿的兴趣。有时候在测试中也可以作短暂的休息及交换测试人员等。对年龄较大的孩子,可以通过表扬、鼓励其正确反应来维持他们对测试的兴趣。

在测试结束前,重新测一下第一次测的频率,给声强度为最小反应水平(MRL)或提高5dB。此时小儿有无反应可以帮助测试者判断测试结果的准确性。

有的听力师喜欢在小儿测听前先做一下声导抗。这是一种不好的习惯。因为面对陌生的环境、仪器和测试者,小孩子会有恐惧。如果一开始就把声导抗仪的测试耳塞放在他的耳朵里,他会烦躁和抵触,这样就无法让他配合接下来的VRA测试。同样的道理考虑是用耳机还是用声场开始第一次VRA测试。虽然最好是用耳机测量,因为这样可以获得两耳各频率的气导听阈。但最好还是先在声场条件下做出一些结果,再尝试用耳机。在测低龄小孩时,要随时做好心理准备——有可能这次反应是小儿唯一配合做的一次反应。因此怎样开始测试就很重要。如果先用耳机测,小儿情绪不好只能给出一次可靠的反应,这样获得的信息量就很少。但如果先在声场下测试,就可能获得 500、2000Hz 的听力情况。

6.2.4.5　常见错误

常见错误:①测试准备不充分。②测试者之间缺乏交流。③在阈下强度进行条件化训练。④在阈上强度未获得明确反应时就降低声强至阈下水平。⑤对反应的记录不准确,如以小儿的身体移动而不是以转头作为反应记录下来,或者把小儿检查性转头反应当作真正的反应记录下来。⑥测试助手对声音表现出明显、有规律的反应,受试儿童会根据这些行为做出相应的判断反应。⑦测试助手使用的吸引玩具过于吸引小儿注意,导致小儿对测试应有的反应受到抑制。⑧过度强调结果的数量,即阈值数量,而不注重所获得阈值的质量。⑨不能有效使用时间,测试工作量过大。⑩由于没有考虑到小儿 MRL 与成人听阈值之间的差异,不正确地解释、报告结果。

6.2.4.6　视觉障碍儿童与其他残疾儿童或极低龄儿童的测试

视力障碍会影响条件化和小儿做出反应,可以考虑移近强化玩具。可以使用视觉对比强烈的玩具设备,如闪耀的灯光。可以移去玩具箱前面的茶色玻璃。调低房间亮度也可以增加对比度。对于严重的视觉障碍儿童,可以使用非视觉强化装置,如吹气、振动、音乐。

一般的生长发育延迟不会影响 VRA 的使用,但运动技能障碍会影响小儿的转头动作,这需要改变原有的反应动作判断标准,但在报告时一定要注明。

用 VRA 评价 30 周以上的正常发育幼儿的听力是基本可靠的。有些 20～26 周的孩子也可以接受 VRA 测试,有时是父母的要求,有时是小儿康复专家的要求。这些孩子的测试可能需要经过反复多次,结果也会不断完善,最终才能得到每一侧耳不同频率的情况。

对残疾儿童或低龄儿童进行 VRA 尝试性试验前,要先向父母或监护人说明导致测试不成功、不完整或不准确的一些可能因素。测试者也可以考虑从他们那里获得有用的信息,帮助测试进行。

6.2.4.7　测试频率顺序

测试顺序取决于听力学家的测试目的和小儿的状态。测试者要记住,小儿的合作和兴趣状态随时可能改变。因此,测试过程就要按临床上已有信息和想了解信息的重要程度进行排列。以下是建议的正式声场行为测试顺序:2000Hz→500Hz→4000Hz→1000Hz 或者 1000Hz→4000Hz→500Hz→2000Hz。

声场测试之后,可用插入式耳机给声进行测试,这样就可以测试不同耳,就有可能发现明显的不对称听力损失,也有助于调试听力放大设备。同样,也可以做骨导测试,虽然在测试低频时,小儿比成人更容易出现振动触觉反应。如果在分别测两耳时无法使用插入式耳机(如耵聍堵塞),可以用手持头戴式耳机。测试需要的时间取决于测试的质量而不是获得的结果数量。如果有必要,应当安排多次测试,特别当所需获取的信息量较大、小儿发育年龄偏小和(或)有其他残疾时。一般测试时间为 30min,包括声场测试。

6.2.5　结果的解释

上述测试的过程与成人常用的纯音测听技术规范不同,VRA 的结果没有国际标准的 RETSPL 值,听力学家在解释结果与报告时,要注意受试者的年龄因素与测试方法因素的影响。在使用 MRL 结果数据时也要注意,比如向耳科医生通报小儿听力状况,指导听力学家使用助听器处方公式进行有效声放大干预等。在许多方面,儿童 VRA 的 MRL 值与成人正常听阈有很大不同。其中包括感觉和非感觉因素(耳道尺寸、自身噪声)。这些影响因素是复杂且尚未完全搞清楚的。不过总的来说,让听力正常的小儿对一个声音做出反应和让一个听力正常的成人在纯音测听时做出应答,前者需要的声音强度更大。虽然有一些研究涉及婴幼儿 VRA 的 MRL 正常值与成人听阈正常值之间的差别(包括不同频率、年龄、耳机给声方式),但数据还远远不够。要获取一系列公认的标准修正值,还需要更多的实验数据。因此,以下的修正值只是基于目前研究所能提供的暂时性参数。

6.2.5.1 声场测试

现有的研究数据表明,成人听阈与正常婴幼儿(7~12 个月)自由声场下的 VRA 测试获得的 MRL 值之间的关系如下:MRL 在各频率上(500~4000Hz)大约比成人 RETSPL 高 10dB。例如一个孩子对 45dB HL 的声音有反应,可能相当于成人对 35dB HL 声音的感受。英国听力协会(BSA)对纯音测听结果正常值的定义是≤15dB HL。因此,可以暂时把声场 VRA 测试的正常值定为≤25dB HL。但不能因此在测到该强度水平时就停止继续降低,有些时候,如果环境噪声可以控制得很好的话,应当尝试更低的测试水平。

在出具报告时,要注意这些结果只代表好耳的听力状况或各频率上较好耳的听力。

6.2.5.2 插入式耳机

插入式耳机可以参考 Perry 等的研究结果得出的建议值,见表 6-3。

表 6-3　Perry 小儿插入式耳机最小反应水平(MRL)修正值表[单位:dB HL($\overline{X}\pm s$)]

	500Hz	1000Hz	2000Hz	4000Hz
Perry(2002)	16.4±5.9	13.3±6.1	7.1±5.5	6.4±6.2
建议值	15	15	5	5

上述修正值可用于将 MRL 值转换成相应成人听力图,这样耳科或儿科医生就能看懂了;也可用于助听器的处方公式。

骨导耳机的相关研究资料还不够充分,尚无可参考的修正值。

6.3　条件游戏测听

条件游戏测听(conditioned play audimetry,CPA),简称游戏测听,是通过条件化的方法让受试者对一个刺激声作出游戏动作反应,以此来评价其听觉的敏感性。与视觉强化测听不同,游戏测听在本质上更接近成人的纯音测听,因而更具有临床价值,它是了解 2.5~3 岁以上小儿单个耳、各频率听阈的最普遍测试方法。1956 年,由 Lowell 等首先介绍了该项技术,为低龄儿童的听力学评价提供了指导。从那时起至今,该技术只做了很小的调整,并一直是小儿听力学的重要测试技术。

6.3.1　适用年龄评估

研究发现,3 岁以上的小儿很容易配合完成 CPA,而 2.5 岁以下的孩子则很难完成。有少数 2 岁左右的孩子能配合本测试,但不能持续足够的时间,也不能完成测试,结果通常不完整,也可能不准确。因此,和其他行为测试技术一样,在进行游戏测听前要判断该测试是否适用于该受试儿童。其中最关键的工作是确定小儿的认知年龄。不管小儿实际出生年龄是多少,听力师都要重新评价他的实际认知年龄。

认知年龄通常通过以下方式获得：①完整的病史。如果小儿的运动发育在正常范围，也没有自闭症、广泛性发育障碍（pervasive developmental disorder，PDD）等疾病，就符合本测试的要求。②如果语言发育基本在正常范围（通过观察与父母的陈述），也被认为不存在认知年龄问题。③如果孩子有其他方面的发育障碍，就需要用专门的发育程序测试。只要评价结果显示孩子的认知年龄在30个月以上，就可以进行CPA。那些经常做听力测试的聋儿或反复中耳炎患儿可能更喜欢做这个测试。这些孩子可以在较早的年龄进行本测试，因为他们对视觉强化测听可能逐渐失去兴趣，在熟悉了听力师、测听室和VRA过程一段时间后，可能会更快地接受这种游戏的测听过程。

6.3.2 测试前准备

6.3.2.1 测试室布置

测试室最好由两个房间组成，主测试员和测试助手分别在一个房间。主测试员在听力计所在的房间控制给声，测试助手和孩子一起在里面的一个房间内进行测试。这种安排尤其适合声场测试。

在使用耳机进行测试时，也可以只安排一名测试者。他坐在孩子旁边，既作为测试者又作为测试助手。但在只有一名测试员的情况下，很难进行声场测听训练，如果担心小儿可能会拒绝耳机又需要事先进行条件化训练，可以把耳机放在小儿面前的桌子上，把声音强度调到足够大，让小儿听到耳机里的声音后放积木。待小儿形成可靠的条件化反应后，再把耳机戴在他头上，继续进行测试。虽然有时受场地所限，只能设置一个测试室，听力计和扬声器都被放置在该房间内，也只有一个听力师，但有个助手其实很重要，尤其当面对一些比较难测试的儿童时。

6.3.2.2 观察与交流

测试前，父母将孩子领进测试室，然后孩子坐在父母腿上；3～4岁的孩子可以单独坐在一张儿童桌上，父母坐在一旁的矮板凳上。有父母的陪伴很重要，即使是较大年龄的儿童，有父母在一旁陪同会对测试有所帮助。

听力学家先坐在父母对面，与儿童父母进行交谈，与父母建立一种融洽的交谈气氛（或关系），可以从"宝宝有什么问题吗？"开始，父母可以用简短的时间来谈谈对孩子听力的担忧以及为什么来测试等。不过，不要展开谈小儿的生长史等。听力学家可以小心地问孩子简单的问题，如"你几岁了？"及评论他的衣服、头发、玩具等，然后让小儿知道这里有许多游戏，今天要玩一些好玩的游戏。

在这一过程中，要观察小儿发音的特点、清晰度及连续性，言语中对高频部分音节有无省略、替代现象。如果对有些清辅音省略或替代，可能存在轻度感音神经性或传导性听力损失。如果孩子没有发出一些浊辅音，甚至一些元音，则可能存在较重的感音神经性听力损失。观察小儿是否能轻易地重复单词，却不能作出相应的游戏反应。

6.3.2.3 赢得孩子的合作

听力学家要始终掌控测试过程，要用简单的、与孩子年龄相符的、清楚的话告诉孩子接下来要做什么。不要问孩子"要不要做这个游戏？"，要说"来！我们一起玩个打电话的游戏。我们用这个特别的电话（即耳机），你可以用它对我说'喂～'"。测试者接下来就把耳机（头戴式或插入式耳机）给孩子戴上，然后说："喂～～，你好吗？能听到吗？等一下我从房间外面打电话给你哦。"测试者在孩子拒绝耳机之前迅速走到测试室外。

如果小儿从未使用过耳机,可以把耳机放在小儿前面的桌子上,把声音强度调大,让小儿听到耳机里的声音后放积木。一旦小儿形成可靠的反应,就可以把耳机戴在他头上,继续进行测试。

如果小儿拒绝耳机,可以由父母拿着一只耳机贴着孩子的耳朵。对于年龄较小的孩子,不建议一开始就使用耳机。应当先进行声场条件下的测试尝试,让孩子熟悉环境,然后尝试使用耳机。另一种让孩子接受耳机的方式是测试者自己也戴上耳机。

要准备适合不同年龄的不同活动玩具:如用积木搭一个套圈叠成的塔;把珠子放进一个盒子;将不同颜色的小木棍插在木板孔上等等。最常用的一个游戏是往储蓄罐里放硬币。当然,聪明的听力师会想出更多不同游戏。通常,一种游戏就可以完成一次测试,不过测试者也要做好准备,一旦发现孩子有厌烦情绪就换另一种游戏。虽然小儿的投入很大程度上取决于测试者在游戏中的热情,但有时也需要玩具的新奇性。

测试者需要向孩子演示这个游戏是怎么做的,在和孩子交流的过程中不需要过多的言语交谈。通过表情和肢体语言清楚地演示,即使是还不会说话的孩子,也能明白该怎么做。当然,也可以用语言,例如"我们要拿这个木块(木棍)放到耳朵上,仔细听铃声。啊!我听到了。把木块放进盒子里。现在,你也来做做看。"对于2~3岁的孩子,开始时可以让父母抓着孩子的手,孩子拿着木块放到耳机边上或耳朵上,然后带着孩子听到声音后将木块放到盒子里。最好先在声场条件下进行练习,以确保孩子理解游戏过程,一般练习3~4次就够了。注意不能用一个新颖的游戏进行反复多次练习,这会降低孩子对其他游戏的兴趣。

6.3.2.4　刺激声的选择

如果孩子对言语声有反应,比如听到他的名字他会有反应,可以选择言语刺激声来获得小儿的言语感知阈(SRT),但不能得到频率相关听觉信息,因此要获得听力图,仍需要用啭音、窄带噪声。如果小儿有言语障碍(如自闭症等),他可能不会对言语声作出反应,这种情况下需要用啭音、窄带噪声及音乐声等。

6.3.3　条件化训练

CPA训练的关键是要确定小儿听到了训练用的测试音。如果小儿并没有听到测试音,测试者的训练就成了针对无声音的反应,这会造成不准确或混乱的结果。因此,听力师在问病史、与小儿交谈互动阶段,就应当对小儿能听到的初始给声强度有一个大致的估计。如果孩子对一般的讲话声能作出反应,那么测试的起始强度可以是40~50dB HL。如果孩子对一个普通会谈的响度水平讲话声不能作出反应,但其他发育方面(如活动、玩耍)都没有问题,那么这个孩子可能存在显著的听力损失,需要用更大的声音进行测试。

游戏测听的任务训练是要求孩子拿着一个玩具物体放到他的耳旁,当听到一个给声后完成一个动作,如将玩具放到桶里。让孩子把玩具放在耳边的原因有两个:①可以让孩子明白这代表"准备仔细听"。②可以明确让他作出将玩具放入木桶这一动作。因为,如果让孩子玩着玩具或任其将玩具放在桶上面,当给声后孩子将玩具放到木桶里的行为有可能是他正好想把玩具放进木桶里,无法确定他是否是因为听到声音而做出放玩具这一反应。当训练孩子进行听声、放玩具的动作时,不要一开始就选需要技巧的动作,如将硬币放入投币口或将一个小木棍插入小孔。

训练一开始可以用不同方式,由助手演示这一过程,将玩具放在他自己的耳边,当给声时就说"我听到了"并配合表情,然后将玩具放入木桶中。如果孩子在训练过程中有点迟疑不决,可以允许父母来演示 1～2 次。然后把玩具交给孩子,让他放在耳边,当声音响起时说"我们听到了",训练者的手握住孩子的手,移动孩子的手将玩具放入木桶中。在尝试几次后,测试者可以感觉到孩子的手开始在出现声音后移动,这是孩子可单独进行游戏的信号。如果孩子有点犹豫,但你能肯定他的确是听到了,可轻轻地推他的手帮助他完成动作。如果他还是迟疑不决,可以再向他演示一遍,说"好,轮到我来做"。然后测试者和孩子一起拿着一个玩具,在听到声音后放到木桶里。要注意的是,保证小儿不是在模仿测试助手的动作,而是听到声音才作出这样一个动作反应。在经过几次训练后,最后要让孩子自己单独完成这一过程,可以说"来,轮到你了"。如果当声音出现时,孩子抬起头看你,但仍迟疑着不能将玩具放入木桶,助手可以说"你听到了,把它放进去吧"。如果孩子还是要助手说了他才放玩具的话,助手可以不再说,而是看着木桶或者地板,让孩子自己明白要让他自己决定。如果孩子仍然不能自己完成,则需要从头开始,重新训练。

如果在较大的声音时仍不能确定孩子是否听到声音,可以使用听力计的骨导振子给声,通过振触觉来训练小儿形成条件化。即使是完全没有听力的孩子,也能在 250Hz 最大输出时感觉到骨导的振动。可以把骨导振子放在孩子的乳突上、手上或者膝盖上,测试者的一只手帮孩子抓着,另一只手帮着孩子抓着玩具放在耳边。当振动出现时,把玩具放进桶里。一旦孩子通过振子明白这一过程,就转到气导耳机重新再来一次。

6.3.4　正式测试

正式测试时,由孩子单独完成游戏,最好是戴着耳机分别测试左右耳。初始给声强度在预估阈值上 40～50dB。一旦孩子做出正确反应,测试者要及时表扬孩子。父母或助手要立刻准备好下一个积木。声音强度要及时下降 10～15dB,告诉孩子接下来听更小声的铃声。同样的过程,当孩子在两次给声上升过程中都做出正确的反应时,就可以确定听阈值。测试者要注意避免规律或程式化给声,在连续给声后要有一段时间歇息,保持可达数秒。小孩们很善于预测规律性给声,也很容易捕捉其他各种信息来判断什么时候"应当作出反应"。

在最短的时间内,尽可能地获得 500Hz 与 2000Hz 的听阈是最关键的。这样可以建立小儿大概的听力状况。练习时采用的声音要足够大且与预估的小儿言语识别阈相适应。孩子有时候一开始会合作,不久就忘了该做什么。这时需要在父母的帮助下,用确定他能听见的声音强度重新进行条件化。有时在一次测试过程中可能需要进行数次重新条件化的过程。测试者不要轻易放弃,除非小儿明显感到不想再做这个测试了。如果孩子仍能乐意继续进行测试,就尽量完成 1000Hz、2000Hz 和 4000Hz 的每个耳的阈值测试。但测试者该知道什么时候应当停止测试,尽量避免孩子对这种测试的厌倦情绪,以保证今后还能继续这一测试。

如果孩子拒绝戴耳机甚至耳塞(插入式耳机),就立刻改用声场测试,使用事先经过校准的啭音与窄声噪声,注意小儿坐的位置要位于标准室的测试点上。声场测试只能测得好耳的听阈,但至少可以通过好耳的听力损失状况来评价小儿的听觉功能。

上述游戏条件测听的方法也可以用于骨导听阈的测试。骨导振子放在小儿的乳突,然后说:"我们用另一种电话来做这个游戏,你还是像原来那样做。"测试的程序与气导测试时相同,选择最想了解的频率点先测,然后看情况扩展频率点。

听力学家要注意一点,获取小儿听力状况的信息量取决于小儿对测试的兴趣与合作,但一次测试不可能完成全部任务。要得到小儿听力状况的完整评价,应当依靠多项听力学检查,包括行为测试和生理学测试,相互验证才行。

不同年龄的儿童配合程度会不同,因此要选择相应的游戏,根据其表现,从简单到复杂。通常需要从声场测试开始,因为大多数孩子会对耳机产生抗拒。如果小儿的听力尚可,可以先测高频 2000Hz,孩子会更容易听到。如果考虑是感音神经性听力损失,就从低频 500Hz 开始测,因为其低频听力通常会比较好。

在声场测试一个低频点和一个高频点听阈之后,测试者要判断接下来要了解的信息,并考虑儿童是否能接受耳机。如果怀疑存在传导性听力损失,并考虑鼓室置管,那么接下来就需要了解两耳的听力情况,骨导听力情况就显得十分重要。如果怀疑是感音神经性听力损失,则分别测得两耳听力也很重要。一旦使用耳机,每个频率的阈值至少需要 2 次反应后才能确定。关于耳机,需考虑的一个问题是使用插入式耳机还是头戴式耳机。头戴式耳机放置方便(要注意耳机正对耳道口)。但对有的孩子来说,头戴式耳机可能太重、太大了。他们会立刻把它移掉或推开。插入式耳机的放置不会有问题,但小孩并不喜欢有人捅他们的耳道。不管怎样,最好能让孩子接受插入式耳机,因为其结果更准确。

不管你怀疑受试的孩子是什么类型的听力损失,最好能做骨导。只要孩子能接受骨导耳机,骨导阈值并不难获得。如果受小儿注意时间的限制,无法测得完整的听力图,则 2~3 个阈值点也可以。对于传导性聋,最关键的阈值测试点是 250Hz、500Hz 和 2000Hz;而对感音神经性聋,最主要的骨导阈值是 500Hz、2000Hz 和 4000Hz。

此外,对于训练配合良好的儿童还可以进行助听后听阈(包括人工耳蜗)和 FM 系统效果的条件化游戏测听。

6.3.5　小儿不配合的处理

孩子终归是孩子,整个测试应当在听力师的控制下进行。如果测试不能做完,测试成败的责任应由听力学家承担,不能转移到他人身上。应当说"我不能测试这个孩子"而不能说"这个孩子没办法测试"。这种负责的态度才能使听力师思考更多的办法来完成测试。的确有个别孩子很难配合测试,但一次或多次测试总能从他们身上获得一些信息。要回答"小儿不配合时该怎么做?"这个问题,其实首先要搞清楚"小儿不配合时不要怎么做"。第一,不要问一些虚情假意的问题,如问孩子要不要做测试?要不要戴耳机?真正好的选项性问题是问小孩在两个游戏中喜欢哪一个。第二,不要轻易放弃。如果小孩很不配合,可以让其先休息一下、走一走、喝点水等等。可以使用一些新颖的玩具,换一个助手,或者让父母做助手或许会好一点。尝试使用不同的刺激声,给予适当鼓励,换一个房间,换一张椅子,或者让孩子坐在父母大腿上。

如果测试不顺利,不要更换测试方法。比如对一个认知年龄 3~4 岁的孩子不要改用 VRA,虽然他可能会做出一些反应,但他很快会厌烦。当然,视觉强化的玩具可以作为一种奖励,让孩子明白,如果他合作就会让这些玩具亮起来。其他类似的方法,如"等我们做完了,我带你去……"也很有效。贴纸、邮票、糖果等也可以作为奖励物品。有时可以在测试中给予适当奖励。特别在看到孩子松懈时,给他一块饼干、游戏币或葡萄干,可以适当延长孩子的合作时间。注意,要严格遵守承诺,例如说好放五块积木就给孩子一张粘纸,就要在孩子放完五块积木后立即给他粘纸,如果说好游戏时不能离开就不能随便让他走出去。因此,在说话前要想清楚这是一项什么样的承诺,然后就要遵守这个承诺。

让孩子知道游戏会进行多长的时间也是很有帮助的。例如听力学家可以说:"我们把这些弹珠都放进罐子里,我们的游戏就结束了。"因为小孩对游戏时间通常没有概念。

6.3.6 父母的作用

在多数情况下,测试过程中,父母和孩子一起待在测试房间里会让孩子感到舒适,但要注意避免父母对测试的影响。父母在测试室中的另一个好处是让他们看到小儿的表现,可以有助于他们理解小儿听力损失程度。例如在解释结果时,父母更能接受孩子无法听到小声言语这个结论。

但有些孩子,父母在场会让他们的配合程度降低。一些家长看到孩子不愿做某件事时,就迁就孩子,终止做这件事。这样的家长在看到孩子在测试过程中有不高兴或抗拒情绪时,会让孩子停止做测试,甚至把孩子带离房间。遇到这样的父母,最好让他们待在控制室里观察整个测试过程。在极个别情况下,如果孩子不配合测试,可以告诉他,如果不完成这个测试,父母就要待在外面不能进来,这种方法不能用于首次测试,仅仅适用于已经多次测试的孩子,让他们明白只有完成测试后爸爸妈妈才能进来。

6.3.7 重度听力损失聋儿测试

对于发育正常的重度或极重度听力损失聋儿,不需要对测试方法做出任何调整,但给声要足够大。因为这些孩子通常对声音不太注意,对刺激声的敏感性较差。所以在测试前的训练时需要重复多次给声,花费的时间也要长一些。对于这些孩子的测试关键是听力师要准确地判断他们是否是真的听到了测试音,否则会形成对孩子随意动作的鼓励。对于年龄较小的孩子最好从声场测试开始做起,从低频开始测试,因为聋儿通常对低频声比对高频声敏感。如果在声场测试时,甚至在听力计最大输出值时,小儿仍对声音无明显反应,应鼓励孩子尝试戴耳机测试,因为耳机输出的最大声音强度比声场给声大。如果小儿对声音还是没有反应,就需要使用骨导振子,要么放在孩子手上,要么放在孩子膝盖上,或者放在乳突上。不管他的听力损失多严重,他都能感受到骨导振子在 250 Hz 给声所作出的振动,因为这是一种触觉感受,不需要听觉的参与。一旦小儿对这种振动形成良好的条件反应,就可以将刺激声与振动联合呈现,然后逐渐降低振动刺激强度,观察小儿是否继续对刺激声作出反应。虽然可能需要多次训练,但只要小儿存在一定的听力,就可以通过这种振动触觉技术教会小儿对测试音作出正确的反应。听力损失较重的孩子通常需要多次反复测试,因而更容易产生厌倦。为保持小儿的兴趣和较长时间的合作,可以变换游戏形式。但不要想在一次测试中完成对一个孩子所有的听力学测试,包括双耳各频率、气导、骨导、助听后阈值等等,让父母带孩子分多次来完成测试更为明智。

6.3.8 特殊测试技术

6.3.8.1 有奖强化操作性条件反射测听法

有奖强化操作性条件反射测听法(tangible reinforced operant conditioning audiometry,TROCA)是由针对特殊人群的测听技术发展而来的。它用食物或游戏币等物质奖励来代替让孩子移动玩具等方式的游戏动作。可以是一个内部藏有奖励物的玩具小丑(或其他玩具),当孩子拉动机关(比如小丑的手)时,玩具内设计好的装置就会让食物之类的奖励物呈现在孩子面前。

TROCA 常用于发音障碍儿童,或对视觉强化没有兴趣,或视觉有障碍的儿童。食品应当是小块的,容易快速咽下,这样保证测试可以持续、快速进行。可以用"好棒,加油"这样的话进行鼓励。虽然小糖果是奖励的选择之一,但有的父母可能不喜欢孩子吃过多糖果,一旦孩子对食物失去兴趣,就不得不结束测试。

6.3.8.2　计算机辅助强化技术

计算机辅助强化训练是使用一台笔记本电脑,电脑放在孩子和助手(家长)面前,屏幕上是生动的 PPT,由控制室的测试者远程鼠标控制,测试者点一下鼠标,就会使屏幕上的图画变得逐渐完整,如一张小丑的脸。孩子的手里也有一个鼠标,但不是真正的。先要训练小孩子每次听到声音就要点一下他的鼠标。虽然他不知道他的鼠标是不起作用的,但只要他这样做了,控制室的测试者就会用他的鼠标使屏幕上的图片发生变化。如果孩子在没有给声时点击鼠标,屏幕上的图片就不会有改变。可以视情况使用不同图片、游戏来保证孩子的兴趣。

6.4　小儿听力学诊断

小儿听力学诊断包括小儿听力测试和小儿功能性听觉评价两部分。

小儿听力学诊断的最终目标是:①通过合适的测试方法,确定小儿是否存在听力损失。②确定每只耳朵的听力损失类型、程度和状况,并作出解释。③评估小儿使用听觉信息的能力以及听力损失对小儿的影响。④评估个体耳聋风险因素以及迟发性或进行性听力损失的风险。⑤以听力学诊断为基础,候选放大设备(例如助听器、听力辅助设备及人工耳蜗植入)。⑥评估是否需要转诊以获得更多的评估、干预、支持(例如儿科专家、语言病理学家、康复专家和当地社团机构的支持)。

小儿听力学诊断的基本程序是:①采集病史为诊断提供重要的依据。②对小儿的认知年龄及体格状况作出正确的评价。③在完成常规耳镜检查后,根据小儿发育特点、交叉检验原则选择合适的测试方法,尽可能获得听觉行为反应、听觉电生理反应、中耳状况及言语感知等信息。④进行小儿功能性听觉评价。

6.4.1　病史采集

一份好的病史是评价、预估一个孩子听力的重要工具。无论是医师还是听力师,在诊断开始前都应当先问病史而不是先做测试。国外的小儿听力学家通常会让家长填写一系列表格,以获得完整的病史,包括产前及出生情况、个人健康、听觉能力、言语水平、发育状况、助听干预、社交情况及家族史等等(主要内容见表 6-4)。

但即使父母填写了完整的病史信息表,听力学家仍然需要当面再来询问父母一些问题:首先可以是父母带孩子来就诊的缘由(如:谁建议你们带孩子来看听力学家? 你认为你的孩子有没有听力问题?)。其次,可以对照表 6-5 询问父母对孩子听觉、言语发育情况的观察。

一个合格的听力师,不仅需要了解小儿的听力情况,也要了解小儿听力康复中的各种有利和不利条件。由于父母和其他家人在小儿听力康复中的重要作用,听力师需要重点关注家庭成员对小儿的影响,包括对小儿听力状况的认识是否有偏差或分歧,对小儿听力障碍原因、治疗方案的认识,对接受听力学咨询或干预的看法等等。病史采集的询问、交流过程不仅是了解上述情况的重要途径,也是加强听力师与小儿家人之间信任度的重要过程。

表 6-4　病史采集主要内容

病史项目	内容
产前史	1.母亲的首次妊娠史； 2.孕期病史:包括怀孕周数、孕期发生的疾病； 3.Rh 血型不合或 ABO 血型不合； 4.孕期服药情况(处方、非处方药物)； 5.孕期并发症
出生史	1.分娩方式:剖宫产或产道分娩； 2.出生时体重； 3.出生时的并发症:如缺氧、黄疸、Apagar 评分、臀位分娩等； 4.住院时间
个人健康史	1.近期感冒、过敏、中耳炎、高热等疾病； 2.免疫接种:脑膜炎、腮腺炎、巨细胞病毒； 3.免疫接种反应； 4.营养或进食问题； 5.癫痫、头部外伤
发育史	1.运动发育历程:开始坐、爬、走的月龄； 2.对父母有视觉反应的月龄； 3.行走稳定性
听力情况	1.父母对孩子听力的判断； 2.孩子对哪些声音有反应？ 3.孩子能否对声音进行区分？ 4.孩子是否喜欢把电视剧、电脑、音响等的音量调很大？ 5.听力是否有波动？常在什么情况下发生？ 6.有无对声音感到不舒服？是什么样的声音？什么情况？
言语情况	1.呀呀学语的年龄,会说的第一个字、词、句是什么？年龄？ 2.在没有视觉线索时能否听懂父母的话？ 3.孩子如何表达自己的需要？发音、姿态、手势？ 4.孩子的言语和语言有变化吗？ 5.孩子在说的过程中会停下来吗？
社交情况	1.开始自己吃饭、自己穿衣服的年龄？ 2.喜欢和别的孩子玩吗？ 3.孩子喜欢玩什么玩具或物件？
助听干预	1.有无配戴助听器或人工耳蜗？(型号、耳别) 2.有无使用听觉辅助系统(如 FM 系统)？(名称、型号、耳别) 3.由谁推荐、选配、调试这些设备？ 4.什么时候开始使用这些设备？ 5.孩子每天的使用时间

表6-5 小儿听觉言语情况访谈要点

年龄	询问内容
0～4个月	当孩子入睡时,突然的大声会使孩子立刻惊醒吗?
4～7个月	孩子在4个月的时候会对视野外的声音转过头去吗?5～6个月时会重复发出各种声音吗?7个月左右会直接找到视野外的声音吗?6～7个月时会发出什么样的呀呀学语声?6个月时能单独坐吗?
7～9个月	孩子能转身寻找视野外的声音吗?他们会对看不见的声音作出"咯咯""咕咕"声的反应吗?他的发音有高低音调的变化吗?
9～13个月	孩子能转身找到来自身后的声音吗?他会模仿一些声音或发音有大量变化吗?这些声音中有辅音吗(如b、g、d)?孩子是说"吗吗吗吗"还是"妈妈"?有没有发出一些特别的声音?
13～24个月	你在另一个房间叫他,他会听到吗?他会用声音回答还是走过来?除了"妈妈"还会说什么?发音听起来正常吗?

6.4.2 测试方法的选择与交叉检验原则

由于小儿的感觉、行为、认知发育水平处于变化过程中,因此选择相应合适的评价方法是非常关键的。交叉检验原则最初由Jerger和Hays于1976年提出,即建议小儿听功能的水平必须通过几种合适的行为、电生理测试组成的测试结果来确定,而不是仅凭一两种单一的检查所获得的结果来下结论。如表6-6所示为各种小儿听力测试的对比。

表6-6 小儿听力测试汇总表

测试项目	小儿反应	适合的认知年龄	优点	难点
BOA	吸吮动作变化(其他动作通常为阈上反应)	0～6个月	有助于评价婴幼儿听觉反应;用于交叉检验;可用于声场、耳机、骨导、助听后测试	对测试者经验的要求高;不能吸吮的婴儿无法使用;仅适用于婴儿清醒、安静或浅睡眠状态,需反复多次测试
自动ABR	—	0～9个月	快速,无需小儿配合,无需主观判定,可做筛查,可分别做两耳	必须睡眠或很安静,可能需要使用镇静剂;不能代表完整的听功能
VRA	条件反射性转头	5～36个月	除上述外,可靠性高,对小儿状态要求不高	需专业人员多次测试,需小儿配合,如小儿不接受耳机,只能测得较好耳的听力
CPA	条件性行为动作	30个月～5岁	结果接近听阈且较准确	要长时间保持孩子的兴趣有困难
声导抗	—	所有年龄	评价中耳状况及声反射弧状况	无法获得听阈,小儿需要安静、不说话、不哭闹
TEOAE	—	所有年龄	了解外毛细胞功能,可发现30～40dB以上听力损失,操作快速简单	无法获得听阈,小儿需要安静、不说话、不哭闹
DPOAE	—	所有年龄	同上,也可评价整体听功能	无法获得听阈,小儿需要安静、不说话、不哭闹,不能发现轻度听力损失,易受外耳、中耳状态影响
诊断型ABR	—	所有年龄	可确定每侧耳的听力,无需主观配合,频率特性ABR可提供各频听阈;短声ABR可了解完整的听觉通路	小儿必须睡眠或处于安静状态,可能需要使用镇静剂;不是听力的直接测量,不能代替行为测听

续表

测试项目	小儿反应	适合的认知年龄	优点	难点
ASSR	—	所有年龄	可确定每侧耳、各频率的听力,无需主观判断,无需受试者配合,测试给声强度可超过 ABR	小儿必须睡眠或处于安静状态,可能需要使用镇静剂,缺乏足够临床研究资料,容易受记录伪迹干扰

无论采用行为还是电生理的测试方法,一个重要的目标是获得每一只耳的听力情况而不是双耳总体或仅仅是好耳的听力情况。因为即使好耳一侧的听力完全正常,而一耳听力损失的儿童也可能存在个体身心发育及学习落后的风险。另一个重要的目标是获得小儿在各个频率的听力情况。由于 1000Hz 以上听力对言语感知至关重要,小儿听力测试应当包括高频听力状况的评估。最起码要获得每一侧耳 500Hz、2000Hz 的听力情况,这样才能进行基本的声放大干预。第三个重要的目标是获得气导听力异常患儿的骨导听力。

ASHA 建议对不同发育年龄的小儿采用不同的评估方案与测试组合,而早产儿需要先对发育年龄进行修正,见表 6-7。

表 6-7　各年龄段小儿听力学测试组合及评估方案

发育年龄	建议的听力学诊断测试组合及评估方案
0~4 个月	1. 病史; 2. 耳镜检查(主要观察有无畸形等解剖异常,鼓膜尚难以窥见); 3. 以听觉电生理测试方法为主,包括使用脑干诱发电位等(最好有频率特性的刺激声)预估小儿听力图,耳声发射和 1000Hz 声导抗测试作为必要补充; 4. 听觉行为观察; 5. 功能性听觉评价等
5~24 个月	1. 病史; 2. 耳镜检查(除非会影响小儿测听,最好能检查耳道、鼓膜); 3. 行为反应测听,如视觉强化测听(频率范围 250~4000Hz,插入式耳机,包括骨导测试); 4. 可使用低频声导抗(5~7 个月龄最好使用 1000Hz 声导抗); 5. 只有上述测听不可靠,耳别无法区分时才以 ABR、OAE 的结果为主; 6. 使用"儿童交流里程碑"和"早期听功能评价表"等工具进行听觉言语发育及功能性听觉评价
25~60 个月	1. 病史; 2. 耳镜检查(注意中耳病变); 3. 行为反应测听可根据小儿发育情况(VRA,TROCA,CPA 等); 4. 言语觉察阈测试、言语识别阈测试(指图片、指物体等)、言语识别测试; 5. 低频声导抗、声反射测试; 6. OAE 和 ABR; 7. 发育评估及功能性听觉评价

6.4.2.1　小儿年龄 0~4 个月

对于 0~4 个月的孩子主要采用电生理的方式测试每一耳各频率的听力情况,包括听性脑干诱发电位(ABR)和(或)ASSR。但结果评估必须结合病史、父母的报告和听觉行为观察。建议使用插入式耳机(除非有耳道畸形),给声最好低至 20dB nHL。最好使用有频率特性的刺激声,如使用低、中、高三种频率的短纯音。如果气导听阈异常(大于 20dB nHL),还应做骨导以确定听力损失类型。短声 ABR 主要用于评估听觉神经传导通路的完整性,采用 70dB nHL 短声观察 I、III、V 波。如果在最大输出时仍不能引出波形,则使用由极性相反的密波和疏波,单极性刺激短声诱发的 ABR 测试,以确定是否存在耳蜗微音电位,来鉴别耳蜗或蜗后病变。通常这个年龄段的孩子可以在自然睡眠状态下做测试,较大的孩子可能需要镇静剂。此外,耳声发射和声导抗测试用于对 ABR 结果的补充和印证。TEOAE 适用于预估低频听力,DPOAE 适用于预估高频听力。声导抗使用 660Hz 或更高频的探测音。这一时期的耳镜检查很难观察到小儿的鼓膜或中耳情况,主要是为了排除耳道畸形,确保测试耳机的放置不会受影响。行为观察测听(BOA)虽然不是 0~4 个月孩子听力测试的最佳方法,但有一定的参考价值,绝不应当被忽略。

6.4.2.2　小儿年龄 5~24 个月

5~24 个月的小儿同样需要详细询问病史,通过耳镜检查观察小儿外耳道、鼓膜等。如果耳镜检查会导致小儿哭闹可先检查一下耳道口。但是在进行声导抗、耳声发射和插入式耳机测试前最好确保外耳道通畅。

这一时期,儿童听觉行为反应的可靠性大大增加,听力测试方法首选视觉强化测听法(VRA)。选择言语声或 500Hz、1000Hz、2000Hz 和 4000Hz 窄带噪声作为刺激声,获得这些测试音的最小反应水平(MRL)。其次,还要进行声导抗测试。可以使用低频(226Hz)探测音(除 5~7 个月龄孩子建议使用 1000Hz 的探测音外)。如果视觉强化测听结果不可靠,或者不能测出每一耳的听力,或者需要明确听力损失的程度、类型等,还需要进行 ABR 和 OAE 测试。在怀疑听觉传导通路至脑干水平有问题时,特别需要完成上述两项测试。

6.4.2.3　小儿年龄 25~60 个月

首先仍然是病史等询问,然后进行耳镜检查。要保证耳道没有被堵塞,尽可能观察到鼓膜颜色、位置等标志是否正常。接下来的听力测试仍然以行为测听加声导抗测试为主。对于不同的孩子,要根据其发育水平选用不同的行为测听法,如视觉强化测听、游戏测听、有奖强化操作性条件反射测听及传统的纯音测听等,也可以考虑使用小儿言语感知阈测试(SAT)、言语识别阈测试(SRT)等。

6.4.3　小儿功能性听觉评价

人类的听觉功能绝不仅仅是听到声音,而是包括下列几个方面:声音的感知、注意、定位、比较、识别及理解等等。因此,可以将功能性听觉定义为:一个人对日常活动中应听到的各种声音所具备的一系列听觉处理能力。目前,小儿听力测试的主要方法是尽力了解小儿对声音的感知能力,远远不能涵盖小儿整体听觉功能的评价。因此,听力学较发达的欧美国家提出了"功能性听觉评价"(functional auditory assessment)的概念。要求对小儿的听觉功能进行全面的了解。本节参照 ASHA 的"小儿听力学评价指南"对功能性听觉评价作一个简单的介绍。

对于 0~4 个月的小儿,建议对照"早期语言发育进程量表"(early language milestone scale)进行评估。5~24 个月的儿童还可在该表之外再选用早期听觉功能表(early listening function,ELF)、功能性听觉的绩效指标(functional auditory performance indicators,FAPI)、婴幼儿有意义听觉整合量表(infant-toddler meaningful auditory integration scale,IT-MAIS)等等。除此之外,2~3 周岁以上儿童的社会交往能力是其听觉发育的重要方面,可使用 Meadow-Kendal 听障学生社交情感评估表(meadow-kendal social-emotional assessment inventories for deaf and hearing impaired students)评估。

(徐　飞)

第 7 章　耳声发射

7.1　耳声发射概述

7.1.1　耳声发射的发生机制

耳声发射(otoacoustic emissions,OAE)是一种产生于耳蜗,经听骨链及鼓膜传导释放入外耳道的音频能量。利用敏感麦克风在外耳道内可以记录到这一信号。耳声发射的发现为耳蜗内主动机制的存在提供了直接证据,使人们对耳蜗功能的认识发生了根本性变化,因此是听觉生理近 20 年来的重要进展之一。目前,已被广泛应用在听觉机制研究、听力筛查、婴幼儿的客观听功能评价、听觉系统伤害性因素的动态听力学监测、听觉系统疾病的诊断与鉴别诊断等诸多领域。

随着科学的不断发展,关于耳声发射的发生机制的说法日益更新。Gold 在 1948 年提出:耳蜗内可能存在主动性的生理机械性耗能活动过程,正是由于耳蜗具有这一主动活动的特性,才使它具备了精细的调谐功能,可以产生敏锐的频率选择性,即电-机械转换过程。但许多年过去了,他的学说没有得到足够的重视。1960 年,Bekesy 提出了行波学说,即由于耳蜗基底膜振动产生的行波。近代耳科学的研究发现,人耳具有极高的灵敏性和惊人的辨别功能,包括精细的频率辨别功能和宽大的听觉动态压缩范围。Rhode 教授于 1971 年报道了基底膜运动的非线性特点,从理论上提出了耳蜗可能存在主动性活动的观点。1978 年,Kemp 教授首次报道了关于耳蜗能够产生耳声发射现象的研究成果。Kemp 认为,这一信号是由耳蜗耗能的主动活动产生的。此后,耳声发射现象才逐渐被世界各国的多数听力学实验室重复而证实,并成为当今听力学工作中的重要研究手段。

耳声发射产生机制有基底膜反馈机制和行波的双向性机制两种学说。

基底膜反馈机制认为,耳蜗内存在正反馈和负反馈两种机制。正反馈机制主要表现为基底膜活动→使外毛细胞纤毛运动→形成感受器电位→外毛细胞活动→基底膜的进一步活动。此机制不仅使耳蜗具有明显的放大作用,同时还有利于基底膜发挥精细调节功能。如果基底膜的这种反馈平衡不稳定,则使基底膜发生振动,产生的行波沿基底膜反向传递到蜗底,引起耳声发射。负反馈机制则是通过交叉的和(或)不交叉的橄榄耳蜗系统实现,实验证实对侧声掩蔽可抑制耳声发射,即是基于这种机制完成的。

大量实验证明,耳蜗基底膜的行波呈双向性运动,不仅如 Bekesy 所述的那样单纯地由蜗底传向蜗顶,也可反向从蜗顶传向蜗底。①可能由于基底膜机械阻抗不均匀,当行波通过时,其能量运行在这些部位受到阻碍,部分能量可由此处发生折返,逆向传至镫骨底板,经听骨链、鼓膜传至外耳道而形成耳声发射。②基底膜对相关联的两个声刺激频率可能产生相互作用,导致行波的运行发生障碍,部分能量折返而形成耳声发射。

7.1.2　耳声发射的分类

依据是否存在有外界刺激声信号诱发，耳声发射按其发生机制不同可分为两大类：①自发性耳声发射（spontaneous otoacoustic emission，SOAE），主要是耳蜗自发活动的反应；②诱发性耳声发射（evoked otoacoustic emission，EOAE），即通过外界不同的刺激引起各种不同的耳蜗反应。根据诱发刺激类型不同，耳声发射主要分为四种类型，即瞬态声诱发耳声发射（transiently evoked otoacoustic emission，TEOAE）、畸变产物耳声发射（distortion product otoacoustic emission，DPOAE）、刺激频率耳声发射（stimulus frequency otoacoustic emission，SFOAE）及电刺激诱发耳声发射（electrically evoked otoacoustic emission，EEOAE）。瞬态诱发耳声发射的刺激声是短声、短纯音或短音。畸变产物耳声发射是同时给予两个有一定频比关系的纯音所诱发的耳声发射。刺激频率耳声发射是给一个连续纯音刺激，耳声发射的频率与刺激声频率完全相同的耳声发射。电刺激诱发耳声发射对耳蜗施以交流电刺激，能够诱发出与刺激电流相同频率的耳声发射，这种耳声发射只在动物身上进行。

7.1.3　耳声发射的特点

耳蜗整体功能的完整是耳声发射正常引出的主要前提，其中与耳蜗外毛细胞的功能是否正常密切相关。几乎所有耳蜗功能正常的人耳（严重的外耳或/和中耳有问题者除外）均可记录到诱发性耳声发射。耳声发射受外耳和中耳功能的影响，受试者的外耳或中耳功能有损伤时有可能会导致耳声发射无法通过。性别对正常人耳的耳声发射反应无明显影响。耳声发射的反应幅度和检出率随年龄增大而减小。婴幼儿的诱发性耳声发射反应幅度明显高于成年人，并且自发性耳声发射的频数多、幅度大、检出比率高。自发性耳声发射有较为明显的个体差异。一般情况下纯音听阈大于 40~50dB HL 时，耳声发射消失（蜗后病变除外）。

诱发性耳声发射的频率多以 1000~4000Hz 为主。DPOAE 反应出现与两个刺激声的频率有关。TEOAE 在一定频率范围内可基本反映刺激声的频率特性。非线性耳声发射具有随刺激强度增长的输出饱和性。稳定性较好的耳声发射对同一受试者具有良好的重复性和稳定性，但同时也具有明显的个体差异。

7.2　耳声发射测试原理与方法

7.2.1　耳声发射测试原理

由于耳声发射信号相对较弱，其信号处理要求较高，因此测试仪器需采取一系列技术处理。

7.2.1.1　控制噪声

由于所能检测到的耳声发射信号非常微弱，因此在测试过程中噪声抑制是关键。耳声发射测量中的噪声包括白噪声（测量仪器系统固有的）和非白噪声（包括传感器本身发出的噪声、测量设备通风装置的嗡嗡声及测试者的呼吸声等）。因此，耳声发射测试环境要求比其他听力测试要求更高。目前，常用的解决噪声影响的方法主要有以下三种，即相干平均法、阈值截取法和带通滤波法。

1.相干平均法：不同耳声发射测试过程中所需的平均叠加次数不同，如畸变产物耳声发射需要30多次,而瞬态声诱发性耳声发射则需要上千次。此法不足之处在于为了达到一定的信噪比,需要对大量的样本进行平均,延长了测量时间,因而具有局限性。

2. 阈值截取法:即对新样本预先估计信噪比。若其过低,则放弃该样本,重新进行采样;若不低就可进行下一步处理。此方法的核心是阈值的预先估计选取,过低则会丢掉有价值的样本,过高则起不到抑制噪声的作用。此法不足之处在于为获取足够数量满足信噪比要求的样本可能会需要较长的时间。

3. 带通滤波法:由于信号与噪声具有不同的频带,因此通过去除噪声对应的频率,便可达到在保持信号的同时又去除噪声的目的。此法不足之处在于由于信号的频带与噪声的频带可能会有交叉、重叠,因而会引起信号的失真。

7.2.1.2 消除伪迹

在 TEOAE 测试过程中,外耳道对刺激声可以直接反射回声信号,造成测试结果产生伪迹。目前,通常采用导出非线性响应法、时域加窗法解决此问题。由扬声器按照不同方式给声,并由微型高灵敏性麦克风拾取的耳声发射信号经过平均、叠加、放大后,以频域或时域的形式进行显示或记录,从而完成完整的耳声发射测试程序。

7.2.2 耳声发射记录

测试环境尽量安静,周围环境噪声控制在30dB(A)以下,最好是在标准的隔声室内进行。患者状态良好,受试者保持安静,取舒适体位,尽量避免吞咽和粗重喘气。对婴儿,可在自然睡眠中测试;对幼儿,可使用镇静剂。测试探头密闭于外耳道之中,注意勿使可置换的弹性部分遮盖麦克风和扬声器。测试探头的放置应平稳、紧密适度,通常其理想的频响范围是 $1000 \sim 4000\,Hz$。而且妥帖地放置探头也会相应地减小噪声的影响。避免在感冒或其他影响中耳功能的疾病时进行测试,因为此时中耳压力的改变会降低耳声发射的幅值。

7.3 耳声发射的临床价值

耳声发射最重要的意义在于它可以反映耳蜗的主动调谐功能是否正常。耳声发射代表耳蜗内耗能的主动性机械活动,这种现象被认为是耳蜗功能正常的一个重要标志。

从临床应用角度看,耳声发射最主要的用途是新生儿及婴幼儿的听力筛查(具体地说应是耳蜗外毛细胞的机械活动),如图 7-1 所示。耳声发射测试有助于了解新生儿及婴幼儿的耳蜗功能,为感音神经性听力损失的分析诊断提供帮助,便于早期发现听力损伤,尽可能早地对其实施干预,并利用神经系统发育的可塑性,使患儿的言语功能尽可能得到正常发育,使其语言、智力发育水平与同龄人相当,将听力损失对孩子语言、认知和社会情感发育的不利影响降低到最低程度,使其能够回归主流社会,减轻家庭和社会的负担。因此,开展新生儿听力筛查不仅对聋儿及其家庭有好处,而且具有重大的社会意义。

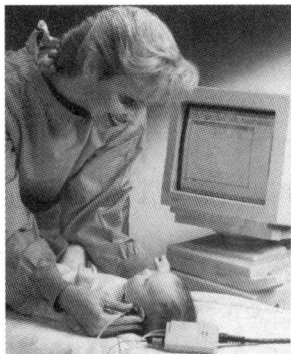

图 7-1 小儿耳声发射测试

7.4　自发性耳声发射

自发性耳声发射测试时,不给出刺激声信号,麦克风所记录的信号为耳蜗自动产生的时域模拟信号,转化为数字信号,再经数学运算(快速傅立叶变换)转变为频域信号(功率谱)加以显示,通常表现为孤立的窄带谱峰。自发性耳声发射具有个体差异,检出个数与类型不同。正常听力人群中的检出率为 30%～50%,50 岁以上检出率明显下降。女性高于男性,推测可能是女性耳蜗的体积相对较小,其 OHC 的排列更不规则,从而更容易产生 SOAE。检出的自发性耳声发射强度在−5～20dB SPL。SOAE 典型的频率范围位于 500～6000Hz,表现为高于本底噪声的多个窄带峰,可以包含一种频率成分,也可以包含多个频率成分,最多见于 1000～2000Hz,且频率高度稳定。这可能与中耳对 1000～2000Hz 频段的传输效能最佳有关。个体的 SOAE 频率较为稳定,强度在长期连续的观察中才会稍有变化,原因目前尚不清楚。自发性耳声发射会受外界声刺激、温度改变或药物的影响。相对于其他种类耳声发射来说,SOAE 的临床应用较少,但近年对检出率的研究相对较多。

7.5　瞬态声诱发耳声发射

瞬态声诱发性耳声发射(TEOAE)(即"Kemp 回声"测试)是最早被发现的。短声诱发的瞬态声诱发性耳声发射是目前研究报道最多的,现已广泛应用于临床听力学检查,最常用于要求快速、客观、无创性的新生儿听力筛查。TEOAE 是在瞬态声(如短声或短音)刺激耳蜗后,在外耳道记录到的声反应现象,它体现了耳蜗主动机制的非线性特性。

7.5.1　测试参数与操作

最初的记录设备为各实验室自行制备,由耳机、传声器等连接一台信息处理仪组成。1988年,Kemp 等设计出 ILO-88 型耳动态分析仪。由于其操作简便,并拥有良好的伪迹消除系统,很快为许多实验室所采用。此外,还有 POEMS 系统、Madsen 的 Celesta 503 及 Capella 耳声发射分析仪等。刺激声多采用疏波短声或短纯音,脉冲宽度为 80～100μs,以 80μs 常用,刺激声强度多用 80dB peSPL(峰值等效声压级),范围 60～90dB peSPL,一般采用"3+1"的非线性给声方式,叠加次数为 150～2048 次不等,扫描时间一般为 20ms,扫描延时 2.5～5ms。筛查模式的扫描时间多选用 12.5ms。

TEOAE 对测试环境没有十分严格的要求,一般只需要安静的噪声强度为 45～50dB(A)的环境即可。首先将探头塞入外耳道,然后进行探头校准,调节探头位置,达到要求后即可开始测试。探头密闭地置于外耳道,其尖端小孔正对鼓膜是完成检测(监测)的重要环节。

7.5.2　结果显示与评估

瞬态声诱发性耳声发射测试通常将采集到的信号存储在 A、B 两套缓冲存储器内,通过处理、比较两套存储器内的数据给出结果评估。目前,常用设备所显示的结果主要包括以下四个方面:①反应幅度,指 TEOAE 的强度,用 dB SPL 表示,通常在 Response 后显示;②重复率或信号复显率,通常标记在"Band Repro%"下,表示 A、B 两个缓存内的相关性;③信噪比,指 TEOAE

幅度与噪声幅度的比,显示在重复率下;④稳定度分析。

如图 7-2 所示为 IL088 型耳声发射仪显示的正常青年人瞬态声诱发耳声发射测试结果。图中(a)窗口显示的是刺激声波形;(b)窗口显示的是 OAE 反应声波形图,分别有 A、B 两条,重合性良好;(c)窗口显示的是设备、患者和测试信息;(d)窗口显示的是 OAE 反应声频谱图(深色),而浅色部分为背景噪声频谱;(e)窗口显示的是刺激声频谱图,这里显示的刺激声强度单位为等效峰值声压级(80.8dB peSPL);(f)窗口显示平均耳道输入噪声级(36.5dB SPL)和排斥限度(47.3dB SPL);(g)窗口显示的是设定的测试次数及其占总测试数的百分比,这里的 NOISY XN 4 代表有 4 次测试时的背景噪声超过排斥限度;(h)窗口显示的是 A、B 存储器获得的信号强度平均值和差值;(i)窗口显示的是 TEOAE 反应幅度(17.2 dB)、整体重复率(96%)以及各频率下的重复率与幅度;(j)窗口为刺激声的强度(与 E 窗口一致)和稳定度(96%);(k)窗口为测试花费的时间;(l)窗口为信息存储及检索信息。

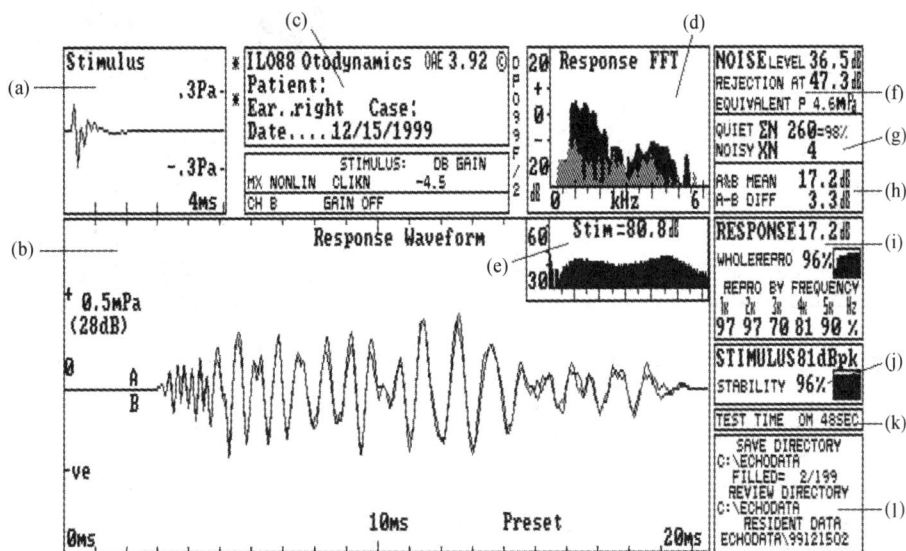

图 7-2　IL088 型耳声发射仪测试窗口

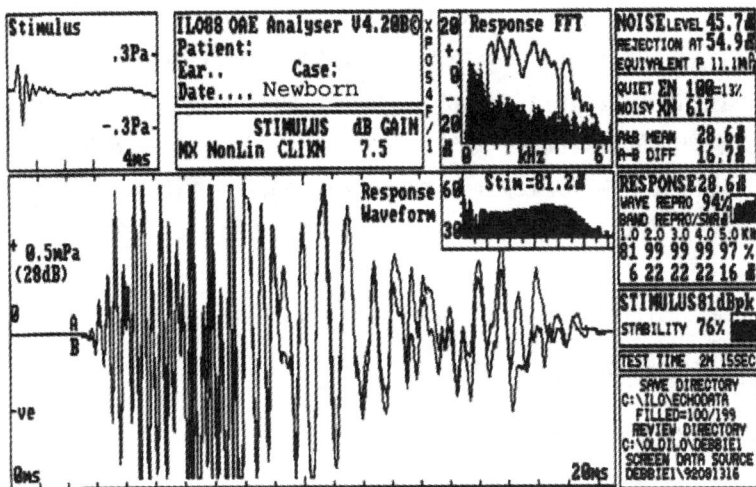

图 7-3　TEOAE 测试结果(一)

如图 7-3 所示为一个新生儿的 TEOAE 结果,显示的反应幅度(RESPONSE)为 28.6dB,重复率为 94%。图 7-4 显示的是另一个受试者的 TEOAE 结果:A、B 两存储器获得的信号波形没有重合,并且相关性很差(-37%),反应声频谱窗口(response FFT)也主要显示为"噪声"(黑色),反应幅度甚至小于 A、B 存储器获得波形之差(A-B DIFF)。因此,图 7-3 说明该受试者能引出瞬态声诱发耳声发射;而图 7-4 则显示受试者未能引出瞬态声诱发耳声发射。

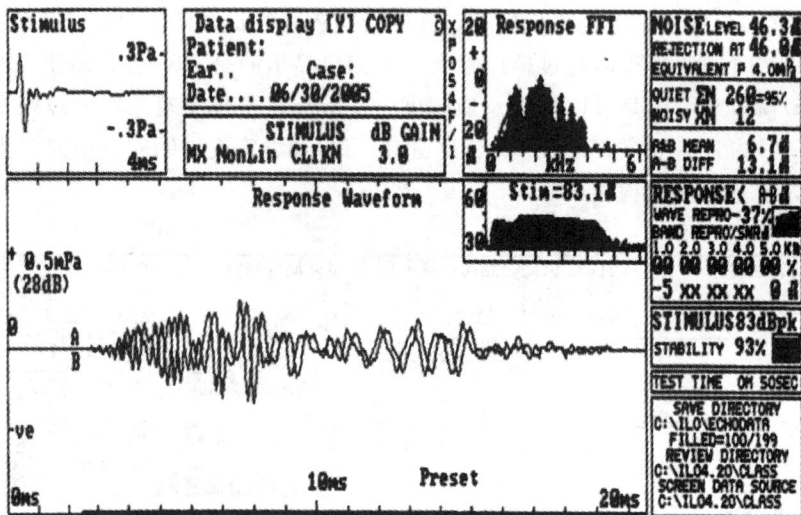

图 7-4　TEOAE 测试结果(二)

7.5.3　瞬态声诱发耳声发射特点

TEOAE 的特异性高,其结果无需测试者主观判断,具有客观性。听力正常人群的检出率接近 100%。未检出的原因目前尚不十分清楚,可能与中耳或耳道的解剖异常、仪器设备原因、外界噪声、受试者的身体其他部位健康状况及心理紧张程度等有关。在 NICU(neonatal intensive care unit)的新生儿,TEOAE 检出率明显下降。研究发现,当 ABR Ⅴ波阈值≤30dB HL 时,所有受试者均可检出 TEOAE 反应;当 ABR Ⅴ波阈值≥40dB HL 时,TEOAE 消失。

通常认为,TEOAE 的频率分布与刺激声的声音特性有关,正常听力成人短声 TEOAE 的频谱范围分布在 500～4000Hz,其中以 1000～2000Hz 频段的反应幅值检出率最高。新生儿 TEOAE 较成人具有更多的高频成分。短纯音诱发的 TEOAE 反应频谱与刺激音频率相同。

TEOAE 的反应幅值个体差异较大,婴幼儿较成年人的反应幅值大,甚至仅比刺激音低 30～40dB。影响因素有刺激声的强度、外耳中耳的状态、年龄、药物、噪声、对侧刺激声及测试系统等方面。

瞬态诱发性耳声发射的检测阈值通常较心理阈值低,但检测阈值并不十分重要。

7.5.4　瞬态耳声发射临床应用

7.5.4.1　用于新生儿听力筛查

相对听性脑干电反应测听来讲,耳声发射更具有快速、简便、无创、灵敏及易操作的特点。新生儿 OAE 听力筛查方案包括两部分内容:①初次筛查(初筛):在新生儿住院期间(一般出生 2 天后)进行 OAE 测试,未通过"初筛"者,出院后接受第二次筛查;②第二次筛查(复筛):在婴儿出生42 天后,对未通过"初筛"的婴儿再次进行 OAE 测试,仍未通过者要接受听功能诊断性检查。

筛查的通过标准:对 TEOAE 检查尚无公认标准。多数学者采用的通过标准包括两项内容:①信号重复率(rep)≥50%;②5 个分析频率中,3 个以上频率的信噪比≥3dB。

注意事项:新生儿出生后 1～3 天均可接受检查;测试多使用瞬态诱发性耳声发射,也可使用畸变产物耳声发射;检测时间多选在午后新生儿进食入睡后的相对安静阶段;作为听力筛查,测试环境的噪声控制在 40～50dB(A);检查前应注意检查外耳道,排除外耳和中耳病变,注意同时进行声阻抗检查为佳。

7.5.4.2 感音神经性聋的诊断

听力正常耳的诱发性耳声发射检出率接近于 100%。但感音神经性聋耳的检出率则随听力下降而降低,当听力损失超过 45～50dB HL 时,诱发性耳声发射的反应趋于消失。凡病变累及耳蜗引起的听力损失都会同时引起耳声发射的下降或消失。其听力损失的频率与纯音测听结果之间有良好的相关性。例如梅尼埃病的主要病理改变发生在耳蜗。临床观察发现,早期梅尼埃病耳可以记录到明确的耳声发射反应,以低频反应减弱为主,随着听力损失加重,耳声发射的反应阈值增高,耳声发射的检出率有所下降,当听力损失超过 40～50dB HL 时,耳声发射会进一步下降至反应消失。甘油实验会在改善听阈的同时提高耳声发射的检出率和减小检测阈值。

根据突发性耳聋的听力损失频率不同,突发性耳聋患者的诱发性耳声发射频率缺失范围不同。当突发性耳聋的听力损失超过 40～50dB HL 时,耳声发射反应会消失。在突发性耳聋恢复过程中,诱发性耳声发射反应恢复较纯音听力恢复得更早。可利用耳声发射动态监测突发性耳聋的恢复进程,此法较纯音听阈的观察更为敏感和准确。

7.6 畸变产物耳声发射

畸变产物耳声发射是当耳蜗同时受到两个具有一定频比关系的初始纯音刺激(f_1 和 f_2)时,由于基底膜的非线性调制作用而产生的一系列畸变信号,经听骨链、鼓膜传导于外耳道内,与刺激声有固定关系的音频能量。与 TEOAE 相同,DPOAE 也是对耳蜗非线性机制的反应。

畸变产物耳声发射是目前临床上经常使用的听力学检测手段,它能反映耳蜗性听力损失,具有频率特异性。其主要的测试内容包括 DPAOE 图(DP-Gram)、潜伏期(latency)、DPOAE 函数曲线(输入/输出函数,I/O function)、DPOAE 反应波形以及 DPOAE 声抑制曲线(suppression tuning curves)等。常用的畸变产物耳声发射分析设备有 ILO-92 耳动态分析仪、GSI-60 DPOAE 仪及 Madsen 公司的 Celesta 503 Capella 耳声发射分析仪等。

7.6.1 畸变产物耳声发射的记录

如图 7-5 所示,由于需要给出两个纯音,故探头内除有一个高灵敏的麦克风外,还需有两个微型扬声器,信号被采集后,经放大、叠加,在频率分析仪上进行显示和记录。与成人耳声发射探头相比,小儿探头产生的刺激声有不超过 20dB 的衰减,以适应小儿外耳道容积比成人小的特点。所以,小儿耳声发射探头不能与成人的混用。

两个初始纯音 f_1 和 f_2 的频率比例关系以及声强度关系的选择,直接影响测试结果。两纯音频率比率关系 $f_2/f_1 = 1.1～1.5$ 时,对记录到较高振幅的 DPOAE 最有效。在 L_1(f_1 的声强度)比 L_2(f_2 的声强度)高出 $10\sim15$dB 的条件下,可以记录到最大幅值的 DAPOE 反应。目前,应用于临床较多的两个初始纯音声强度有以下三种: $L_1=L_2=70$dB SPL;$L_1=65$dB SPL,$L_2=55$dB SPL;$L_2=65$dB SPL,$L_2=50$dB SPL。在有关儿童的 DPOAE 研究中,学者多采用后两种强度的纯音作为刺激声。

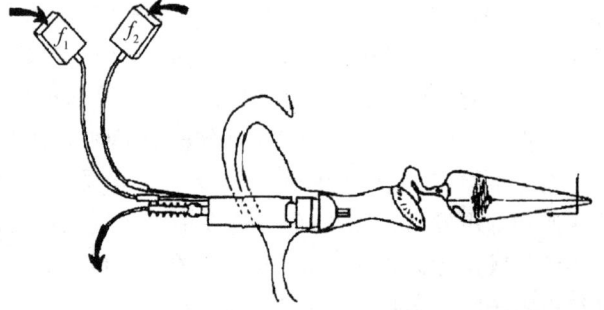

图 7-5　DPOAE 原理图

DPOAE 的信号判定通常较容易,反应出现于与两个刺激音有关的固定频率上,遵循公式 mf_2+nf_1(m,n 为整数),表现为纯音样的窄带谱峰。强度以高于本底噪音 3dB 为反应的确认标准,其中以 $2f_2-f_1$ 处的反应幅值最大,如图 7-6 所示。

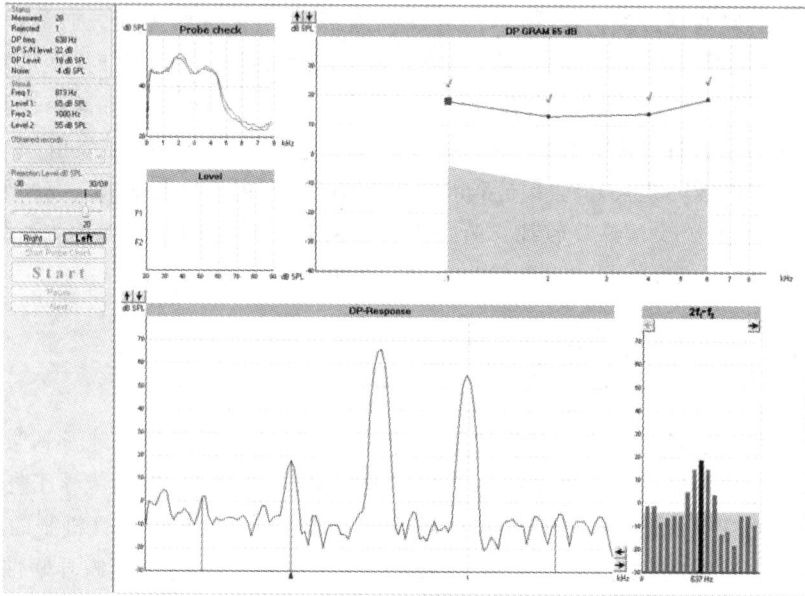

图 7-6　DPOAE 测试图

7.6.2　畸变产物耳声发射反应图

DPOAE 具有良好的频率特性,可在相对广泛区域的任何频率($500\sim8000$Hz)上产生,因此,可作出 DPOAE 反应图(DP-gram)以显示耳蜗全频听功能状况。DP-gram 以 f_0 或 f_2 为横坐标,$2f_1-f_2$ 处的幅值为纵坐标,如图 7-7 所示。DP-gram 与纯音听力图存在良好的线性相关。

7.6.3　DPOAE 的特点

DPOAE 的检出率一般均在 90% 以上,但其在低频段的检出率稍低,可能与低频段本底噪声较高有关。其反应范围通常在 $500\sim6000$Hz,反应幅值比初始音低 $50\sim60$dB,但如果该耳存在自发性耳声发射,那么在相应的频率上也会得到较高幅度的畸变产物耳声发射反应,甚至可达到

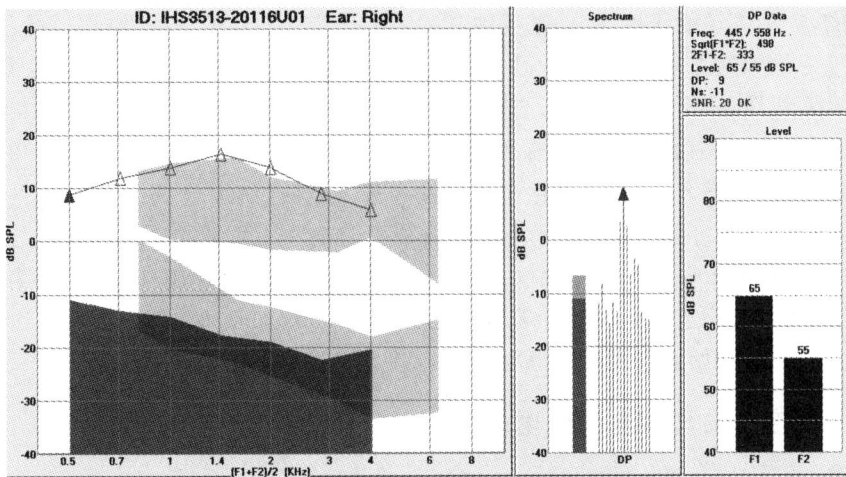

图 7-7　听力正常人 DPOAE 结果

仅小于初始刺激音 20～30dB 的水平。此外,影响 DPOAE 幅值的因素还包括两个刺激音的强度、频率、强度比、频率比及个体间的差异等。

　　DPOAE 的检测阈值依赖于测试的噪声水平和测试仪器的敏感度。一般将反应幅值超出本底噪声 3dB 的刺激强度定义为畸变产物耳声发射的检测阈值。

　　DPOAE 的潜伏期随 f_2/f_1 比率升高而缩短;刺激强度升高也会使潜伏期缩短。有关潜伏期的临床应用较少。

　　如图 7-8 所示,DPOAE 的 I/O 曲线,就是在保持 $2f_1-f_2$ 畸变产物频率不变的情况下,逐级降低初始音的强度,然后以初始音强度对 $2f_1-f_2$ 畸变产物的振幅作出的图形,如图 7-6 所示。

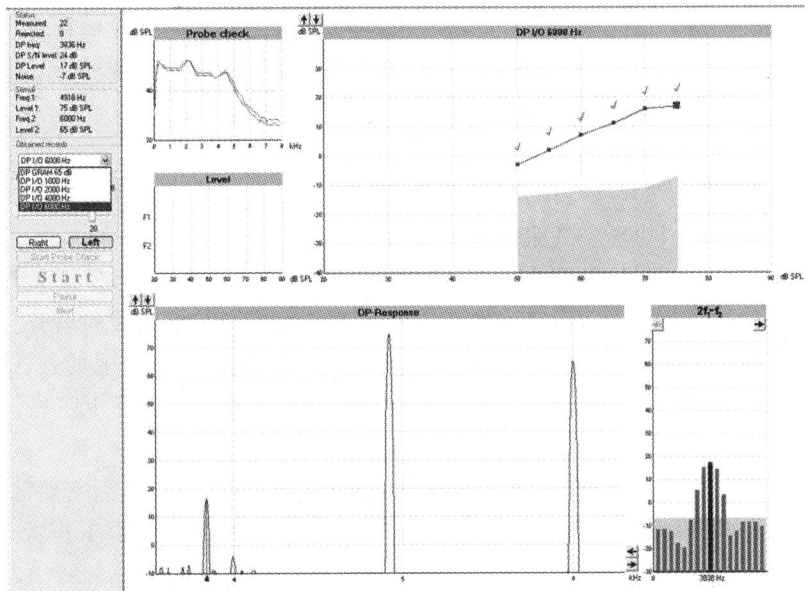

图 7-8　DPOAE 的 I/O 曲线图

　　研究认为,DPOAE 的 I/O 曲线由两部分组成,一部分是在低水平(初始音强度<60dB SPL)

刺激时发生的,亦即主动的线性成分,是反映耳蜗外毛细胞代谢性的非线性成分,此部分对缺氧、中毒等损伤外毛细胞的因素非常敏感;另一部分是在高水平(>60dB SPL)刺激时发生的,反映了耳蜗的机械非线性,故 I/O 曲线的形态可以了解耳蜗的受损原因。正常听力成人的 I/O 函数曲线的斜率随初始音频率的增加而逐渐增大,但未超过 1。当刺激频率在 1000～3000Hz 时,较3000～8000Hz 时的斜率大;如果该耳存在自发性耳声发射时,则 I/O 曲线比较平坦,阈值变低,也会有切迹现象出现。不同个体间 I/O 函数曲线变异较大,大致可分为四种类型,即直升型(straight)、饱和型(saturated)、平台型(plateau)和切迹型(notched),以直升型者最多,约占66%,其他类型各占 10% 左右。当初始音强度达到 60～65dB SPL 时,部分受试者达到饱和。但平均 I/O 函数曲线在初始音强度≤70dB SPL 时,并无明显饱和现象。

7.6.4　畸变产物耳声发射的影响因素

DPOAE 无明显性别差异,其反应强度随年龄的升高而逐渐下降,新生儿和婴幼儿的DPOAE 各频率的反应幅值均显著高于成人,老年人则较低。

外耳道的正压、负压显著降低 DPOAE。与 TEOAE 相似,分泌性中耳炎、耳硬化症、听骨链中断等改变中耳声导纳和共振频率的病理因素亦能降低其幅值。

对 DPOAE 产生最大抑制作用的对侧刺激声频率通常表现在两个初始刺激音的频率之间,而非 $2f_1-f_2$ 或其他 DP 的反应频率。又有报道,50dB 的白噪声可使耳声发射的幅值降低一半。

此外,阿司匹林可以降低 DPOAE 的幅值,但这种现象会随着初始音强度的逐渐增高而减弱或消失。

7.6.5　畸变产物耳声发射的临床应用

DPOAE 的临床应用大部分与 TEOAE 的临床应用相同,都可以用于新生儿听力筛查、感音神经性耳聋的诊断等方面。除此之外,DPOAE 的反应结果还可以用于耳鸣研究、职业病防护、老年性聋、听神经病研究以及部分手术前评估等方面,下面将就此进行简单介绍。

7.6.5.1　耳鸣患者的耳声发射特点

耳鸣是一种常见的临床症状,发病机制目前并不十分清楚,它也是听力学中有待攻克的难题之一。常见的自觉性神经性耳鸣可以是耳蜗源性,也可以是神经性的。前者既可以由于异常的生理性电活动造成,也可以由于基底膜的异常振动而造成。

在进行耳声发射检查时发现,有些听力正常的耳鸣患者的 DPOAE 部分频率 DP 反应减弱,耳鸣频率范围内记录不到 SOAE,但在其他范围可出现 SOAE 反应。自发性耳声发射在听力正常的成年人耳中的检出率为 30%～50%;而在有耳鸣的听力正常成人中的检出率为 20%～30%,明显下降;若同时具有听力下降者,其自发性耳声发射的检出率下降更明显,仅 10% 左右。自发性耳声发射的存在常常标志着耳蜗功能灵敏,而并非一种病态。

总之,耳鸣原因十分复杂,与自发性耳声发射的关系不确定。但有一点需要注意,在部分听力正常的耳鸣患者中出现畸变产物耳声发射听力图的改变,应引起听力学工作者的重视。因为在治疗感音神经性聋手段匮乏的今天,早期发现、及时治疗早期潜在的感音听力损失是极其重要的。

7.6.5.2　职业病防护研究

在噪声防护保健中,最直接的方法就是定期监测听力,早发现问题,及时调整工作并予以治疗。其保健防护的关键就在于一个"早"字。这是由于耳声发射的变化要比纯音测听、耳蜗微音器电位 AP/SP 等发生得早,并且这种变化发生于耳蜗毛细胞尚未出现形态学变化之前。由于耳声发射具有测试反应客观、准确、可重复性强及测试时间较短等优点,所以运用这种手段对噪声接触人进行大规模的筛查和监测具有实际价值和现实意义。

7.6.5.3　老年性聋研究

随年龄的增加,耳声发射的检出率逐渐降低。其主要原因在于,老年性聋可能是由于耳蜗功能的退化所致的。利用耳声发射的这一特点,对老年性听力下降进行随访性研究,以及探讨老年聋的发生和发展机制更有实用价值。

7.6.5.4　蜗后听力损失研究作用

对人耳的临床观察同样显示,耳声发射测试可用来鉴别蜗后性聋和功能性听力下降。经众多临床病例分析发现,在部分感音神经性听力下降的人群中可引出耳声发射反应。据此可推测,这种听力下降患耳的耳蜗功能完整性良好,可排除由于耳蜗病变引起的感音神经性听力下降,从而指导临床医师做进一步的检查,为治疗提供依据。

在蜗后性听力下降的聋耳中可检测到与正常耳近似的耳声发射反应。但同时有研究表明,在部分蜗后性病例中(约为 50%)不能引出诱发性耳声发射反应。其可能的原因是,由于部分蜗后病变使耳蜗血供发生障碍,导致耳蜗本身受累,产生耳蜗的功能性改变,最终引起耳声发射异常。

7.6.5.5　听神经病

听神经病是一种特殊的神经性耳聋。有学者将这种特殊的疾病称为中枢性低频感音神经性聋。耳声发射检测有助于区分感音神经性聋的病变是属于感音性聋或是神经性聋。

7.6.5.6　术前评估

当感音神经性耳聋患者或患儿家长要求配戴助听器或进行人工耳蜗手术前,必须进行全面且准确的听力学评估。所以在进行纯音测听或小儿行为测听、声阻抗和 ABR 评估残余听力的同时,一定不要忽略 OAE 检查。

总之,由于耳声发射具有客观、快速、重复性好、稳定性强以及定位能力良好等特点,临床上的应用前景非常广阔。但由于耳声发射对听力损失评估的定量性较差,因此要结合其他听力学测试结果综合分析,最终得出正确的听力评估结果。准确、科学地应用 OAE 检测技术,可为临床诊断提供更多更有价值的信息,也将为更好地开展人工耳蜗手术提供准确的听力学信息。现代研究表明,尽管畸变产物耳声发射的测试较瞬态声诱发性耳声发射困难,但由于它具有明显的频率特性,其临床应用备受重视。随着信号处理技术、检测技术和仪器功能的进一步完善,畸变产物耳声发射必将拥有更广阔的应用前景。

(徐　飞　苏　俊)

第8章 听力筛查

筛查是通过某种测试技术将患有某种或某类特殊疾病的人从众多对象中筛选出来的一项工作。所筛查的疾病应当符合以下要求:广泛地非特异性发病,且当疾病被筛查出来并及时诊断和进行干预时,该疾病的危害能获得明显的改善。听力损失疾病基本符合上述要求,因此在技术允许的条件下可以开展针对该疾病的筛查。对一种疾病开展筛查的技术条件要求:测试需快速、可靠、筛查对象可接受。这就需要听力学专业人员的参与。但是从经济的角度考虑,开展筛查工作不需要配备过多的高级技术人员。此外,开展听力筛查还需考虑家庭、社会的经济负担问题,合理的费用支出才能使这项工作变得有意义。

筛查工作简单来说就是筛去正常个体,找出每个患者。但事实上并不存在这样理想的测试。总有一些患者在测试中被错当成正常人或者一些不患该病的人被当成异常,即使一些所谓测试"金标准"也是如此。因此,在进行筛查时要考虑敏感性、特异性、准确性、假阳性及假阴性等指标。

听力筛查的本质是早期发现并诊断听力损失。因此,听力筛查中最重要的一项内容就是婴幼儿听力筛查,特别是新生儿听力筛查。目前,国外已经将"新生儿听力筛查"扩大到"早期听力检测和干预"的范畴。"早期听力检测和干预"是"新生儿听力筛查"的进一步扩展和延伸。早期发现、早期诊断和早期干预是一个不可分割的整体,它能使听力障碍儿童获得最大程度的语言交流能力和读写能力,对于减轻家庭、社会负担和提高人口素质具有重要意义。事实上,听力筛查不是听力学家独立完成的诊断行为,它应当是一项由政府主导,妇幼保健学、儿科学、耳科学、听力学、围生科学、语言学和教育科学等多个领域专家共同参与的系统工程。本章将着重介绍听力学家在其中所要完成的工作,包括不同筛查方案的制订、筛查技术的指导及筛查过程的评估等。

8.1 婴幼儿听力筛查

8.1.1 婴幼儿听力损失发病率

美国儿科学会1999年公布的数据表明,婴幼儿听力损失的发生率为0.1%~0.2%,正常分娩的新生儿双侧听力损失的发生率约为1‰~3‰,重度听力损失的发生率在新生儿重症监护病房可高达2‰~4‰。我国第二次残疾人抽样调查(2006年)表明,我国听力残疾(不含多重残疾)人共2004万人,占残疾人总数的24.16%。有研究者估计,我国新生儿听力损失的发病率为0.29%~0.59%。数据之所以有波动是由于:①对听力损失的定义不同。如Mauk等得出0.1%的发病率是以测试对象的听力损失≥50dB HL为标准的。而如果将听力损失定义为超过20dB HL(即影响听说交流的水平)则发病率上升至0.25%。此外,是否考虑单耳聋患者也是一个影响因素。②对象不同。③采用的诊断方法、统计学处理方法不同。

8.1.2 新生儿普遍听力筛查

美国婴幼儿听力联合委员会(Joint Committee on Infant Hearing,JCIH)作为指导美国新生儿听力筛查工作的主要机构,自1971年以来已经发布了7份关于婴幼儿听力的形势报告(position statements)。20世纪90年代初期,随着电生理技术的不断发展,听性脑干反应(ABR)和耳声发射(OAEs)等客观电生理测试技术逐渐代替行为观察方法用于新生儿听力筛查。JCIH从1994年开始发布报告支持对新生儿进行普遍听力筛查。所谓新生儿普遍听力筛查(universal newborn hearing screening,UNHS),即提倡对所有活产出生的新生儿在尽早的时间内进行系统的听力筛选测试。JCIH在2000年的报告中又明确了新生儿普遍听力筛查的工作内容,并提出了新生儿普遍听力筛查项目的质量指标。1998年,欧盟在意大利米兰召开新生儿及婴幼儿听力筛查会议,提倡在欧盟成员国中推广新生儿普遍听力筛查。

我国自1998年开始在北京、南京等地医院开展新生儿听力筛查工作。2004年12月,卫生部正式将"新生儿听力筛查技术规范"(以下简称"规范")纳入到《新生儿疾病筛查技术规范》中。2009年6月1日正式施行的《新生儿疾病筛查管理办法》中将新生儿听力筛查作为新生儿疾病筛查的必查项目。我国的新生儿听力筛查项目发展极不平衡,大城市及沿海地区做得较好,西部地区有些地方新生儿听力筛查则处于起步阶段。为此,2009年,卫生部根据我国国情颁布的《全国新生儿疾病筛查工作规划》中明确了东部、中部和西部地区新生儿听力筛查的不同规划目标:现阶段我国实行的策略主要是新生儿普遍听力筛查,仅在尚不具备普遍听力筛查条件的地区,暂时使用目标人群筛查,并应将具有听力损伤高危因素的新生儿及时转到有条件的单位进行筛查。目标人群即具有目标性听力损失(targeted hearing loss)的人群,是指具有先天性永久性双侧、单侧感音性听力损失或者永久性传导性听力损失(500～4000Hz平均听力≥30～40dB HL)以及诊断神经性听力损失的婴幼儿。

8.1.3 婴幼儿听力损失的高危因素

JCIH的报告(2007版)列出了与先天性听力损失或迟发性听力损失相关的11个高危因素,如表8-1所示。与前几次版本的不同之处在于,该版本删除了一些缺乏足够临床资料支持的因素,并且不再分新生儿和婴儿两张表,而是合并成一张高危因素表,因为这些因素既与先天性/新生儿听力损失相关,也可能与迟发性/后天性或进行性听力损失相关。其中带★标记的因素提示与迟发性听力损失尤其相关,JCIH建议对这些婴幼儿进行早期、反复的评估,包括:巨细胞病毒(cytomegalovirus,CMV)感染者,具有进行性听力损失相关综合征者,神经变性疾病患儿,外伤,出生后发生与感音神经性听力损失相关的感染,接受过体外膜肺氧合法治疗(extracorporeal membranous oxygenation,ECMO)或者化疗,监护人怀疑其存在听力问题或者有听力损失家族史者。

听力损失高危因素的应用包括三个方面:①有的地区(如发展中国家、偏远地区)尚不具备进行听力普遍性筛查的医疗条件,但又需要对婴儿听力损失进行早期评估,可以重点对具有高危因素的婴幼儿进行听力早期评估。②一些婴幼儿通过了新生儿筛查测试,但根据高危因素表判断他们仍具有出现迟发性听力损失的风险,需要接受持续监管。③一些具有高危因素的新生儿通过了听力筛查测试,却可能患有轻度永久性听力损失,需要接受更多的言语和听力学评估。

表 8-1　婴幼儿听力损失的高危因素表

1.家长或监护者注意到小儿有听力、言语、语言或发育迟缓★	7.伴有听力损失或进行性、迟发性听力损失的综合征★,如神经纤维瘤病、骨硬化症及 Usher 综合征,其他容易识别的综合征包括 Waardenburg、Alport、Pendred、Jervell 和 Lange-Nielson 综合征
2.有永久性儿童期听力损失的家族史§	
3.进入新生儿重症监护病房(NICU)住院时间大于 5 天,或有以下情况者:用过体外膜肺氧合技术、辅助通气、耳毒性药物(庆大霉素或妥布霉素)或环利尿剂(味塞米)、高胆红素血症需要血液置换治疗	8.神经退行性疾病,如 Hunter 综合征;感觉运动神经病★,如 Friedreich 共济失调和 Charcot-Marie-Tooth 综合征
4.宫内感染★,如巨细胞病毒、疱疹病毒、风疹病毒、梅毒和弓形虫	9.出生后出现与感音神经性聋有关的感染★,包括确定的细菌和病毒感染(尤其疱疹病毒和水痘)、脑膜炎
5.颅面部畸形,包括耳廓、耳道、耳垂和颞骨畸形	10.头部外伤,特别是颅底或颞骨骨折需要住院治疗的
6.有与已知合并感音神经性聋或永久性传导性聋的综合征相关的体征发现,如额头白发、蓝虹膜等	11.进行过化疗者★

显然,应用高危因素进行新生儿听力筛查更容易,花费更少。但高危因素并不是所有聋儿都具有的,因此如果仅对高危新生儿进行听力筛查,会有一部分聋儿错过早期听力检测。

8.1.4　婴幼儿听力筛查方案

美国婴幼儿听力联合委员会(JCIH)将听力筛查包含在早期听力检测和干预(early hearing detection and intervention,EHDI)项目中。其工作内容包括新生儿普遍听力筛查(UNHS)、听力学和医学诊断、早期干预、随访和质量控制等。本节主要介绍听力筛查相关内容。

JCIH 在其最近一次的形势报告(2007 年)中,对婴幼儿的听力筛查方案作出了如下建议。

1.对目标听力损失人群的定义:目标听力损失(targeted hearing loss)人群是指具有先天性永久性双侧、单侧感音性听力损失或者永久性传导性听力损失(500～4000Hz 平均听力≥40dB HL)以及诊断神经性听力损失的婴幼儿。

2.初筛方案:要求使用下面提到的生理学测试技术检测出 40dB HL 或者更大的外周性(传导性和感音性)听力损失。初筛分普通新生儿和新生儿重症监护室(NICU)两套不同方案:所有正常新生儿应该在出生后 1 个月之内完成听力筛查。有证据表明,神经性听力损失导致交流障碍的后果更为严重。因此,在 NICU 超过 5 天的新生儿,JCIH 推荐 ABR 技术作为唯一适合的听力筛查技术,以免遗漏神经性听力损失的病例。

3.后续复筛:初筛未通过者在出院之前最好再复筛一次,两次筛查必须使用相同的技术。在复筛中,建议对双耳都进行筛查,即使在初筛中只有一耳未通过测试。在 NICU 中未能通过自动判别 ABR 测试的婴儿,转诊应该直接提交给听力师并进行复筛,而不只是一般的门诊复筛。听力师一旦发现有听力损失迹象,立刻进行包括诊断性 ABR 测试在内的听力全面评估。所有再入院的 1 个月龄内的婴儿(NICU 或者健康婴儿),如果有致听力损失的高危因素发生,建议出院之前重复进行听力筛查。所有没有通过最初听力筛查和后续复筛的婴儿都应该在出生后 3 个月之内接受适当的听力学和医学评估以确定是否存在听力损失。

4.筛查采用的技术:新生儿及婴儿听力筛查必须使用生理学测试方法,包括耳声发射

(OAE)和自动判别式听性脑干诱发电位测试(AABR)两种。这两种方法均可以无创性地记录正常听功能的生理活动,且操作简单,不需要人为判读结果。其结果为"通过"和"未通过"两种,减少了筛查人员或操作者对结果判读的偏倚,保证了婴儿听力实际情况、测试条件、筛查结果和筛查人员判读的一致性。这两种检测技术均可以用于感音性(蜗性)听力损失的检测,两者的区别在于:OAE 测量是反映外周听觉系统至耳蜗外毛细胞的状态。而 AABR 反映的是外周听觉系统、第八脑神经和脑干听觉通路的状态,因此可以检测到神经性听觉障碍。近年来的筛查方案倾向于采用联合筛查技术:如两步方案,以 OAE 检测作为最初的筛查,然后用自动 ABR 复筛。2008 年,国际新生儿听力筛查会议建议的"三步法"是:OAE 初筛→OAE 复筛→AABR 再筛。不管采用什么方案,其目标是要降低出院时的未通过率和随后的门诊随访率,降低转诊率,减少假阳性给家长带来的负面影响和降低诊断费用。上述方案中,OAE 筛查"未通过"而 AABR"通过"的婴儿可以认为是筛查"通过";而 AABR 测试"未通过"的婴儿,没有必要进行 OAE 测试的复筛,因为这样的婴儿需要考虑是否为听神经病。

在筛查中应当考虑以下问题:①上述两种测试都会受外耳或者中耳功能障碍的影响。因此,在耳蜗和(或)听神经功能都正常时,外耳和中耳暂时的异常状态都可能导致筛查未通过。②由于 OAE 产生于耳蜗,所以 OAE 技术不能用于检测神经性(第八脑神经或者听觉脑干通路)听觉功能障碍。因此,不伴有感音功能障碍的神经性传导障碍或者听神经病失同步放电不能用 OAE 测试检测出来。③每种技术都有其"通过"的标准,为了避免因标准设置过于严格而出现较多假阳性个体,JCIH 将"通过"标准放宽到语频区(500Hz、1000Hz、2000Hz 和 4000Hz)听力损失平均小于 40dB,这样可能遗漏轻度或者单频听力损失患者。④因为筛查装置是采用统计概率判断"通过""未通过"的,如果进行重复的筛查,获得偶然"通过"结果的可能性就会上升。⑤OAE 和 ABR 测试设备的校准没有国际标准。听力筛查设备的生产厂商经常不能提供充分的证据来支持特定的"通过""未通过"标准的有效性和(或)设备中使用的自动运算法则的合理性。因此,在缺乏国际标准的情况下,听力师必须获得设备的正常值基本数据和使用设备的步骤方法。

我国于 2010 年 11 月 17 日发布的《新生儿疾病筛查技术规范》——"新生儿听力筛查技术规范"部分,对新生儿听力筛查的机构设置、人员、房屋及设备提出了明确的要求;规定了筛查机构和诊治机构的职责;规定了筛查、诊断、干预、随访和康复的技术流程;并对新生儿听力筛查的质量控制做了相关规定。其中,对筛查技术流程的要求是:①正常出生新生儿实行两阶段筛查。由于出生 24h 内进行听力筛查"假阳性"发生率较高,建议出生后 48h 至出院前完成初筛,未通过者及漏筛者于 42 天内均应当进行双耳复筛。复筛仍未通过者应当在出生后 3 个月龄内转诊至省级卫生行政部门指定的听力障碍诊治机构接受进一步诊断。②新生儿重症监护病房(NICU)婴儿出院前进行自动听性脑干反应(AABR)筛查,未通过者直接转诊至听力障碍诊治机构。③具有听力损失高危因素的新生儿,即使通过听力筛查仍应当在 3 年内每年至少随访一次。在随访过程中怀疑有听力损失时,应当及时到听力障碍诊治机构就诊。"规范"中提到的高危因素,除了 JCIH 报告中的 11 种之外,还包括出生体重低于 1500g 及新生儿窒息(Apgar 评分 1min 0~4 分或 5min 0~6 分)。

8.1.5 筛查后的听力学诊断

JCIH 要求,筛查未通过的婴儿最迟应该在出生后 3 个月内接受全面的听力学评估。该评估应由在小儿听力评估方面有经验的听力师实施。用于确定婴儿听力损失的听力学测试系列应包括生理学测试以及与婴儿发育阶段相适宜的行为测听(详见小儿听力测试)。

永久性听力损失的婴儿都应该在确诊 1 个月之内验配声放大装置,接受早期干预服务,且最迟不能超过 6 个月龄。

我国的《新生儿疾病筛查技术规范》(2010 年版)也要求复筛未通过的新生儿应当在出生 3 个月内进行诊断。筛查未通过的 NICU 患儿应当直接转诊到听力障碍诊治机构进行确诊和随访。同时要求听力诊断应当根据测试结果进行交叉印证,确定听力障碍程度和性质。对疑有其他缺陷或全身疾病的患儿,应指导其到相关科室就诊;疑有遗传因素致听力障碍者到具备条件的医疗保健机构进行遗传学咨询。其规定了诊断流程应当包括病史采集、耳鼻咽喉科检查、电生理和行为听力测试、其他影像学和实验室辅助检查。建议对确诊为永久性听力障碍的患儿应当在出生后 6 个月内进行相应的临床医学和听力学干预。

8.1.6 筛查后随访

美国婴幼儿听力联合会(JCIH)的形势声明建议按照美国儿科学会(AAP)随访计划表对所有通过听力筛查但具有高危因素和(或)具有言语发育延迟的婴幼儿进行听力学及医学监测。即分别在第 9、18、24 和 30 个月使用综合有效的筛查工具监查婴儿的听觉功能、中耳状态以及发育过程中的关键事件,尤其对那些具有迟发性、进行性、波动性及神经性听力损失高危因素的婴儿。评估期间如果发现有问题,应该进一步诊断、处理。如果医师或者家长在日常生活中发现孩子的听力或者语言能力有问题,上述诊断处理工作应该提前进行。也就是说随访监测应当根据实际情况灵活变化,做到个体化。所有存在听力损失高危因素的婴儿,不论监查的结果如何,在 24 个月或 30 个月内,至少应进行一次听力学评估。当儿童具有与迟发性听力损失密切相关的高危因素时,应该更频繁地进行听力学评估,例如接受过 ECMO 或者有 CMV 感染等。如果婴儿有持续 3 个月以上的中耳渗出液,应该转诊进行耳科学评估。

我国的"规范"要求筛查机构负责将复筛仍未通过者及时转诊至诊治机构。诊治机构负责可疑患儿的随访,对确诊为听力障碍的患儿每半年至少复诊一次。各地应当制订追踪随访工作要求和流程,并纳入妇幼保健工作常规。妇幼保健机构应当协助诊治机构共同完成对确诊患儿的随访,并做好各项资料登记保存工作,指导社区卫生服务中心做好辖区内儿童的听力监测及保健。

8.1.7 听力筛查中的职责分工

听力筛查是婴幼儿听力早期检测、干预项目的一部分。该项目的成功需要多方面的合作,参与的每个成员应当明确各自的任务和责任。其中,出生医院、家庭、小儿科医师或者初级卫生保健专业人员、听力师、耳鼻喉专业人员、语音语言病理学家、语训或特殊教育教师都是必不可少的成员。

婴儿出生医院的职责是提高筛查质量,向父母提供合适的随访和复查信息。家庭最重要的任务是全心去关爱、养育婴儿,尽可能地获得相关知识并提供婴儿日常学习语言的机会。小儿科医师、社区医生和其他保健专业人员应当为听力损失和有听力损失高危因素的儿童提供及时准确的医学评估及合适的卫生和康复服务,为家长提供合适的听力学干预咨询服务。耳鼻喉科专业人员的专长是听力损失的病因学诊断,确定听力损失相关的风险因素,对听力重建、骨锚式助听器、人工耳蜗等医学和(或)外科干预方式进行评估。言语语言病理学家(语训或特殊教育教师)负责对儿童语言、言语和认知交流发育的评估和干预。

听力师在其中则扮演多个角色:能够为患儿家庭提供关于听力损失预防、诊断、鉴定及评估方面的咨询服务;能够提供非医学、非外科性治疗以及预防相关损伤的方法;可以负责新生儿听力筛查项目发展、管理、质量评估、服务协调,并负责对听力筛查未通过者的随访、诊断、治疗和管理。在治疗和管理方面,听力师应当负责为患儿及时验配扩音装置并进行监控。听力师还可以为患儿的教师、其他研究人员和相关主管机构提供咨询服务。

8.1.8 听力筛查中的其他注意事项

除了前面提到的筛查中存在的问题之外,在听力筛查中还要注意的是:①新生儿状态:进行筛查时,新生儿应处于安静或睡眠状态,全身放松,如新生儿当时哭闹,可造成假阳性结果。②环境因素:周围环境太嘈杂,噪声>50dB,可能影响测试,造成假阳性。③电极和探头的放置:筛查人员手法不熟练,如将耳声发射探头与外耳道壁触碰,会使刺激声传入信号衰减或消失,造成假阳性。④测试人员的水平和仪器设备:筛查人员的技术、经验也在一定程度上决定了筛查假阳性率的高低。仪器设备故障也会造成假阳性。⑤知情同意权:知情同意即患者有权利知晓自己的病情,并可以对医务人员所采取的防治措施决定取舍。新生儿听力筛查遵循自愿和知情选择的原则。在实施新生儿听力筛查前,应当将具体情况如实告知新生儿的监护人,并取得其签字同意。⑥结果的告知:要以一种有爱心和共同的方式,确保他们理解筛查结果,最好面对面地交流。要注意保密。告知他们准时进行随访的重要性,最好能提供全面、科学的教育资料。

8.1.9 筛查质量的评估

关于筛查的质量指标,美国婴幼儿听力联合委员会做了如下规定:出生后1个月内完成听力筛查的新生婴儿百分比建议要高于95%(早产的婴儿可以进行年龄修正)。需最终接受全面听力学评估的转诊新生婴儿百分比建议低于4%。此外,还规定了听力损失确诊的质量要求:90%的婴儿在出生后3个月之内完成全面听力学评估。在家长同意接受干预的婴儿中,确诊后1个月之内配戴扩音装置的婴儿百分比是95%。下列指标可以衡量一个机构的听力筛查工作质量:①筛查覆盖率(初筛率)=实际筛查人数/可供筛查人数,其中可供筛查数是指该机构的所有分娩活产胎儿数(即不包括分娩死亡胎儿和住院期间死亡新生儿)。②初筛通过率=初筛通过人数/接受初筛人数。③复筛率=实际接受复筛人数/应接受复筛人数。

在过去的几十年间,随着新生儿听力筛查的逐渐广泛开展,被确诊听力损失的婴幼儿数量显著增加。婴幼儿听力筛查所带来的最大成就是:通过早期确诊听力损失并进行干预,显著提高了儿童言语发育潜能的开发,缩小了聋儿与正常儿童交流能力间的差距。

8.2 其他类型听力筛查

前面提到"新生儿普遍听力筛查"必须扩展到"婴幼儿早期听力检测和干预",因为仅针对新生儿的听力筛查会导致几个问题:①许多通过上述听力筛查的小儿仍然会在婴幼儿期甚至儿童期再次遭受听力损害,主要是反复发作的中耳炎。②某些儿童在新生儿时期可能通过了听力筛查,但由于其特殊的遗传基因问题会出现迟发性听力下降。解决上述问题的方法是进行中耳病变筛查和基因筛查。

8.2.1 中耳病变筛查

之所以提出"中耳病变筛查",是因为中耳炎特别是分泌性中耳炎疾病符合"广泛的非特异性发病","及时诊断和进行干预能改变疾病预后"这两个筛查要求。

虽然儿童中耳炎的总体发病率有所下降,但它仍然是影响小儿听力的最普遍疾病。美国2010年的调查表明,80%的儿童在3岁之前至少得过一次中耳炎,其中一年内反复发作超过3次的孩子超过465万人,每年的治疗费用高达30亿~50亿美元。虽然中耳病变可能只导致轻度或中度的听力损失,但也会造成小儿心理和行为交往上的缺陷,对他们的智力、情感、行为交往、语言和言语发育产生影响。

开展中耳病变筛查的另一项关键点是需要简便、准确、经济的筛查手段。采用的设备通常是中耳分析仪。但要注意几个问题:①从出生到6岁,小儿外耳、中耳的发育变化很大,由此导致中耳声导抗值的变化很大。②使用不同频率探测音对测试的准确性会有影响。③中耳测试的不同观察指标的意义不尽相同。

婴幼儿在出生后的12个月内外耳道进行骨化发育,外耳道的尺寸在2岁内增加最快,但这种增长会一直持续到7岁。此外,鼓膜的活动度、听小骨的质量、听小骨的关节活动度及中耳腔内的残留物等都在不断地发生变化。因此,需要根据临床研究的循证依据制定不同年龄段小儿的中耳分析的正常标准值,采用不同的测试方法,制定合理的判断标准。鉴于目前临床研究的现状,建议不同年龄段儿童中耳筛查的方案如下。

8.2.1.1　0~1个月

观察1000Hz声导抗鼓室图的类型和正压尾端的峰补偿静态声导纳值(peak-compensated static acoustic admittance, peak Y_{tm})。鼓室图的类型有单峰、双峰、平坦、低谷或负波的形式。前两种为正常,可以接下来观察补偿声导纳值。正常新生儿的补偿声导纳值应当在0.1mmho以上,NICU患儿的正常值应为0.2mmho以上。如果补偿声导纳值小于0.1mmho或0.2mmho,则没有通过筛查。

如果鼓室图是平坦、低谷或负波情况,需加做同侧声反射,采用1000Hz探测音和宽带噪声诱发音,以<85dB HL为正常值范围。如果在此范围内,则说明通过筛查;反之,则没有通过筛查。

对于中耳筛查未通过的新生儿,结合TEOAE筛查结果处理如下:①如果TEOAE筛查通过,则在1个月之后进行中耳复查;如果仍然没有通过,提示该小儿可能有轻度的传导性听力损失,转诊耳科医生。②如果两项筛查都没有通过,该小儿很可能有传导性听力损失,需转诊耳科医生。③如果中耳筛查通过而TEOAE筛查没有通过,提示小儿有感音神经性听力损失或可能有传导性听力损失。

8.2.1.2　1~7个月

与上述方案类似,但补偿声导纳值的正常范围为:1~2.5个月≥0.35mmho,2.5~7个月≥0.78mmho。如果该值出现异常,则需要参考TEOAE的结果进行处理:TEOAE通过,说明很可能有轻度的传导性听力损失;TEOAE未通过,则说明很可能有传导性听力损失。

对于鼓室图平坦、低谷或负波的情况,同样需加做同侧声反射。采用1000Hz探测音和宽带噪声(或2000Hz)诱发音。最好在两种诱发音都不能引出声发射时再判断为"不通过"。如同侧声反射未引出且TEOAE筛查未通过者,提示传导性听力损失和(或)感音神经性听力损失;如同侧声反射未引出但 TEOAE 筛查通过,则说明该患儿很可能有轻度的传导性听力损失;如同侧声反射引出且 TEOAE 筛查通过,则基本可以排除感音性或传导性听力损失;如同侧声反射引出但 TEOAE 筛查未通过,则提示该患儿可能有轻-中度的感音性听力损失。

8.2.1.3　7～12 个月

测试方案的不同之处在于使用 226Hz 而不是 1000Hz 探测音进行声导抗测试。可以用正尾端声导纳值来估计等效耳道容积。同侧声反射可以使用 226Hz 或 1000Hz 探测音,以 2000Hz 或宽带噪声作为诱发音。正常的鼓室图为单峰,不应当出现双峰。补偿声导纳值的正常范围为 ≥0.1mmho。等效耳道容积(equivalent ear-canal volume,EECV)正常值范围是 >0.77(6～12 个月龄)或 >0.79(12～24 个月龄)。对于 226Hz 平坦鼓室图,建议加做同侧声反射测试。不论采用上述哪种参数设置,只要在 100dB HL 强度下能引出声反射,即可认为通过测试;只有在上述参数设置下均无法引出声反射,才算测试不通过,见表 8-2。

表 8-2　7～12 个月龄婴幼儿中耳筛查处理方案

鼓室图	peak Y_{tm}	TEOAE	声反射	结果
单峰	≥0.1mmho	通过		基本排除感音性或传导性听力损失
单峰	≥0.1mmho	未通过		可能感音性和(或)传导性听力损失
单峰	<0.1mmho	通过		可能轻度传导性听力损失
单峰	<0.1mmho	未通过		可能传导性听力损失
平坦或其他		通过	通过	基本排除感音性或传导性听力损失
平坦或其他		通过	未通过	可能轻度传导性听力损失
平坦或其他		未通过	通过	可能感音性和(或)传导性听力损失
平坦或其他		未通过	未通过	可能感音性和(或)传导性听力损失

8.2.1.4　2～3 岁

与 7～24 个月组的方案类似。区别在于:在 2～3 岁的鼓室图可能出现单峰,也可能出现双峰。补偿声导纳值的正常范围为 ≥0.3mmho。等效耳道容积正常值范围为 >0.8。

8.2.1.5　3～11 岁

对于 3～11 岁儿童的中耳筛查可以观察鼓室图峰压值(tympanometric peak pressure,TPP)、同侧声反射(ipsilateral acoustic reflex,IAR)、峰补偿声导纳值(peak Y_{tm})及等效耳道容积(EECV)。声导抗和声反射测试都采用 226Hz 探测音,peak Y_{tm} 的正常值范围为 ≥0.35mmho,TPP 的正常值范围为 -100～50daPa,EECV 的正常值范围为 >0.97(3～6 岁)或 >1.5(6～10 岁)。

不同结果处理如表 8-3 所示。

表 8-3　3～11 岁儿童中耳筛查处理方案

peak Y_{tm}	TPP	声反射	结果
通过	通过	通过	基本正常,无需进一步检查
通过	通过	未通过	2 周内复查,仍未通过,转诊耳科医生
通过	未通过	通过	2 周内复查,仍未通过,转诊耳科医生
通过	未通过	未通过	转诊耳科医生
未通过	通过	通过	基本正常,无需进一步检查
未通过	未通过	通过	2 周内复查,仍未通过,转诊耳科医生
未通过	未通过	未通过	转诊耳科医生
未通过	通过	未通过	转诊耳科医生

8.2.2　基因筛查

随着新生儿听力筛查工作的广泛开展和临床经验的积累,逐渐发现在新生儿听力筛查中存在一个重大的局限或缺陷,有些新生儿通过了标准的新生儿听力筛查,但随后出现迟发性听力损失。即并不是所有的听力损失均会在出生后立即表现出来。

近年来,随着致聋基因的发现与克隆,以及不同种群致聋基因的分子流行病学研究表明,60%的先天性聋是遗传性的。在遗传性先天性聋中,75%为常染色体隐性遗传,20%为常染色体显性遗传,4%为 X 连锁遗传,1%为线粒体遗传。其中,70%遗传性耳聋为非综合征性,30%为综合征性。常染色体显性遗传性听力损失、隐性遗传的前庭导水管扩大以及线粒体 12SrRNA 基因突变等都可能导致迟发性听力损失。如果对小儿进行聋病基因的筛查,不仅可以避免这些迟发性听力损失的发生,还可以明确其致病原因,指导其婚育以降低全社会的耳聋发病率。

然而,小儿聋病易感基因筛查在许多方面与新生儿听力筛查不同,要达到"快速、简便、准确"的筛查目的,应当以良好的新生儿听力筛查、遗传性聋基因学研究及聋病分子流行病学研究为基础。

基因筛查要解决的第一个问题是导致耳聋的基因较多,基因可能发生突变的位点也多,如果要检测每个致聋基因的突变情况是非常费时、费力的,根本达不到筛查所要求的快速、经济。因此,需要在筛查人群中调查构成遗传性耳聋主要原因的几个基因突变情况,缩小检测范围。近年来,通过我国耳科学、遗传病学专家的努力,发现目前我国聋人中 GJB2(21%)、SLC26A4(14.5%)和线粒体 DNA A1555G(3.8%)基因致病突变的发病率比较高,少数几个基因的突变构成了导致儿童早期听力损失的主要原因。以下先简要介绍这些基因。

1.GJB2 基因:1997 年发现 GJB2 基因突变与遗传性非综合征性耳聋密切相关,包括常染色体显性遗传性聋 DFNA3 和常染色体隐性遗传性聋 DFNB1。GJB2 基因编码的 Connexin26 属于缝隙连接蛋白基因家族,与相邻细胞的缝隙连接蛋白组成一个完整的缝隙连接通道。这些通道在信息传导和物质交换中起重要作用,是完成电解质、第二代信使和代谢产物的细胞间转换的重要通道。大部分 GJB2 基因编码区的突变导致蛋白质翻译过程中的移码突变,产生无功能的蛋白质,影响了缝隙连接蛋白的结构,从而影响通道的正常开闭,使钾离子回流进入内淋巴液的循环受到影响,浓度发生改变,导致 Corti 氏器的钾中毒,从而引起感音神经性聋。在中国人,GJB2 基因的几个常见突变热点占致病突变的 70%以上。

2.SLC26A4 基因:又称 PDS 基因(Pentred syndrome, PDS),是一种已明确的常染色体隐性遗传疾病致病基因。SLC26A4 基因突变能够导致前庭导水管扩大,引发常染色体隐性耳聋 DFNB4。此外,该基因还是 Pendred 综合征(前庭水管扩大或伴内耳畸形、神经性聋和甲状腺肿)的致病基因。SLC26A4 基因突变表现出广泛的等位基因异质性,目前报道的 SLC26A4 基因突变类型已达 150 余种。戴朴等人发现,SLC26A4 基因 IVS7-2A>G 是中国人大前庭水管综合征中的第一热点突变,占突变总数的 63.5%,在 71.9%的大前庭水管患者中可以发现此突变,2%~3%的正常人携带此种杂合突变。

3.线粒体 12srRNA 突变:线粒体 DNA(mtDNA)是唯一存在于人细胞质中的 DNA 分子,是独立于细胞核染色体外的基因组,具有自我复制、转录和编码功能,但同时受到核 DNA 的调控。在有性生殖中,受精卵的线粒体绝大部分来自于卵子的细胞质,这一特点决定了线粒体遗传属于母系遗传。mtDNA 的突变可通过母亲传给后代,后代中女性可将突变的 mtDNA 继续传给下一代,而男性则不再下传。这一特点也成为预防 mtDNA1555G 突变携带者发生药物性耳聋的关键。此突变的致病机制是:通过改变 mtDNA 的空间结构,使其形成新的与氨基糖苷类抗生素结合位点,导致对此类药物敏感而致聋。临床上一些新型氨基糖苷类抗生素[如爱大(硫酸依替米星)、奈特(奈替米星)、依克沙(硫酸异帕米星)、小儿利宝(硫酸庆大霉素)及诺达(硫酸奈替米星)

等]的名称具有一定的迷惑性,可能造成临床医生的误用。一部分耳聋家族对传统的氨基糖甙类抗生素已有警惕,但难以认识上述新药的性质。氨基糖甙类抗生素致聋的患者可分为两类:一类因接受了毒性剂量的药物而致聋,这类患者多无遗传背景;另一类则接受了常规剂量或极小剂量的药物而致聋,这类患者多有母系遗传背景,其中多数家系的母系成员携带有此突变。基于线粒体聋母系遗传的特点,mtDNA A1555G 点突变的检测为临床医生预测氨基糖甙类抗生素个体敏感性提供了一个有效手段。A1555G 点突变阳性个体本人及其母系亲属应避免接触氨基糖甙类抗生素。通过对高危人群及特定人群进行 mtDNA A1555G 突变筛查,进而发现敏感个体,对其未发病的母系家庭成员进行预防宣教可以成为一种预防耳毒性药物致聋的有效方法。

上述研究成果使聋病易感基因的检测效率大大提高,也为基因筛查带来可能。但传统基因诊断方法,如酶切、限制性片段长度多态性分析(RFLP)技术、变性高效液相色谱(DHPLC)技术、直接测序等,仍存在耗时费力,或者不能定性,或者所需设备和耗材昂贵等缺点。因此,要使基因筛查变得"快速、简便",要解决的第二个关键问题是建立一种能对不同基因的多个突变位点同时进行检测的高通量、高效率的基因突变检测方法,才能满足临床快速检测或大规模人群筛查的要求。例如采用遗传性耳聋基因芯片检测技术,该技术将中国人四个常见的耳聋相关基因中的 9个热点突变(包括 GJB2 的 4 个,GJB3 的 2 个,SLC26A4 的 2 个和线粒体 DNA12S rRNA 的 1个)设计在芯片位点中,采用原位合成或合成后点样的方法将许多特定的 DNA 探针有规律地固化于支持物表面,产生二维 DNA 探针阵列,将样品 DNA 或 RNA 通过 PCR 扩增并进行荧光标记,然后与芯片探针进行杂交,再用激光或 CCD 摄像头扫描仪扫描杂交信号,通过目测或软件分析得到基因表达或突变的信息。该方法具有快速、敏感、准确、操作简单及易于标准化等优点。

通过对所有新生儿进行上述 3 个基因(GJB2、SLC26A4 及线粒体 DNA A1555G 突变)检测,并结合巨细胞病毒感染的检查,可使新生儿中具有迟发性听力损失的 60% 高危儿得到早期诊断。但是,单纯应用分子检测来诊断耳聋并不合适。许多学者建议将听力筛查和基因筛查联合应用。通过在新生儿听力筛查中结合基因筛查:①可以发现药物敏感耳聋个体,而这些个体不能在听力筛查中被发现;②可以提早发现和诊断小儿听力损失,可将目前常规听力筛查的确诊时间从 3～6 个月提早到出生后 7～14 天之内,提高诊断效率;③可以发现耳聋易感基因携带者。

然而基因筛查仍然面临一些艰巨的挑战。①聋病易感基因的普遍筛查,要求其结果判定能够像耳声发射、自动 ABR 那样,以"通过"或"不通过"来表示,而不是以检测位点的突变情况来表示。因为后者需要由遗传学专业人员来判断,不利于筛查工作的开展。②易感基因普遍筛查除了需要听力学监控和随访体系,还需要配合进一步基因诊断和遗传咨询体系。没有上述体系支持很难获得满意的效果。③由于新生儿易感基因普遍筛查项目的费用远远大于新生儿听力筛查项目,是否会增加家长经济负担、心理负担也需要进一步评价。④目前尚无该技术诊断价值的临床证据,因此很难评价其筛查的效率。值得注意的是,耳聋的基因检测可以将诊断聋儿的时间提早到出生前,家长可能会因为怀疑胎儿耳聋而采取堕胎,这会导致伦理问题,违背医学为人类服务的基本原则。

建立一个个性化聋病预测预防体系,实现聋病易感基因的阻断是未来发展的趋势。一个理想的先天性耳聋预防、监测、评估体系需要多领域专家的合作进行,包括临床遗传学家、眼耳鼻咽喉科学家、听力学家、言语病理学家、前庭生理学家及儿内、外科学家等等。这是一个庞大的系统工程,需要逐步实施和健全。

(徐　飞　王　枫)

第9章 定位诊断行为测听法

本章介绍的定位诊断行为测听是为了确定听力损失患者的病变部位而进行的一种测试。由于测试音通常为声压级大于测试耳听阈的声信号,因此又称为阈上听功能测试(supra-threshold testing)。

传统上,这些用于鉴别病变部位的诊断性行为测试又称为定位测试(site of lesion tests)。这里要将听力学的定位诊断和医学上的诊断区分开来。医学诊断的目的是明确病变的部位、性质,同时也包括病因、病理的诊断。听力学的诊断只是为医学诊断提供参考或进行初步判断。例如,患者通过听力学测试发现一些问题,听力学家可以建议他是否接受进一步的医学检查。或者,患者已经完成一些医学检查,可以在听力学家这里接受听力学测试,以帮助明确医学诊断。听力学诊断不仅关注者听力问题的类型和程度,同时也关注患者在处理声音和语言交流方面的问题。

不过,事实上对患者的听力学诊断从询问患者的主诉、病史就开始了,而且其他测试同样具有定位诊断的作用。例如可以通过比较纯音测听气骨导听阈来判断患者是传导性、感音神经性还是混合性听力损失。中耳声导抗测试作为听力学常规检查项目之一,也是听力学中重要的定位诊断工具。

用于区分耳蜗与蜗后病变的行为测试的传统方法主要是观察人耳对声音强度的感受以及病理状态下的变化。然而这些测试方法单独诊断耳蜗或蜗后病变的效果并不理想。表9-1是几种蜗后病变定位诊断方法的准确率和假阳性率比较。近年来,随着某些客观测试(如耳声发射、声导抗测试、听觉诱发电位测试)及影像学技术的不断发展,使用这些测试的听力学家越来越少。

表 9-1　几种蜗后病变定位诊断方法的准确率和假阳性率比较

准确率排名	英文简称	测试名称	准确率(%)	假阳性率(%)
1	PC	后颅窝脑池造影术	＞99	＜1
2	ABR	听性脑干反应测试	95	11
3	BCL	Bekesy适宜响度试验	85	8
4	ARC	声反射及声衰减	84	15
5	TDT	音衰测试	70	13
6	SISIM	短增量敏感指数(修订版)测试	69	10
7	SISI	短增量敏感指数测试	65	16
8	ABLB	交替响度平衡测试	59	10
9	BEK	Bekesy自描听力计测试	49	7

之所以还要在这里介绍这些测试方法,是因为除了偶尔可能需要用到外,这些测试有助于理解听力损失的性质,熟悉各种评价听功能的方法,了解听力学的发展。传统的定位测试主要是通过测定听力的失真现象,特别是响度失真来判断听力损失的病变部位。响度失真主要包括响度重振和听觉适应(疲劳)两大项。响度重振的测试方法有双耳交替响度平衡试验和短增量敏感指

数测试。听觉适应(疲劳)的测试方法有音衰试验。两者兼有的如 Bekesy 自描测听法。

9.1　重振及响度平衡测试

9.1.1　重振

纯音的物理参量(如频率、振幅等)反映到人耳的主观感觉就是音调、响度等。声强等物理参量变化与响度等主观感觉变化之间通常存在一定的比例关系。正常情况下,随着声音强度的增加,人耳感觉到的响度亦会有规律地增加,反之亦然。但当耳蜗病变时,声音强度的增加却引起了响度异常大幅度的提高,这就是重振现象(loudness recruitment)。听力学家认为,虽然耳蜗病变患者的听阈提高了,但当声音强度一旦超过听阈,他对声音的响度感受就与正常人差不多,甚至会超过正常人。在日常生活中能碰到有些人要求讲话者"讲响一点",但当讲话者提高声音时,这些人又会抱怨"耳朵听得难受",这就是重振现象。重振现象实际上是一种响度失真现象,它是耳蜗病变的定位诊断依据,而没有重振则可能是蜗后病变。

重振的试验方法包括双耳交替响度平衡试验、单耳响度平衡试验、不适响度阈试验、短增量敏感指数试验、Metz 重振试验及 Bekesy 自描听力计测试法等。其中,双耳交替响度平衡试验是重振现象的直接试验法,其余均为间接测试法。

9.1.2　双耳交替响度平衡试验

1936 年,Fowler 首先开展双耳交替响度平衡试验(alter binaural loudness balance test, ABLB 试验),故 ABLB 试验又称为 Fowler 试验。ABLB 试验适用于单侧听力损失者;或双侧听力损失,但一耳损失较轻,且两耳气导差大于 25dB HL 者。当患者为双耳听力损失且双侧听力损失相等,或单侧耳聋但该耳为全聋或极重度听力损失时,不适合做 ABLB 测试。此外,要注意当两耳听阈相差 50dB 时应当在健耳加上掩蔽。有时患者可能会出现复听现象(diplacusis),指用同一频率音刺激时,两耳的音调感会有差别。这时让受试者不必理会音调的差别只需对响度是否相同作出判断即可。

操作方法有三种。①调节法:每 500ms 交替自动对两耳给声。聋耳的给声强度固定不变,健耳的给声强度由患者调节变化,直到听到的响度和聋耳相同,然后聋耳的给声以 20dB 一档提高,并在梯形图上记录。由于 500ms 交替给声,每个耳朵都会有 500ms 的间歇期,这样就不会出现适应现象。通常要求这个间歇期至少要 200～250ms。②限定法:以健耳为基准耳,由检查者手动操作给声,由患者判断听到的声音是否响度相同。如一侧耳声音响些,让患者用手指向该侧;两侧耳声音一样响,则手指向前额正中。③自描记法:基准耳给声强度逐渐升高,患者使用 Bekesy 自描记的方法使变动耳的给声强度保持与基准耳的响度一致。

ABLB 在诊断耳蜗病变时的准确率大约是 90%,诊断蜗后病变的准确率大约是 59%,这说明许多听神经瘤患者会出现重振阳性被误认为是耳蜗病变。

ABLB 测试一般选择 1000Hz 的断续音作为测试音。选择一耳的给声强度固定不变,称为参考耳或基准耳(fixed ear);另一耳给声强度上升或下降变化,称为测试耳或可变耳(variable ear)。最初,听力学家选择较好耳为基准耳,后来有听力学家建议选择较差耳作为基准耳,认为这样更快速、精确。临床试验结果显示,两者差别不大,如果希望结果更精确可以对双耳交替地用作基准耳来分别测试。测试开始时先在参考耳阈上给一测试声,然后调节测试耳的给声强度,至受试者感觉双耳响度相等,记录此时双耳给声强度。再以 10～20dB 一档增加参考耳给声强度,每增加一档后,调节测试耳的声音强度,至两耳响度一致。如此逐次提高两耳测试声的强度,分别记录每次两耳响度一致时的声音强度,直至听力计最大输出。我们不难想象一个听力正常人的测试结果,如表 9-2 所示。

表 9-2 正常人 ABLB 测试记录

	参考耳给声(dB HL)	测试耳给声(dB HL)
	0	0
	20	20
响度平衡	40	40
	60	60
	80	80
	100	100

ABLB 的结果还可以用梯形图(laddergram)或坐标图(Steinberg-Gardner plot)表示,比数值表格的记录更能清楚反映重振的特点。梯形图的表示方法是:当左右耳的响度出现平衡时,分别用"○"和"×"符号在声强坐标上标注此时的给声强度,然后用横线连接。坐标图的表示方法是:将两耳的给声强度由低到高分别标注在横坐标、纵坐标上,当两耳响度平衡时,在图上标注一个点对应此时左右耳的给声强度。例如表 9-2 可转换为图 9-1。

假设某个患者右耳听阈 0dB,左耳听阈 45dB。以聋耳为参考耳,以右耳为测试耳,以 20dB 一档提高参考耳测试音强度。即左耳给声提高到 65dB,调节右耳给声强度直至两耳响度相等;然后再将左耳给声提高到 85dB 进行响度平衡测试;最后将给声强度提高到 105dB,记录下响度平衡时

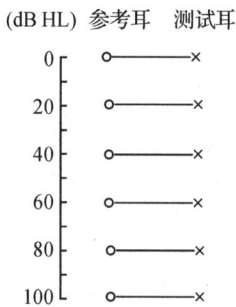

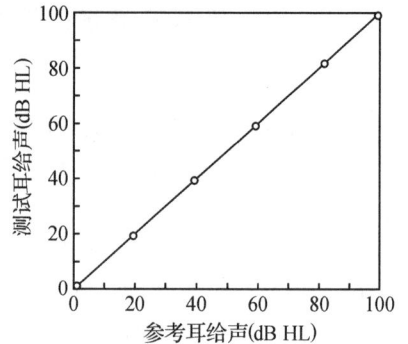

图 9-1 ABLB 梯形图(左图)和坐标图(右图)

右耳的给声强度。如图 9-2 所示,临床上患者的双耳交替响度平衡试验的结果有几种类型:①完全重振(complete recruitment):虽然起初聋耳与健耳在相同响度时的给声强度不同,但聋耳的响度增长很快,最终在 105dB 时两耳在相同的听力级水平上达到响度平衡,即在相同听力级(HL±10dB)有相同响度。这里聋耳的给声从 45dB 到 105dB,增加了 60dB,而健耳的给声从 0dB 到 105dB,增加了 105dB,因此也可以说响度平衡时两耳的给声分别是 60dB SL 和 105dB SL。②不完全重振(incomplete recruitment):与完全重振类似的是,聋耳的响度增长也比健耳的响度增长要快一些,但两耳最终并没有在相同听力级有相同响度,是一种介于重振阴性与完全重振之间的情况。③重振阴性或无重振(no recruitment):聋耳和健耳的响度增长相同。即当两耳响度平衡时,聋耳从 45dB 到 105dB,给声强度增加了 60dB;健耳从 0dB 到 60dB,给声强度也增加了 60dB。因此,两耳在是相同感觉级(SL±10dB)有相同响度。即响度平衡时,两耳的给声均为 60dB SL。④反重振或减振(decruitment):指聋耳的响度增长很慢,甚至比正常耳的响度增长还要慢。图中当聋耳的给声强度从 45dB 到 105dB,其响度增长仅仅相当于健耳的 0dB 至 30dB。即响度平

时,两耳的给声分别是 60dB SL 和 30dB SL。通常只有聋耳较健耳的感觉级大 10dB(或以上),才有相同响度,即为反重振。⑤超重振(overcruitment):如图 9-3 所示,一些梅尼埃病患者会出现一种特殊的重振现象,即聋耳的响度增长不仅会在某个听力级接近健耳的响度,甚至随即超过健耳的响度。目前,超重振的诊断意义仍然存在争议。

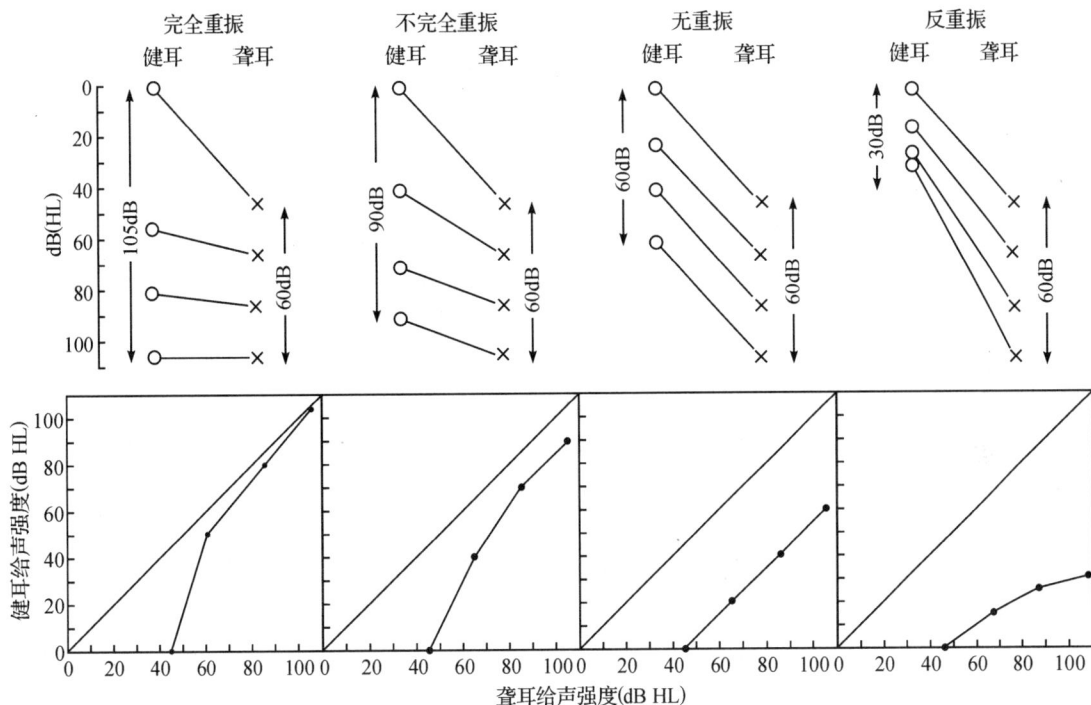

图 9-2　ABLB 四种不同类型测试结果

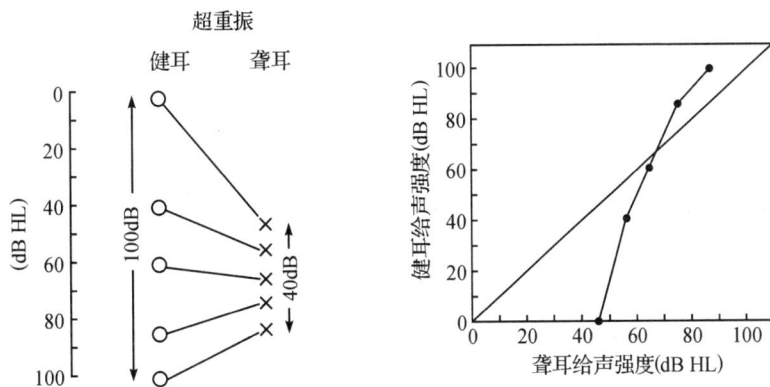

图 9-3　超重振患者的 ABLB 结果

ABLB 测试的临床应用:由于大多数耳蜗病变有重振现象,因此 ABLB 在临床上常用于诊断耳蜗性病变。聋耳在传导性聋时通常表现为无重振,但有无重振并不是用来鉴别传导性聋的。事实上,无重振的患者说明可能不是耳蜗病变,而应考虑蜗后病变。完全重振通常提示病变部位在耳蜗;反重振常见于蜗后病变,如听神经瘤。但是在临床上,ABLB 用于排除蜗后病变的效果并不理想,例如听神经瘤压迫内耳道可致耳蜗缺血性损坏,有时也可出现重振现象。ABLB 对助听器选配也有一定的参考价值。若患者有明显的重振,其听觉动态范围明显变窄,则应首先考虑采用宽动态压缩线路及最大输出控制的助听器,而不适合佩戴普通的模拟助听器。

9.1.3 同时双耳响度平衡试验

ABLB 是对两耳交替给声,而同时双耳响度平衡试验(simultaneous binaural loudness balance test,SBLB 试验)是同时对两耳给声。这两种测试有所不同,前者是测量两耳相同响度时的给声强度,而后者实际上是一项偏向试验。换句话说,两耳同时给声会导致患者听到一个位于两耳之间某处的融合音。因此,不能用同时给声来测量两耳间的响度平衡。

9.1.4 单耳交替响度平衡试验

大多数感音神经性耳聋患者患有双侧听力损失,需要使用单耳交替响度平衡试验(alter monaural loudness balance test,AMLB 试验)。其方法是给予一只耳朵两个不同频率的声音让患者比较两个声音的响度。例如,一个患者左耳的 500Hz 听阈是 0dB HL,2000Hz 听阈是 50dB HL,此时,500Hz 和 2000Hz 交替对左耳给声,500Hz 给声强度不变,2000Hz 给声调节变化直到这两个声音响度相等。然而频率间的响度平衡比较对许多患者来说是困难的,因此目前已很少使用这种方法。

9.2 短增量敏感指数试验

短增量敏感指数试验(short increment sensitivity index,SISI)其实是一种对强度差别阈(difference limen for intensity,DLI)的测试。但它不是直接测试强度差别阈的大小,而是让患者判断预先设定好的一个 1dB 声音强度变化测试音。

SISI 测试时给患者听的测试音包括两部分:①一个连续的纯音,称载音,强度通常是阈上 20dB;②每隔 5s 在载音上出现一个 1dB 的增量。该增量的波形包络为历时 300ms,其中上升时间和释放时间各 50ms,持续时间为 200ms。要求受试者每当感觉到响度增大时做出反应或按应答器。通常在测试正式开始前先用 5dB 的增量让受试者熟悉测试方法。当受试者对 5 次 5dB 增量音都能听到,即可开始以 1dB 的增量进行正式试验。如果受试者在开始时有几次听不出,而后来几次都能听到,则可能是因为受试者仍未掌握测试要求,需要重新进行测试,以确保结果的准确性。为了保证受试者在测试时没有分心,可以在测试中穿插几个 5dB 的增量。尤其如果受试者对所有的 1dB 增量音都不能听出来时,更有必要这样做。可以偶尔取消给予 1dB 增量音,如果受试者仍作出应答,说明他是每隔 5s 作出的自动反应,尤其当受试者对所有的 1dB 增量音作出应答时。不管中间穿插多少"5dB 增量"或"无增量",最终都以患者对 20 个 1dB 增量的反应来计分,即受试者每做出一次反应,记为 5 分,一共 100 分。研究发现,SISI 得分多集结在高、低两端,为了提高测试效率可以在给增量声 10 次后判断,如得分在 0~10% 或 90%~100%,给 10 次增量即可;如不在此范围内,则应给足 20 次增量。

由于耳蜗病变的患者对微小声音强度的变化通常比正常人敏感,因此耳蜗性聋患者能觉察出绝大多数 1dB 增量音而获得较高得分,通常得分超过 70% 即为阳性或高分,提示耳蜗性病变。而蜗后病变、传导性聋的患者以及正常人则只能觉察到很少的增量音,在测试时的得分≤30%,

称为定位阴性或低分。得分在 25％～65％为可疑。

研究表明,SISI 高分在诊断耳蜗病变时的准确率约为 77％～84％;SISI 低分在诊断蜗后病变时的准确率约为 60％～65％;只有 5％～10％的"可疑得分"患者是耳蜗或蜗后病变患者。

研究发现,70～90dB HL 的高强度 SISI 测试可将常规 SISI 测试(测试强度为 20dB SL)中 25％～65％的可疑者加以区分,即将正常听力者、耳蜗病变者从蜗后病变者中区分开来。建议听力损失超过 60dB HL 的患者做常规 SISI 测试,其余应做 75dB HL 的高强度 SISI 测试。高强度 SISI 测试高得分者为听力正常或耳蜗病变,低得分者为蜗后病变。高强度 SISI 测试诊断耳蜗病变的准确率为 90％,但诊断蜗后病变的准确率只有 69％。这说明该测试与标准测试(20dB SL)相比并没有明显优势。

9.3　音衰试验

9.3.1　音衰试验

一个持续的纯音在听了一段时间后会变得没有原来那么响,或者响度会逐渐衰减,这种声音响度随时间下降的现象称为响度适应(loudness adaptation)。适应是神经对连续刺激的反应随时间的衰减,这是感觉系统的普遍现象。但过度的适应反应则是一种病理表现。当蜗后病变时,听觉疲劳现象较正常明显,听觉适应现象在程度及速度上均超出正常范围,又称病理性响度适应。如果在听一个阈值声强的声音时出现完全听不到的情况,称为阈音衰减(threshold tone decay,TTD)。而在听一个阈上某声强的声音时所发生的变化则称为阈上值音衰(suprathreshold adaptation)。

临床上,病理性响度适应的音衰测试主要还是采用阈音衰减试验(threshold tone decay test),而阈上值音衰试验(suprathreshold adaptation test)较少使用。此外,镫骨肌反射衰减和 Bekesy 自描听力计测试也可以反映患者的病理性响度适应。

音衰测试前应当对患者进行指导,指导语如下:"您将会听到一个持续一段时间的声音,可能是几秒钟也可能是几分钟。只要听到声音就按住应答器,如果听不到声音就放松应答器。过一会儿如果又听到声音了,就立即再按住应答器。注意在测试过程中不能发出任何声音。"

9.3.2　常用的音衰测试

卡哈特音衰试验(Carhart tone decay test)方法是:给患者听持续的、听阈(或阈上 5dB)附近的测试音 60s。如果在此强度下患者能听满 60s,试验结束。如患者在听不到 60s 时表示声音消失,则在不中止给声情况下,提高声强 5dB;如果此时患者又能听到,则重新计时 60s;如果患者能满 60s,则试验结束。但是如果中途又听不到,则再次提高声强 5dB,重新计时 60s。如中途又听不到,再提高 5dB……直到患者能听满 60s,或声强到达设备极限。测试的结果以音衰值表示,也就是能听满 60s 时那个音的感觉级。例如患者对阈值音能听满 60s,则音衰值为 0dB。如果必须提高到 5dB SL 才能听满 60s,则音衰值为 5dB。通常,正常耳或传导性聋患者没有或很少有阈音适应现象,因此音衰值通常为 0～10dB。耳蜗病变者的音衰值不超过 30dB,因此在使用音衰试验检查患者是否存在蜗后病变时,通常以音衰值大于 30dB 为音衰试验阳性,提示有蜗后病变。但在记录音衰试验结果时,应当标出音衰值,不能只标"阳性"或"阴性"。

奥-诺氏音衰试验(Olsen-noffsinger tone decay test):与卡哈特音衰试验的不同之处在于将起始给声改为 20dB SL 而不是阈音。这样做的好处是可以让患者更容易分辨测试音的变化,并且可以排除有些患者可能存在的耳鸣干扰,还可以缩短测试时间,避免患者疲劳。但两种测试在诊断价值上没有区别。奥-诺氏音衰试验的记录方法是:如果患者在初始给声强度下(20dB SL)能听满 60s,则记为音衰值≤20dB SL,其他情况记录同卡哈特音衰试验。

除了奥-诺氏音衰试验外,还有其他版本的改良卡哈特音衰试验。如 Yantis 法将起始给声改为 5dB SL。Sorensen's 法以 90s 代替 60s,并只测 2000Hz。Rosenberg 法将整个试验时间限定在 60s 内,如患者不能听满阈音 60s 则增加声强 5dB,直到 60s 时间到为止。Green's 法的不同之处在于指导患者时要告诉他:如果听到声音就举起手,如果完全听不到声音就把手放下;但如果还能听到声音但音调有改变时,可以将手放低。这是由于 Green 观察到一些蜗后病变患者在测试时会感觉到测试音在完全听不到之前会出现音调的改变(类似噪声),这种现象称无调性(Atonality)或音调倒错(Tone perversion)。同仁医院改良法是将测试时间延长至 3min,理由是我国多数蜗后病变患者 60s 内的音衰值为 10～15dB SL。

欧文斯音衰试验(Owens tone decay test):与卡哈特音衰试验及其改良试验不同,欧文斯音衰试验更关注患者的音衰特点而不是音衰的量。其方法是:给予 5dB SL 强度测试音,能听满 60s 则试验结束。如不能听满就暂停测试,休息 20s 后将给声增至 10dB SL,重新计时。如能听满 60s 则试验结束,如仍未能听到 60s,则再次休息 20s 后将给声提高至 15dB SL,重新计时……直到给声达到 20dB SL,患者若仍不能听满 60s 则不再增加声音强度。测试者需要记录每次给声时患者能持续听的时间。根据不同的情况,可以将测试结果分为以下几种类型:①Ⅰ型能对 5dB SL 持续声听满 60s,代表正常耳、传导性聋或耳蜗性聋。②Ⅱ型分五种亚型,即Ⅱ-A～Ⅱ-E。这五种情况都不能在 5dB SL 时听满 60s,需要增加给声强度。Ⅱ-A 型最终能在 10dB SL 强度下听满 60s;Ⅱ-B 型最终能在 15dB SL 强度下听满 60s;Ⅱ-C 型最终能在 20dB SL 强度下听满 60s;Ⅱ-D 型在 20dB SL 强度下不能听满 60s,但随着给声强度的增加,持续听的时间明显增加;Ⅱ-E 型在 20dB SL 强度下也不能听满 60s,且随着给声强度的增加,持续听的时间增加不明显,即每增加 5dB 声强,听的时间只增加 4～7s。Ⅱ型一般提示耳蜗病变,但Ⅱ-E 型耳蜗病变或蜗后病变都有可能。③Ⅲ型指测试声提高至 20dB SL,音衰时间无明显变化,每次均在 12～16s,通常提示蜗后病变。

在定位诊断行为测听方法中,音衰试验较为常用。因为研究发现,卡哈特音衰试验在所有测试方法中诊断蜗后病变最敏感。上述各种修订版本之间的诊断效果差异并不大,因此从效率上来讲,起始给声为 20dB SL 的奥-诺氏音衰试验更适合临床应用。但重度听力损失者使用欧文斯音衰试验更好,因为这类患者很难用卡哈特音衰试验进行音衰测试。Rosenberg 改良法的有效性不如卡哈特试验,Green's 改良法则会增加假阳性,特别是老人。因此,这两种方法在临床较少使用。由于测试方法、结果判断、测试人群的不同,不同研究者得出的阈音衰减试验的诊断效果存在一定差异(诊断蜗后病变时的正确率为 64%～95%,诊断非蜗后病变时的正确率为 77%～96%)。总的来说,诊断蜗后病变的正确率约为 70%,非蜗后病变的正确率约为 87%。

重度音衰是蜗后病变的典型表现,可用作协助确诊蜗后病变,特别是小脑桥脑角肿瘤。当病变较大时,异常的音衰多见于受损的同侧。但也有报告肿瘤在一侧,而音衰异常却发生在另一侧的情况。另外,如第八对颅神经的退变、炎症、外伤以及占位性病变均可出现音衰异常。

9.4　自描听力计测听

自描听力计测听,又称 Bekesy 测听,测试时让受试者手持反应按钮,让其在听不到声音时按住按钮,这时听力计的给声强度会逐渐增加,当其听到声音时立刻放松按钮,这时听力计的给声强度会逐渐下降。当受试者听不到声音时又会按住按钮,听力计的给声强度又会增加……通过记录给声强度的变化,可以描记出一条围绕阈值上下波动的锯齿状曲线,称为自描听力曲线。曲线的波动范围称为曲线幅度。

Bekesy 听力计的刺激信号可以使用连续声(continuous tone),得到的曲线简称为 C 曲线,也可使用断续声(intermittent tone),得到的曲线简称为 I 曲线。测试频率可以是从 100～10000Hz (以每秒一个倍频程的速率)连续可变的扫频音,也可以只是对某个频率进行测试(通常在 3min 内完成)。

Jerger 通过比较扫频 Bekesy 测听连续声曲线(C)和断续声曲线(I)的关系,将测试结果分为五个类型,如图 9-4～图 9-8。

Ⅰ型:I 曲线与 C 曲线全频程交织在一起。曲线和曲线幅度约为 10dB,常见于正常耳和传导性聋。但有些耳蜗病变也表现为Ⅰ型曲线。

Ⅱ型:I 曲线与 C 曲线在 1000Hz 以下是交织在一起的,从这个频率点以上两条曲线开始分离,C 曲线在 I 曲线以下 5～20dB,但 C 曲线与 I 曲线大致平行。C 曲线的幅度变得只有 3～5dB。C 曲线的这种变化表示有响度重振,是耳蜗病变造成的。因此,Ⅱ型图常见于耳蜗性聋。

Ⅲ型:两条曲线从一开始就出现分离,C 曲线一直低于 I 曲线,且显著快速地下降至听力计的最大输出,但 C 曲线的幅度并不变小。I 曲线则仍表现为近水平曲线。I 曲线与 C 曲线分离是听觉疲劳的表现。Ⅲ型曲线一般认为是蜗后病变的表现。

Ⅳ型:C 曲线迅速下降于 I 曲线以下超过 20dB,但未下降到听力计最大输出,而是与 I 曲线呈平行状态。Ⅳ型图较多见于蜗后病变。

Ⅴ型:C 曲线反而在 I 曲线的上方,是非器质性聋的表现。

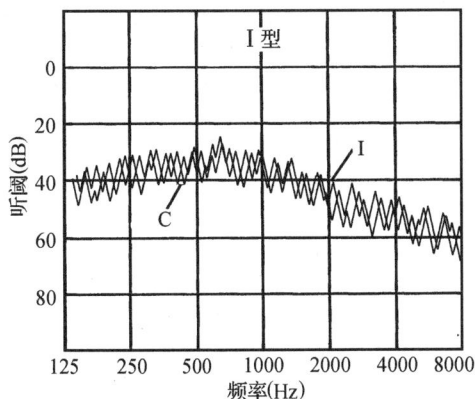

图 9-4　自描听力曲线图:Ⅰ型

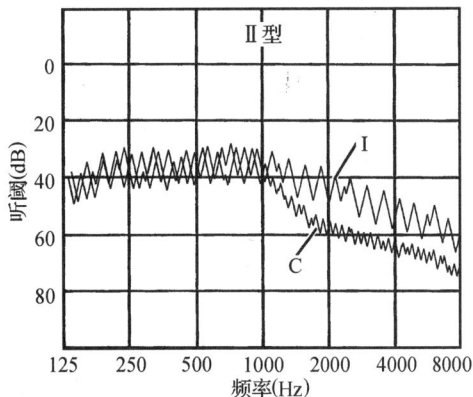

图 9-5　自描听力曲线图:Ⅱ型

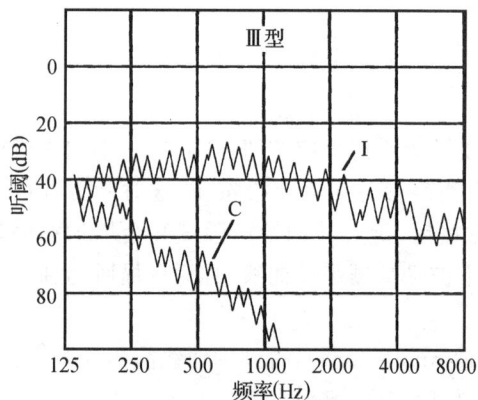

图 9-6　自描听力曲线图：Ⅲ型

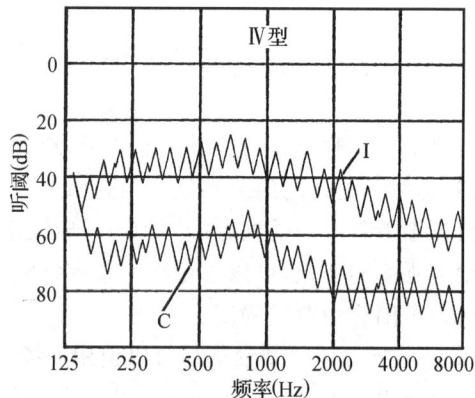

图 9-7　自描听力曲线图：Ⅳ型

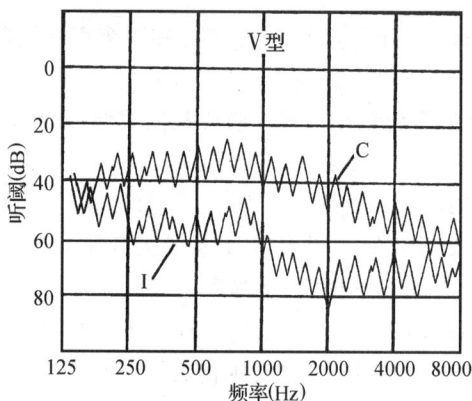

图 9-8　自描听力曲线图：Ⅴ型

　　自描听力曲线可反映听觉重振和听觉疲劳两大现象,因此对听力损失的定位诊断有重要参考价值。Bekesy 自描听力计测试对耳蜗病变的诊断准确率为 93%,对蜗后病变的诊断准确率为 49%。

(徐　飞)

第 10 章　非器质性听力损失

常用的听力检查需要患者对声音主动做出反应。判断一个人的听阈,通常也需要测试对象的配合,如果他对 0dB 的声音做出反应,说明他能听到 0dB 的声音,如果他听不到这个声音,他就不会做出反应。如果他有听力损失,他的听阈会提高,即只能听到较大的声音,并做出反应。在这一过程中,患者的行为如实地反映了他的听力状况,他对声音的敏感性下降是由于解剖结构或生理功能的改变,因此称这种听力损失为"器质性听力损失"。另一种与之相反的情况是,当患者能听到某个声音时,他并不做出反应,一直要等到声音高到某个强度时他才表示。这时记录到该患者的听阈值要高于正常人的听阈,也高于他的实际听阈。这样获得的"听力损失",一种情况是测试对象并不存在听觉解剖或生理功能上的异常;另一种情况是测试对象原有一定的听力问题,但表现出来的"听力损失"远远重于其实际听力。两种情况都可以称之为"非器质性听力损失"(nonorganic hearing loss),后者又称为"夸大性听力损失"(exaggerated hearing loss)。有的书上将非器质性听力损失称为"功能性听力损失"(functional hearing loss)或"伪聋"(pseudohypacusis)。然而,这几个名词含义不尽相同。非器质性听力损失指患者的行为反应与听力学测试结果之间的矛盾不能用器质性病变来解释,是一个比较客观、中性的名词。而伪聋和夸大性听力损失一样都暗示患者存在故意夸大听力损失的主观欺骗行为,带有批评色彩。功能性听力损失指患者的测试结果好于患者的主诉,提示需要进一步检查。通常认为,这些患者并不存在主观欺骗的意愿。有的听力学家认为除非患者本人承认是在伪装或夸大,否则很难说这些人是不是有心理的问题,因此很难区分伪聋和功能性聋。有学者认为功能性听力损失包括两种情况,即听觉分析功能减退及精神性聋(psychogenic hearing loss)。许多学者将功能性听力损失和非器质性听力损失互通使用。

10.1　非器质性听力损失表现类型

10.1.1　按发病耳分

按一个人的发病耳是单耳还是双耳,分为单耳非器质性聋与双耳非器质性聋。很少有文献报道非器质性聋的发病率情况。国外临床听力学家的经验认为,双耳发病多于单耳。但国内学者认为,单耳伪装听力损失要比双耳伪装听力损失容易。也有人伪装部分性听力损失,即只有高频或某些频率的听力损失,这种情况要求伪装者对听力测试内容和技术有所了解。另有一些人不仅伪装两耳全聋,而且装哑。这种情况反而伪装难度更大,且容易被识别。

10.1.2　按发病年龄分

从发病者的年龄来分,非器质性聋可以分为成人非器质性聋和儿童非器质性聋。前者常涉及服役、诉讼、赔偿、劳保及评残等事件。也有的人是在经历重大灾难、精神创伤之后,或者遭受较轻的听力损害之后出现的严重听力损失。

由于儿童通常不善于伪装,因此多数儿童非器质性聋属于精神性聋,与儿童遭受的压力、特殊事件有关。此外,一些孩子认为耳聋可以获得老师、家长的特殊关注,因此在学校里听力筛查不通过的孩子较易出现非器质性听力损失。

10.1.3 按发病原因分

按发病原因,非器质性听力损失分为伪聋和精神性聋。两者的区分依据在于:前者通常有一些装聋的个人目的,比如经济补偿、诉讼等。后者没有这样的目的,但有一些精神心理方面的诱因,比如巨大的灾难、精神刺激及过度的压力等。精神性聋又称为癔病性聋,属于精神疾病的一种,因而在诊断时会发现一些精神症状,比如患者精神不振或过于激动。其可能会伴有手足麻木、耳道皮肤麻木或感觉消失,还可能伴有癔病性失语甚至失明。这类患者经过心理治疗通常可以恢复正常听力。

10.2 非器质性听力损失的行为特征

有学者总结了伪装或夸大耳聋者的一些行为表现,包括:①"延迟反应",即受试者初次进入候诊室或检查者呼叫其姓名进行检查时,会表现出犹疑或反应迟缓。②希望尽快完成测试,有烦躁不安的表现。③夸张的动作,如身体向检查者方向倾斜,将手放于耳后且盯着检查者的脸表示努力想听得更清楚,表示只能进行"笔谈"等。④反复强调自己无法听清检查者的声音。⑤即使已多次做过相同的测试,仍不时表现出对测试不熟悉,不知道该怎么做的样子。⑥对自己的助听器使用不熟悉,或使用与听力损失不匹配的助听器。

要注意的是,虽然许多患者的表现很夸张,很容易看出来,但也有部分患者会精心伪装,做到与真正耳聋患者的表现一样。因此,非器质性聋的诊断应当依靠测试结果,上述行为表现只是增加怀疑非器质性听力损失的可能性,其本身不能作为诊断非器质性听力损失的依据。

10.3 预判非器质性聋

一般在日常工作中很少遇见非器质性聋患者,因此听力学家不会怀疑每个患者的听力真实性。那么如何避免对这类患者的错误诊断呢?上述行为表现可以作为怀疑非器质性聋的依据,但没有必要对每个怀疑对象立即展开额外的鉴别测试。听力测试人员在日常听力检查测试中就可以发现非器质性聋的一些迹象,从而及时预判出非器质性聋患者。

10.3.1 缺少误报反应

几乎所有的正常人或器质性听力损失患者都偶尔会在没有给声时做出应答反应,即在给声的间歇期做出反应,这种现象称为假阳性反应(false positive)或误报(false alarms)。误报反应会干扰测试者对受试者阈值的判断,但也表明受试者积极配合聆听每一个测试信号,甚至在这个声音很轻很难听清楚的时候也会作出反应。非器质性聋患者则不会表现出这种现象,即很少出现误报反应。因此,有听力学家建议在测试过程中安排一个长达1min的"安静期",看看患者有无误报反应。

10.3.2　听力图的变化

纯音听阈的复测变动范围通常在 ±5dB 以内,±10dB 的变动也属于正常范围。但非器质性聋测试对象的听阈变化通常在 ±15dB,甚至更多。但要注意良好的复测稳定性并不能排除非器质性聋,因为有许多非器质性聋测试对象能将听阈固定在某个值。其典型的听力图为碟型或平坦型,甚至可能出现数个起伏很大的波形,但不存在固定的听力图模式,而且骨导听阈反而可比气导听阈高出 20dB 或 20dB 以上等。

10.3.3　没有影子听力

这类患者的听力图很少出现交叉听力,包括气骨导。这里要注意两点:①日常进行纯音测听时,首先会想到"是否会发生交叉听力?"这时是考虑最小耳间衰减值;而在诊断非器质性聋时则需要问"难道这时还没有发生交叉听力?",即考虑最大耳间衰减值。②骨导振子的位置放置不正确会得出非器质性聋的错误判断。因为骨导振子的位置放得不正确会增加耳间衰减值,导致骨导影子听力消失,从而错误地怀疑测试对象是伪聋。

10.3.4　言语识别阈

在进行言语识别阈测试时,非器质性聋患者在低声强下能听到的一个扬扬格词,在接下来的另一次测试时使用高声强给声,反而听不到这个词了。非器质性聋患者经常在测试时回答一个词的一半,或者用完全不同的单音节词代替回答扬扬格词。

500Hz、1000Hz、2000Hz 三个频率的 PTA 与 SRT 之间存在一定范围的一致性。而非器质性聋患者的 SRT 通常好于 PTA,如果两者的差值在 12dB 以上通常提示非器质性聋。要注意的是陡降型的听力损失,例如某人的 SRT 是 20dB HL,250～8000Hz 听阈分别为 15dB HL、20dB HL、30dB HL、65dB HL、70dB HL 及 80dB HL,这时应计算较好的两个频率(500Hz、1000Hz)的平均值,即 $(20+30)/2=25$dB HL。

10.3.5　言语识别率

非器质性聋在言语信号强度轻度提高的情况下,言语识别率会大幅度提高。例如患者的言语识别阈是 50dB HL,但在 60dB HL 时言语识别率达到 92%。事实上,仅仅提高 10dB SL 是不会导致如此高的言语识别率。这说明该患者的言语识别阈远远低于 50dB HL。

10.4　非器质性聋的听力学测试

非器质性聋的测试方法有很多,有的适用于鉴别单耳非器质性聋,有的适用于鉴别双耳非器质性聋,有些则可以鉴定患者的实际听力情况。

10.4.1　行为测听

10.4.1.1　音叉中线骨导试验

鉴别单侧非器质性聋的一个简便方法是音叉中线骨导试验:堵塞非"聋"耳,将振动的音叉置于头部中线上任何一点,若受试者否认非"聋"耳能听到音叉声,提示有非器质性聋可能。

10.4.1.2 听诊器试验

另一种鉴别单侧非器质性聋的方法称为"听诊器试验"：测试前，先用石蜡封闭听诊器一侧耳塞孔，不要让受试者知道；测试时，先将该耳塞置于非"聋"耳，另一侧耳塞置于"聋"耳，检查者口对漏斗形听诊器头讲若干语句，并请受试者复诵，此时受试者均能复诵；继之，不用听诊器，而请受试者用手指堵住非"聋"耳，再如法试之。若此时受试者不能复诵，就可以判断该受试者为器质性聋。

10.4.1.3 双语声管试验

双语声管试验是通过听管或耳机，对受试者双耳分别播送内容和速度不同的语句。非器质性聋者，由于双耳所听到的语句互相干扰，仅能复诵少量单侧或双侧所播送的语句。而真为单侧聋者，仅健耳可听到语声，故能准确复诵健耳所听到的语声。

10.4.1.4 顺-逆扫听阈差测试（ascending-descending gap test）

功能性听力损失患者经常会出现听阈的变动，且变动范围较大。只要采用一种能增加这种变动的测试方法，就可以发现这样的患者。如分别采用上升法和下降法来测试患者的听阈，用这两种方法测得的听阈差值通常称为顺-逆扫听阈差。这项测试可以用手工测试，也可以用 Bekesy 听力计来进行。当用 Bekesy 听力计测试时就称为贝克西顺-逆扫听阈差测定（Bekesy ascending-descending gap tests，BADGE）。具体的做法是：先从一个较低的听力级水平给声，然后逐渐升高声音强度，直到获得听阈值；再从一个较高的听力级水平给声，然后逐渐降低声音强度，直到获得听阈值。正常情况下，上升法和下降法获得的听阈应该相差不多，但非器质性聋患者的差距却会非常大，这是由于非器质性聋者无法在两种测试方法的过程中将"目标听力"固定在某个点。文献报道，正常人的顺-逆扫听阈差大约为 4.4dB，感音神经性聋患者大约为 1.9dB，非器质性聋者大约为 24.7dB。

10.4.1.5 Bekesy 测听法

在介绍 Bekesy 自描测听法的章节里提到扫频测听的分型中，有四种类型的曲线是交错、重叠或者 I 曲线在 C 曲线上方。因为连续声扫描曲线阈值总是等于或者大于（较差）脉冲声扫描曲线阈值。但有一种类型为连续音听力曲线在脉冲音听力曲线之上，即 Bekesy V 型，它可以提示非器质性听力损失。Rintelmann 等人的研究发现，Bekesy V 型中没有一例正常人，只有 2% 的传导性听力损失和 3% 的感音神经性听力损失。这一现象的产生可能是由于响度记忆效应在起作用，即患者试图将扫频和脉冲两种声音的响度固定在他实际听阈之上的某个点时，如果是扫频音，他判断达到自己设定的"目标听阈"所需的强度就会大一些；如果是脉冲音，他判断达到自己设定的"目标听阈"所需的声音强度就会小一些。

10.4.1.6 延长断开时间检查（lengthened off-time test，LOT test）

传统 Bekesy 自描测听法使用的脉冲音具有相同的"开""关"时间，即给声时间为 200ms，间歇时间为 200ms。延长断开时间检查又称 LOT 测试，是将原有的给声间歇时间延长至 800ms，其他步骤和传统的 Bekesy 自描测听相同。此外，LOT 测试还可使用固定频率来代替扫频音。LOT 测试专门用于测定非器质性听力损失。非器质性听力损失患者可以出现脉冲音听力曲线明显低于连续音听力曲线的现象，即更容易分辨出是 Bekesy V 型。此外，还有一种下降 LOT 测试（descending LOT test，DELOT test），是将脉冲音的初始给声从小声改为大声，即将 LOT 测试获得的最差听阈加上 25dB，开始就给这样一个大声，然后逐渐降低声音强度。这其实是将 LOT 测试和顺-逆扫听阈差测定（BADGE）结合起来，结果会发现非器质聋患者的脉冲音听力曲线更加低于连续音听力曲线。Chaiklin 推荐使用 500Hz 的固定频率对非器质性聋患者进行

DELOT 筛查测试。

10.4.1.7　斯坦格测试(Stenger test)

一个声音从左耳耳机给声,当然左耳听到;从右耳耳机给声,右耳听到。然而,两耳同时给一个声音听到的却是发生在头部的一个"融合"的单一声音,这一现象称为"双耳融合"现象。如果双耳的给声具有相同的感觉级(sensation level),则"融合"后的声音位于头部中线位置;如果两耳给声的感觉级存在差异,则"融合"后的声音偏向较高感觉级一侧。例如:对一个受试者同时给予左耳 1000Hz 10dB SL,右耳 1000Hz 20dB SL 的两个纯音,他听到的却只是右耳的纯音,因为右耳给声的感觉级较高。在这个试验过程中,受试者双耳都听到了声音,但只感觉到右耳的声音,这种现象称为斯坦格效应(或现象)。它的定义可以是:当双耳同时给予一个声音,只能感觉到较高感觉级一侧的声音。

斯坦格测试(Stenger test)就是利用斯坦格效应对单侧非器质性聋进行临床测试。它不仅可以鉴别非器质性聋,还可以判断该非器质性聋者的实际听阈。可以使用纯音进行,称为纯音斯坦格测试(pure-tone Stenger test);也可以用扬扬格词进行,称为言语斯坦格测试(speech Stenger test)。测试的对象必须是单耳聋或不对称聋者(或非器质性不对称聋者),且各频率两耳听阈差大于 30dB 以上(最好大于 40dB)。言语斯坦格测试则参考双耳言语识别阈(SRT)。

纯音斯坦格测试通常在纯音测听完成后就立刻进行,这样患者就不会察觉到正在进行另一项特殊试验,会仍然按照纯音测听的方式进行应答反应。下面我们假设对两个患者进行斯坦格测试,患者甲是真正的单耳聋患者,患者乙是非器质性的单耳聋患者。通过纯音测听,他们都显示自己的左耳听阈是 50dB HL,右耳听阈是 5dB HL。当然,事实上患者乙的双耳听力都是 5dB HL。

先看患者甲的斯坦格测试:①给予右耳一个阈上 10dB 的声音,即 15dB,这时患者会表示"听到";②给予左耳一个阈上 10dB 的声音,即 60dB,这时患者也会表示"听到",因为两个声音同样都是阈上的强度;③给予左耳一个阈下 10dB 的声音,即 40dB,这时患者会听不到,因为这声音强度是在他的听阈以下;④在给予左耳一个阈下 10dB 声音同时,再给予右耳一个阈上 10dB 的声音,即左耳 40dB,右耳 15dB,两耳同时给声。根据前面提到的斯坦格效应,患者甲左耳给声是 −10dB SL,右耳给声是 10dB SL,他感受到了右耳的给声,因此他会表示"听到"。这表示该患者的斯坦格测试"阴性"。

再来看看患者乙的斯坦格测试:①给予右耳一个阈上 10dB 的声音,即 15dB,这时患者会表示"听到";②给予左耳一个 60dB 的声音,这时患者乙会判断该声音已经超过他想要设定的听阈(即 50dB HL)10dB,因此他会和前面进行纯音测听时一样表示"听到";③给予左耳一个阈下 10dB 的声音,即 40dB,这时患者乙会判断该声音已经低于他想要设定的听阈 10dB,因此他不会做出听到的反应;④和前面一样,左耳 40dB,右耳 15dB,两耳同时给声。根据前面提到的斯坦格效应,这时患者乙左耳给声是 35dB SL(因为他的左耳听阈是 5dB HL),右耳给声是 10dB SL。因此,事实上他的双耳都听到了声音,但他只感觉到左耳有一个 40dB 的声音,这似乎和第②步给声是一样的,所以他仍然选择"听不到"。这就表示该患者的斯坦格测试"阳性",说明该患者的左耳是非器质性的耳聋。因为如果他左耳真的是聋的,他应当表示"听到"。他不能感觉到右耳的阈上给声,唯一的解释就是:左耳给声的感觉级其实已经远远超过右耳的感觉级。

言语斯坦格测试和纯音斯坦格测试类似,只是用扬扬格词代替了纯音信号,用言语识别阈代替了听阈。

纯音斯坦格测试不仅可以判断是否存在非器质性单耳聋,还可以估计较差耳的实际听阈。

方法是:在前面测试基础上,逐渐降低"差耳"(即上述例子中的左耳)的给声强度,直到出现斯坦格测试"阴性",这时的声音强度就是非器质性耳聋者实际差耳的听阈。

10.4.1.8 听觉延迟反馈言语测试(DAF speech test)

一个人在讲话时总希望自己能同时听到自己所说的话。但是如果通过一个麦克风说话,却通过一个耳机来听自己的声音,这样两者在时间上就会出现延迟。这一现象称为听觉延迟反馈(delayed auditory feedback,DAF)。它会影响说话者的语速、强度、音质及流畅度。将听觉延迟反馈运用到伪聋测试中的具体做法如下:让受试者读一段文章,通过麦克风拾取他的言语声,进行延时处理后(通常为180ms)再播放给他自己听。如果在低于言语识别阈(SRT)的声音强度下,受试者的言语声受到了DAF的影响,就说明他存在伪聋可能。也可以使用延迟反馈听力计(delayed feedback audiometry)进行声音延迟反馈节拍测试(tonal DAF tapping test)。具体做法是:让受试者按一定的节拍敲击按钮,通常是拍4下停一下,再拍2下。即√√√√×√√,√√√√×√√……每当受试者按下按钮就会发出一个声音,但是这个声音会被延时200ms后才播给他听。如果受试者能够听到这些延迟的声音,他的节拍就会受到影响。测试者可以看到记录下来的节拍,也可以调节输出的给声强度。当测试者发现实际给声强度远远低于"听阈"时,受试者的节拍却受到了DAF的干扰,就可以判断这是一名伪聋者,刚好发生干扰的给声强度就是他的实际听阈。这种测试的优点在于它获得的听阈与受试者的实际听阈之间只相差大约5~10dB;它的缺点是要求受试者完全配合并会打拍子。

10.4.1.9 伦巴德反射试验(lombard reflex test)

伦巴德反射或伦巴德效应是指在噪声环境中讲话时,说话者会出现不自觉地提高言语声的现象。有时不仅仅是声音的强度会增加,言语的清晰度也会改善。既然伦巴德反射只是在听得到噪声的情况下出现,如果噪声强度在伪聋者的"听阈"以下,他却出现了伦巴德反射就说明他的实际听力要好于他所谓的"听阈"。

10.4.1.10 摇摆故事试验

摇摆故事试验适用于单耳非器质性聋,通过"好耳""差耳""双耳"交替播放一个故事,即一个故事中的一些内容仅播放给差耳,一些内容仅播放给好耳,一些内容则播放给双耳。如果患者确实为单耳聋,则他将只听到双耳及好耳播放的内容。如果患者为非器质性聋,就会复述出"差耳"的内容。在给声时,"好耳"可以用言语识别阈上10dB的强度播放,"差耳"用言语识别阈下10dB播放,并可录制受试者的复述作为诊断依据。

10.4.2 生理学测试

患者对一个声音刺激的生理学反应来自其听觉系统的生理功能,与患者的主观期望无关。因此,听觉生理学的测试能很好地鉴别患者是否存在非器质性听力损失。虽然听觉生理学的测试是客观的,但这些测试结果仍可能会在解释时出现偏差,因此需要测试者具有良好的听力学临床训练。

10.4.2.1 声反射阈测试(acoustic reflex thresholds,ARTs)

作为一项常规听力学检查,声反射阈测试已经有半个多世纪的历史了。用它来诊断非器质性聋的益处是简便、经济。一个非器质性聋患者的声反射阈等于或小于"听阈",这并不难作出正确的诊断。关键是如何对声反射阈大于其"听阈"的患者作出非器质性聋诊断。在前面的章节里已经指出,无论是正常人或是听力损失患者,他们的声反射阈和听阈之间都存在一定的关系,例如正常声反射阈应当在纯音听阈上 70～90dB。因此,如果一个人的声反射阈超过这一数值范围,则说明他的纯音听阈不在正常范围。设定的临界值通常是这一范围的 90% 区间的上界。但在诊断非器质性聋时,情况却有所不同。此时,声反射阈可能高于“听阈”,但是高得并不太多。因此,诊断的关键就在于声发射阈与听阈之间的最小差距是多少? 即涉及上述范围的 10% 区间的下界。

但如果一个非器质性聋患者的主观听阈值在 55dB 以下,则很难通过声反射阈测试来分辨。因为听阈从正常一直到 55dB,声反射阈的值几乎没有很大差别。因此,只有当该患者声称自己的听阈大于 60dB 时,声发射阈测试才有鉴别非器质性聋的意义。如表 10-1 所示是 500Hz、1000Hz 和 2000Hz 平均听阈≥60dB 的感音性耳聋患者声反射阈值的 10% 区间的下界。当患者的听力损失超过 90dB HL 时,通常以 5dB 一档进行测试,反射阈仅大于听阈 5dB 的被认为是非器质性聋的可能性较大。

表 10-1　500Hz、1000Hz、2000Hz 平均听力≥60dB 的感音性耳聋患者声反射阈值的 10% 区间的下界(单位:dB)

听阈(dB HL)	频率		
	500Hz	1000Hz	2000Hz
60	85	85	85
65	90	90	90
70	95	95	90
75	95	95	95
80	100	100	100
85	100	100	110
≥90	大于听阈 10dB		

10.4.2.2　听觉诱发电位(auditory evoked potentials)

听性脑干诱发电位(ABR)既能鉴别非器质性聋,又能确定患者的实际听力,因而被认为是诊断非器质性聋的重要方法。然而,ABR 也有它的局限性。由于使用短声作为刺激音,高频听力损失对 ABR 的结果会有显著的影响。也就是说,假如一个非器质性聋患者有高频某个频率的听力损失,而其余中、低频率的听阈均正常,ABR 的结果会比实际的平均听阈差一些。

10.4.2.3　耳声发射(otoacoustic emissions)

由于多数器质性听力损失患者的耳声发射无法引出,因此耳声发射对于鉴别听力正常或接近正常听力的非器质性聋患者非常有效。然而它的局限性也决定了它只能作为一种辅助诊断工具,因为许多非器质性聋患者或多或少存在一定的听力损失。

10.5　非器质性聋的诊断

事实上,非器质性聋的诊断是纠正患者错误的听力描述,获得患者真实听力的过程,目的并非为了判断患者是否存在伪装、夸大的欺骗行为。一方面,测试者不应当也没有必要去判断受试者的主观动机和道德。况且作为听力学家,并没有客观依据完全排除患者是否存在精神心理因素导致非器质性聋。另一方面,主观地判断患者具有伪装、欺骗动机会,则使测试者对患者产生不公正的看法,从而影响测试的准确性。因此,诊断结果使用“非器质性听力损失”或“功能性听力损失”,比“伪聋”“诈聋”或“夸大性聋”更合适。对于主观听力损失大于实际听力损失的患者,只要正确诊断其病变及程度即可,无需再加上“夸大性聋”的诊断。

(徐　飞)

参考文献

[1] 姜泗长,顾瑞.临床听力学[M].北京:北京医科大学中国协和医科大学联合出版社,1999.

[2] 潘映辐.临床脑诱发电位学[M].北京:人民卫生出版社,2000.

[3] 姜泗长,顾瑞,王正敏.耳鼻咽喉科全书·耳科学[M].第2版.上海:上海科学技术出版社,2002.

[4] 黄选兆.实用耳鼻咽喉科学[M].北京:人民卫生出版社,2002.

[5] 韩德民.新生儿及婴幼儿听力筛查[M].北京:人民卫生出版社,2003.

[6] 韩德民,许时昂.听力学基础与临床[M].北京:科学技术出版社,2005.

[7] Jack Katz 著.临床听力学[M].第5版.韩德民主译.北京:人民卫生出版社,2006.

[8] 李兴启.听觉诱发反应及应用[M].北京:人民军医出版社,2007.

[9] 韩东一,翟维举.临床听力学[M].第2版.北京:中国协和医科大学出版社,2008.

[10] 徐飞.实用听力学基础[M].杭州:浙江大学出版社,2010.

[11] Gerber S E. The handbook of pediatric audiology[M]. Washington:Gallaudet University Press,2001.

[12] Robinette M S, Glattke T J. Otoacoustic emissions:Clinical applications[M]. 3rd edition. New York:Thieme Medical Publishers,2007.

[13] Roeser R J, Valente M, Hosford-Dunn H. Audiology:Diagnosis[M]. 2nd edition. New York:Thieme Medical Publishers,2007.

[14] Burkard R F, Don M, Eggermont J J. Auditory evoked potentials:Basic principles and clinical application [M]. Philadelphia:Lippincott Williams & Wilkins,2007.

[15] Gelfand S A. Essentials of audiology[M]. 2nd edition. New York:Thieme Medical Publishers,2007.

[16] Madell J R, Flexer C A. Pediatric audiology:Diagnosis, technology, and management[M]. New York:Thieme Medical Publishers,2008.

[17] 卫生部办公厅.全国新生儿疾病筛查工作规划[R].2009年11月16日.

[18] 卫生部令第64号.新生儿疾病筛查管理办法.2009年2月16日

[19] 卫生部.新生儿疾病筛查技术规范(2010年版).2010年11月.

[20] 卜行宽,黄丽辉,聂文英,等.2008年国际新生儿听力筛查会议(NHS 2008)简介[J].听力学及言语疾病杂志,2008,(4):334-335.

[21] 卜行宽.新生儿听力筛查的过去、现在和将来[J].中国听力语言康复科学杂志,2008,(6):70-72.

[22] 郭明丽.失匹配负波简介及其听力学应用前景[J].听力学及言语疾病杂志,2006,(2):141-143.

[23] 国家质量技术监督局.测听耳机校准用IEC临时参考耦合腔[S].GB/T 7342-1987.

[24] 国家质量技术监督局.骨振器测量用力耦合器[S].GB/T 15951-1995.

[25] 国家质量技术监督局.声学校准测听设备的基准零级[S].GB/T 4854.

[26] 国家质量技术监督局.声学插入式耳机纯音基准等效阈声压级[S].GB/T 16402-1996.

[27] 国家质量技术监督局.声学纯音气导和骨导听阈基本测听法[S].GB/T 16403-1996.

[28] 国家质量技术监督局.声学用纯音及窄带测试信号的声场测听[S].GB/T 16296-1996.

[29] 国家质量技术监督局.听力计[S].GB/T 7341.

[30] 国家质量技术监督局.校准测听耳机用宽频带型仿真耳[S].GB 7614-1987.

[31] 国家质量监督检验检疫总局.测听室声学特性校准规范[S].JJF 1191-2008.

[32] 国家质量监督检验检疫总局.消声室和半消声室声学特性校准规范[S].JJF 1147-2006.

[33] 侯峥,吴皓,陶峥,等.2005 年上海市新生儿听力筛查结果的临床分析.听力学及言语疾病杂志,2008,16(3):206-209.

[34] 黄丽辉.对新生儿听力筛查假阳性与假阴性的再认识[J].听力学及言语疾病杂志,2010(5):413-414.

[35] 冀飞,吴子明,陈艾婷等.分频 ABR 的记录原理及其应用[J].听力与言语疾病杂志,2007,15(4):327-329.

[36] 梁勇,王正敏.听觉认知电位与耳蜗植入后的听力学评价[J].国外医学.耳鼻喉科学分册,1999,23(6):322-326.

[37] 刘宏亮,余洪俊.P300 电位的原理和临床应用[J].中国临床康复,2002,6(21):3195-3196.

[38] 刘军,戴朴,韩东一.人工耳蜗植入的效果评估[J].中华耳科学杂志,2007,5(1):21-25.

[39] 卢云云,原红艳等.多频稳态反应及其应用.听力学及言语疾病杂志[J].2005,13(1):60-63.

[40] 马峰杰,刘莎等.感音神经性聋患者失匹配负波特征分析[J].听力学及言语疾病杂志,2009,(1):20-23.

[41] 孟照莉,王恺等.短声与短纯音 ABR 波Ⅴ阈值的相关性比较[J].中国听力语言复科学杂志,2007,(4):38-41.

[42] 农东晓,宇良政治,野田宽等.人类声诱发短潜伏期负电位的研究[J].中华耳科学杂志,2007,5(3):269-276.

[43] 尚淑怡,尤春景.认知电位 P300 的应用及研究进展[J].中国康复,2008,23(2):133-135.

[44] 孙喜斌,于丽玫,曲成毅,等.中国听力残疾构成特点及康复对策[J].中国听力语言康复科学杂志,2008,(2):21-24.

[45] 唐志辉,甘志珊,伍凯怡,等.婴幼儿、青少年和老年人听力筛查——香港经验[J].中国医学文摘耳鼻咽喉科学,2009,(1):18-20.

[46] 王洪田,钟乃川.听觉事件相关电位 P300 简介[J].国外医学.耳鼻喉科学分册,1995,19(6):343-347.

[47] 王秋菊,倪道凤.早期听力检测和干预项目的原则和指南[J].美国婴幼儿听力联合委员会·2007 年形势报告[R].听力学及言语疾病杂志,2008,(5):359-373.

[48] 吴医婕,吴皓,李蕴,等.ASSR、Tb-ABR 和 c-ABR 在听力正常人群客观听阈评估中的相关性分析[J].临床耳鼻咽喉头颈外科杂志,2009,23(1):4-7.

[49] 吴展元.新生儿听力筛查方案的评价[J].中国医学文摘耳鼻咽喉科学,2007,(1):9-10.

[50] 郗昕.言语测听的基本操作规范(上)[J].听力学及言语疾病杂志,2011,(5):489-490.

[51] 郗昕.言语测听的基本操作规范(下)[J].听力学及言语疾病杂志,2011,(6):582-584.

[52] 徐静,梁传余.学龄前儿童听力筛查[J].中国听力语言康复科学杂志,2004,(4):26-29.

[53] 叶清,王幼勤,杨崇玲,等.3143 例新生儿听力筛查的结果分析[J].中华耳科学杂志,2007,(5):371-374.

[54] 于红,余力生,李蕾,等.215 例正常新生儿瞬态诱发耳声发射测试分析及随访研究[J].临床耳鼻咽喉科杂志,2003,(1):22-24.

[55] 于丽玫,宇雅苹,孙喜斌.我国新生儿听力筛查现状[J].中国听力语言康复科学杂志,2010,(5):32-34.

[56] 赵莘瑜,郑健.事件相关电位 P300 的起源[J].中华神经科杂志,2001,34(1):52-54.

[57] 中华医学会耳鼻咽喉头颈外科学分会听力学组.中华耳鼻咽喉头颈外科杂志编辑委员会新生儿及婴幼儿早期听力检测及干预指南(草案)[R].中华耳鼻咽喉头颈外科杂志,2009,(11):883-889.

[58] 周涛,曹永茂,雷培香.不同日龄新生儿诱发性耳声发射测试[J].新生儿科杂志,2004,(19):10-12.

[59] Agung K,Purdy S C,McMahon C M,et al.The use of cortical auditory evoked potentials to evaluate neural encoding of speech sounds in adults[J].J Am Acad Audiol,2006,17(8):559-572.

[60] Maanen A V,Stapells D R.Comparison of multiple auditory stead state response 80 verse 40Hz and slow cortical potentials for threshold estimation in hearing-impaired adults[J].International Journal of audiology,2005,44:613-624.

[61] Coenen A M L,Hengeveld Y A.Attention enhances positivity in auditory evoked potentials:evidence for

an inhibitory process facilitating stimulus saliency[J]. Sleep-wake research in the Netherlands, 2006, 17: 39-42.

[62] Billings C J, Tremblay K L, Stecker G C, et al. Human evoked cortical activity to signal-to-noise ratio and absolute signal. Hear Res, 2009, 254(1-2): 15-24.

[63] Boege P, Janssen T. Pure-tone threshold estimation from extrapolated distortion product otoacoustic emission I/O functions in normal and cochlear hearing loss ears[J]. Journal of the Acoustical Society of America, 2002, 111:1810-1818.

[64] British Society of Audiology. Guidelines for Soundfield Audiometry in Clinical Applications[S]. British Society of Audiology, 2007.

[65] David R, Stapells D R. Threshold estimation by tone-evoked brainstem response: A literature meta-analysis[J]. Journal of Speech-Language Audiology, 2000, 24(2):74-84.

[66] Day J, Bamford J, Parry G, et al. Evidence on the efficacy of insert earphone and sound field VRA with young infants[J]. Brit J Audiol, 2000, 34: 329-334.

[67] Dimitrijevic A, John M S, Roon V, et al. Estimating the audiogram using multiple auditory steady-state responses[J]. Journal of the American Academy of Audiology, 2002, 13: 205-224.

[68] Dorman M F, Sharma A, Gilley P, et al. Central auditory developement: evidence from CAEP measurements in children fit with cochlear implants[J]. J Commun Disord, 2007, 40(4): 284-294.

[69] Gorga M P, Neely S T, Dorn P A, et al. Further efforts to predict pure-tone thresholds from distortion product otoacoustic emission input/output functions[J]. Journal of the Acoustical Society of America, 2003, 113: 3275-3284.

[70] Gravel J S, Wallace I F. Effects of otitis media with effusion on hearing in the first 3 years of life[J]. J Sp Lang Hear Res, 2000, 43: 631-644.

[71] Gravel J S, Johnson J L, White K R, et al. A multisite study to examine the efficacy of the otoacoustic emission/automated auditory brainstem response newborn hearing screening protocol: recommendations for policy, practice, and research[J]. American Journal of Audiology, 2005, 14(2): S217-S228.

[72] Isaacson G. Universal newborn hearing screening in an inner city, managed care environment[J]. Laryngoscope, 2000, 110(6): 881-894.

[73] Johnson J L, White K R, Widen J E, et al. A multisite study to examine the efficacy of the otoacoustic emission/automated auditory brainstem response newborn hearing screening protocol: introduction and overview of the study[J]. American Journal of Audiology, 2005, 14(2): S178-S185.

[74] Johnson T A, Brown C J. Threshold Prediction using the auditory steady-state response and the tone burst auditory brainstem response: A within-subject comparison[J]. Ear Hear, 2005, 26(6): 59-76.

[75] Kumar K, Sinha S K, Jayashree S. Tone-evoked brainstem responses and auditory steady state responses to 40Hz and 80Hz amplitude modulated stimuli with different frequencies—A comparative study[J]. Indian Journal of Otolaryngology and Head & Neck Surgery, 2008, 60(2): 142-146.

[76] Lightfoot G, Kennedy V. Cortical electric response audiometry: Accuracy of hearing threshold estimation and the effects of stimulus presentation. Ear Hear, 2006, 27(5): 443-456.

[77] Lightfoot G, Sininger Y, Burkhard R, et al. Stimulus repetition rate and reference levels for clicks and short tone bursts: A warning to audiologists, researchers, calibration laboratories and equipment manufacturers[J]. Am J Audiol, 2007, 16: 94-95.

[78] Michael P, Tiffany G, Johnson A, et al. Using a combination of click-and tone burst-evoked auditory brainstem response measurements to estimate pure-tone thresholds[J]. Ear Hear, 2006, 27(1): 60-74.

[79] Parry G, Hacking C, Bamford J, et al. Minimum response levels for visual reinforcement audiometry in

infants[J]. Int J Audiol, 2003, 42: 413-417.

[80] Korczak P A, Kurtzerg D, Stapells D R. Effects of sensorineural hearing loss and personal hearing aids on cortical event-related potential and behavioral measures of speech-sound processing[J]. Ear & Hearing, 2005, 26(2): 165-185.

[81] Dejonckere P H, Lebacq J, Coryn C. Cortical evoked response audiometry thresholds and neuroleptic, sedative, hypnotic drugs[J]. Int Tinnitus J, 2000, 6(1): 25-28.

[82] Prieve B, Dalzell L, Berg A, et al. The New York State universal newborn hearing screening demonstration project: Outpatient outcome measures[J]. Ear and Hearing, 2000, 21(2): 104-117.

[83] Rance G, Roper R, Symons L, et al. Hearing threshold estimation in infants using auditory steady-state responses[J]. J Am Acad Audiol, 2005, 16: 291-300.

[84] Rance G, Tomlin D. Maturation of the auditory steady state response in normal babies[J]. Ear & Hearing, 2006, 27: 20-29.

[85] Sabo D, Paradise J, Kurs-Lasky M, et al. Hearing levels in infants and young children in relation to testing technique, age group, and the presence of absence of middle-ear effusion[J]. Ear Hear, 2003, 24: 38-47.

[86] Schmida M, Peterson H. Visual reinforcement audiometry using digital video disc and conventional reinforcers[J]. Am J Audiology, 2003, 12: 35-40.

[87] Shaw P, Nikolopoulos T. The effect of initial stimulus type for visual reinforcement audiometry[J]. Int J Audiol, 2004, 43: 193-197.

[88] Small S A, Hatton J L, Stapells D R. Effect of bone oscillator coupling method, placement location, and occlusion on bone-conduction auditory steady state responses in infants[J]. Ear & Hearing, 2007, 28(1): 83-98.

[89] Tomlin D, Rance G, Graydon K, et al. A comparison of 40 Hz auditory steady-state response and cortical auditory evoked potential threshold estimation in awake adult subjects[J]. Int J Audiol, 2006, 45(10): 580-588.

[90] White K R, Vohr B R, Meyer S, et al. A multisite study to examine the efficacy of the otoacoustic emission/automated auditory brainstem response newborn hearing screening protocol: Research design and results of the study[J]. American Journal of Audiology, 2005, 14(2): S186-S199.

[91] Widen J, Folsom R, Cone-Wesson B, et al. Identification of neonatal hearing impairment: Hearing status at 8 to 12 months corrected age using a visual reinforcement audiometry protocol[J]. Ear Hear, 2000, 21(5): 471-485.

[92] Widen J, O'Grady G. Using visual reinforcement audiometry in the assessment of hearing in infants[J]. Hear J, 2002, 55: 28-36.

[93] Widen J E, Johnson J L, White K R, et al. A multi-site study to examine the efficacy of the OAE/A-ABR protocol: Results of visual reinforcement audiometry[J]. Am J Audiol, 2005, 14(2): S200-S216.

[94] Year 2007 Position Statement: Principles and Guidelines for Early Hearing Detection and Intervention Programs[R]. Joint Committee on Infant Hearing, 2007.